JN218674

# 日常診療の中で学ぶプロフェッショナリズム
# Understanding Medical Professionalism

UNDERSTANDING MEDICAL PROFESSIONALISM, First Edition
by Wendy Levinson, MD, Shiphra Ginsburg, MD, Med, Frederic W. Hafferty, PhD,
Catherine R. Lucey, MD

Japanese translation rights arranged with McGraw-Hill Global Education Holdings,
LLC through Japan UNI Agency, Inc., Tokyo

# Contents

## Chapter 1

### 「プロフェッショナリズム」に対する実践的アプローチ
### A Practical Approach To "Professionalism"

## Chapter 2

### プロフェッショナリズムへの挑戦に向き合うレジリエンス
### Resilience In Facing Professionalism Challenges

## Chapter 3

### 現代医学におけるプロフェッショナリズム運動略史
### A Brief History of Medicine's Modern-Day Professionalism Movement

## Chapter 11
### 事態が悪い方向に進んだとき：自己規制の試練
### What Things Go Wrong: The Challenge of Self-Regulation・・・・・・・・・・・・・・・・・・・ **247**

## Chapter 12
### 組織のプロフェッショナリズム
### Organizational Professionalism ・・・・・・・・・・・・・・・・・・・・・・・・・・・・・・・・・ **281**

# 凡例

**Professionalism：**

"プロフェッショナリズム" と表記した.

**Professional：**

プロフェッショナリズムを備えるべき専門家個人（名詞）を意味する場合は，"プロフェッショナル" と表記した.
プロフェッショナリズムに関連する形容詞として使用されている場合は，"プロフェッショナルな" と表記した. プロフェッショナル集団の形容詞として使用されている場合は，"プロフェッショナル集団の" と表記した.（下記参照）

**Profession:**

プロフェッショナル（プロフェッショナリズムを備えるべき専門家個人）の集合体，集団を意味する集合名詞であることを強調するために，"プロフェショナル集団" と表記した.（【注】専門職団体との訳語を充てている文献もある.）

**Expert, Specialist：**

Professional（プロフェッショナリズムを備えるべき専門家個人の名詞）とは異なる意味で使用されており，それぞれ，"エキスパート"，"スペシャリスト" と表記した.

**Professionally:**

上記 professional の副詞であるが，その意味とはややニュアンスが異なり単に専門的にという意味で使用されている場合もある. 両者とも "プロフェッショナルに" と表記した.

**Unprofessional:**

"アンプロフェッショナル"，"アンプロフェッショナルな" と表記した.

# 日本語版への序文

**日本の読者の皆さんへ：**

　私たちは，今回，この日本語訳を通じて「Understanding Medical Professionalism」を日本の読者の皆さんと共有できることを，特に嬉しく思っています．私たちは，本書に示された考え方が多くの国々で医療を実践する場合においても一般化可能であると信じています．その理由は，文化が異なってもプロフェッショナリズムの原則は適用可能だからです．

　本書は，医学生，レジデント，実地医師にとって実用的であり，日々の仕事と関連するように書かれています．本書には，プロフェッショナリズムにとっての課題となるよくある事例が数多く示されていますが，それぞれが私たちの診療や教育現場での体験から得られた実際の事例です．例えば，避けがたい医療過誤が起こってしまったとき，患者にどう説明すべきか，過誤についてどれくらい詳しい情報を提供すべきか，どのように謝罪すべきか，などです．別の課題としては，自分達の医学知識が最新であることをどうやって確かめるのか，同僚と比較して自分の診療はどうなのかについてフィードバックを求めるにはどうすればよいのか，といったことがあります．コミュニケーション上の課題も多くあります．たとえば，患者が要求する画像検査が必要でないこと，場合によっては有害であることをどう説明するか，などです．また，北米では，医師が，患者にとって最善なこととの間に利益相反が生じ得る経済的なインセンティブを持っている状況が幾つもあります．同様に，日本の皆さんの日常診療でも，ここで示した，あるいはそれ以外にも同様の課題が，毎日，毎週のように生じているのではないでしょうか．本書は，このようなプロフェッショナリズムにとっての課題に向き合う知識とスキルを提供しています．

　私たちは，本書を手にしていただいた日本の皆さんが，日本特有の追加事例やシナリオを開発されることを期待しています．また，是非とも，本書で扱ったトピックスについての日本の皆さん方の見解を知りたいと思っています．日本からの症例追加や本書に対する読者の皆さんの見解を表明していただくことを通じて，この日本語版がプロフェッショナリズムについての異なる文化間の対話を始めるきっかけになれば幸いです．

　最後に，本書の日本語訳をサポートし，推奨していただいた小泉俊三医師と宮田靖志医師，各章の翻訳を担当された医師の皆さんに感謝します．

著者を代表して，
Wendy Levinson
トロント大学内科学教授

# 序文（Foreword）

この10年間，シカゴ大学で卒前ならびに卒後医学教育を監督する医学教育担当学部長の重責を担い，さらに，10年以上前には研修プログラム責任者をつとめ，私のキャリアの大部分をかけて1990年代の黎明期から，医のプロフェッショナリズムという今日的課題に取り組んできた．私は，様々な役割の中で，プロフェッショナリズムについての講義を受けることは屈辱的であると語る学生の気持ちを汲み取り，労働時間の上限を守りながら患者に良好なケアを行うことの複雑さを訴えるレジデントと話し合い，医療界を挙げてプロフェッショナリズムの理想を高めていくことについて教員とブレインストーミングを行ってきた．

　プロフェッショナリズムを教えるのは難しい．またフラストレーションを抱かざるを得ない．核心的価値観（コア・バリュー）をどのように教え，授ければよいのだろうか．臨床現場に影響を及ぼし，学習環境を創り上げることは，成果をあげるまでに何年もかかる場合がある．本書の著者らは，プロフェッショナル集団の苦闘をよく理解しており，私たちの関心を実地の具体的な行動やコーピング・スキルに向け直すことで問題の枠組みを構築し直し，その一方で，社会やシステムについての関心事に集中させることによって議論の枠を拡げている．どのようにすれば，私たちの医療システムや教育活動を思慮深くデザインし，医療プロフェッショナルが患者に最善のケアを提供するのを支援できるのであろうか？

　今日までのプロフェッショナリズムに関する議論のほぼ全てで暗黙のうちに前提とされていたことは，プロフェッショナルであるということは，変わることのない性格特性であり，医師のみがそれを担うべきであるということであった．もし学生やレジデント，教員が，プロフェッショナルに振る舞うことができなかったら，その人はプロフェッショナル集団の一員として失格ということになる．誰にとってもこれは大きな負担であるのに，教育者として，私たちは，一番経験の少ない学習者に求めてきた．本書は，この道徳的卓越性の負担から私たちを解放する．

　第3章に的確に記述されているように，医師はスーパーマンではない．プロフェッショナルであることは絶大な力を持っていることを意味するものでもない．プロフェッショナリズムはスキルやコンピテンシーであり，それらは教わることができ，キャリアを通じて涵養されるべきものである．そうなると，次のことが明らかになる：プロフェッショナルであることは，完全な人となるにはどうすればよいかを学習することである．つまり，倫理的に困難な状況にどのように対処するかを学習し，患者から必要のない検査を行うことを求められた際に「ノー」と告げることができるように実践し，個人的な予備力をどのように積み上げて，プロフェッショナルへの挑戦に直

面する際によりよく対処できるようにしておく方略を学習することである．これには練習が必要であるが，本書では全体を通じて，役に立つツールが紹介されている．コミュニケーショントレーニング，教員がロールモデルとなること，チェックリストの使用，その他の患者中心のケアに焦点を絞った注解は，いずれも役に立つものとわかるであろう．著者らは，すべての医療プロフェッショナルがプロフェッショナルに振る舞おうと一日中格闘していることを正しく認識している．稀にプロフェッショナリズムに沿った行動から逸脱することがあるのは，その人の性格に問題があるのではなく，学習する機会なのである．医学生であろうと，レジデントであろうと，経験豊富な臨床医であろうと，実践のあらゆるレベルでこのような学習機会が出現する．

　メッセージは明確である．つまり，患者が私たちに寄せている信頼を高いレベルで維持することは困難であるということである．私たちの誰もが指針を必要としている．困難事例，チェックリスト，表を用いることで，本書は，患者との日々のやり取りの中で，私たち自身の最善の状態のものを提供するのに役立つツールを提供している．今日では，プロフェッショナルであるということは，チームベースのケアに参加し，チームを率いていくことと同じ意味を持っている．医師は一人だけの手で患者を治療することはできないし，そのようにしてはならない．プロフェッショナリズムは，医師の行動の問題ではなく，チームの行動の問題であり，根本的には医療システムに関係する問題なのである．医師のレベルを超えてプロフェッショナリズムの定義を拡大することは患者に対する医師の責任を放棄するものではない：患者に可能な限り最善のケアを提供するのに，医療システムの関係者全てが等しく責任を持つことを認めるよう，定義を拡張しただけのことである．私たちと一緒に業務を行って患者にケアを提供している看護師やアシスタント（補助職），施設管理者にとっては，このことは何を意味するのであろうか？看護師やその他の医療プロフェッショナルには，私たちの行為が患者に役立っていないと気づいた時に，フィードバックすることで，私たちを支援することを求めている．このように定義を拡大したことは，基本的に，フィードバックを受け入れ，そこから学ぶ意思とオープンさを求めることを意味している．つまり，パートナーシップを根本的に受け入れることである．

　本書，『日常診療の中で学ぶプロフェッショナリズム』（Understanding Medical Professionalism）では，医療システムの文脈の中に医師のプロフェッショナリズムの問題を位置づけている．プロフェッショナリズムが学習することの可能なコンピテンシーであることを私たちが受け入れれば，フォーカスを絞った介入を行い，システムの問題として解決できる可能性が広がる．それでは，どのようにすれば医師はシステムに影響を及ぼすことができ，変革を唱えることができるのであろうか？それらは極めて簡単なことである．関わり合うことである．関わり合うには，認証プロセス，質向上タスクフォース，患者安全委員会に参加するという形をとることもできる．私は市民のプロフェッショナリズム (civic professionalism) を目指し，私たちの病院の運

営方法を文字通り変えた医学生やレジデントと，日々活動している．私たちの医学生やレジデントの目を通じた塹壕（現場）からの眺めによって，医療の世界を見る貴重な視点がもたらされる．この視点が，医学生やレジデントの献身と情熱とが合わさって，患者に強い影響を及ぼすのである．本書で記述した演習問題は，初めて白衣を着用し，自分たちがものごとを変えていくことができると信じていた医学生の時に経験した身震いする感覚に，私たち全てを再び結びつけるよう促している．

　本書，『日常診療の中で学ぶプロフェッショナリズム』は，医のプロフェッショナリズムについて現在も続いている議論を前進させるのに重要な一歩となるものである．プロフェッショナルな行動からの逸脱が性格の欠陥と関係づけられるという懸念があるため，何十年もの間，問題に対して身動きができなくなっていたが，本書は，私たちが不安や防御的な姿勢をとるのをやめさせてくれ，常に自分が最善のプロフェッショナルな存在であろうとして私たちの誰もがつまずいたことがあるのを認めさせてくれる．そうすることでこの課題に取り組む準備をさせてくれ，今日の複雑な環境の中で，どのようにすればプロフェッショナルでいられるかの学習や再学習に取り組めるようにしてくれる．今こそ，患者に可能な限り最善のケアを提供するため，互いを尊重し，学習し，共感する雰囲気を涵養する医療チーム，医療機関，医療システムを作り上げる時である．まさにそのようなことをあなたが行うのに本書は助けとなるであろう．さあ始めよう！

Holly J. Humphrey, MD
イリノイ州，シカゴ
2014 年 2 月

# 序文 ( Foreword )

私が 22 歳の時，太平洋岸北西部でキャンプをしていて腕を骨折した．その頃，私は学生で，健康保険に加入していなかったし，お金もなかった．その地域にある小さな町の 2 つの救急外来に行ったが，いずれからも治療できないと断られた．あれこれ探した末に，私のことを診てもよいという医師を見つけた．その医師は，整形外科医ではなく，おそらく内科医であったと思う．私たちは骨折について書かれた書物のページを一緒にめくって，腕の固定法について調べた．診療所スタッフが，請求書をどのコードにしたら良いか尋ねたが，その医師はコード "H"，Humanitarian（人道主義）の H にして下さいとスタッフに告げた．

医のプロフェッショナリズムを示すこの一つの事例が，私にとって決定的瞬間となった．このエピソードがきっかけとなって私は医科大学に入学した．この一人の医師が，示してくれた，独立心，知的好奇心，それに高い目的意志が複合した姿だけで私には十分であった．これが私が医師になった理由であった．また，私の何十年にも及ぶ長いキャリアの中で経験した医のプロフェッショナリズムを示す事例の中で，これがベストの一つでもあった．

多くの場合，個人的な自己利益や満足を超えて物事を見，患者および患者のコミュニティにとって適切なことを行う，という医師特有の能力を示す医師の行動の背景にある動機を記述するのに医師のプロフェッショナリズム (physician professionalism) という用語が用いられる．プロフェッショナリズムの本質には，患者のためにベストを尽くすという内的動機に医師は導かれるという核となる考えがある．

上述の寛大な医師の裏側として，実地医療を行っている私たちの全ては反対の行動をとる医師を見たことがある．同僚をあざ笑う，十分な役目を果たせない，医療を行うのに必要な認知能力に欠ける，そのような医師達である．このような逸脱，つまり「アンプロフェッショナルな」行動があると，私たちの患者や地域社会に対して約束したものを届けるという私たちの能力が徐々に損なわれていく．プロフェッショナル集団として，私たちはこのような問題に十分対処してきたであろうか？ヒポクラテスの誓いに盛り込まれている理想を修得するよう，医師のトレーニングを十分に行ってきたであろうか？許容できない行動を私たちは成文化しているのではないだろうか？

20 世紀のプロフェッショナリズムの定義で特徴的だったのは，プロフェッショナル集団自身が，主にそのプロフェッショナル組織を通じてプロフェッショナリズムを定義し統制していたことである．しかし，そのプロフェッショナル集団以外の多くの人々は，プロフェッショナリズムという用語についてほとんど理解していない．批判や訴訟から医師を守る盾であるとして，プロフェッショナリズムの概念を否定する人

も中にはいる. プロフェッショナリズムは,「私たちを信用してくれ」と言っているのと同じなのではないかと, それらの人々は懸念している. ある意味では, この懸念には十分な根拠がある. 問題のある同僚の報告や制裁事例を通じて, 衝撃的な逸脱が生じていることを私たちは皆知っており, また, それが単に「アンプロフェッショナルな行動」であるとして放置され, 矯正されることがなかった事例を私たちは皆知っている. このようなことが,「プロフェッショナリズム」という用語でさえ, 外部から見ると疑念の対象となるようになったある種の欠点である.

2001 年に ABIM 財団, 米国内科学会 (American College of Physicians Foundation; ACP-ASIM), ヨーロッパ内科学会 (European Federation of Internal Medicine; EFIM) の医師組織 3 団体が協同し, プロフェッショナリズムの用語を明確に定義し, 医のプロフェッショナリズムの中核的責務に焦点を集める試みがなされた.「新ミレニアムにおける医のプロフェッショナリズム:医師憲章」は, プロフェッショナリズムに対する積極的な期待を示すために書かれている. それは, 見方によっては, プロフェッショナリズムの定義とも言える. 当初は内科医がイニシアチブをとって策定したものであったが, あらゆる専門診療領域の組織や世界中の医療関連組織がこの医師憲章を承認した.

この医師憲章は, 10 年以上経過した現在でも存続しており, プロフェッショナリズムの最新のコンセプトの意味について検証する優れた多くの文献が産み出された. 現代の実地医療において医師憲章のインパクトが大きかったのは, これが 21 世紀において必要とされる明確な社会契約を確立するのに, 患者にとっても医師にとっても有用であったことである. 医療の新たな現実として, 医療過誤やケアの質におけるギャップに関する透明性への期待, ケアの質を規定する重要な側面として患者経験を含めることへの期待, およびあらゆる検討の場に患者の意見を取り入れることの期待などがある. プロフェッショナリズムのこのような新しい定義がなされても, 患者の福利に専念するという基本的な原則が変わるものではない. しかし, これらの定義は, 患者の価値観を十分に理解すること, 情報を消費者および購入者に, より広く伝える責務を十分に理解すること, 継続的な改善への要求を十分に理解すること, を含めたものとしてプロフェッショナリズムを創り直すことになる.

ある意味で, 医師憲章は本書の偉大な師と言える. しかし, 本書では医師憲章がこれまでに可能にしたものよりもさらに広いコンセプトを有している.

医療機関や組織は, プロフェッショナリズムを助長するような環境を作ることもできれば, プロフェッショナルな行動の障壁となることもできることについての認識が, 次第に高まってきている. ケアの質の向上を望み, チームを創ることを望み, 高い価値のあるケアを提供することを望み, 一方で無駄を少なくしようとしている組織にとって, プロフェッショナリズムは変革への効果的な「テコ」となり得る. この実例を, 私たちは Choosing Wisely® 全国キャンペーンに見ている. このキャンペーンでは, 多

くの専門診療科のリーダーたちが，不必要と考えられる検査や処置をなくすよう訴えている．このプロセスで，医療保険の支払いが少なくなる可能性がある．患者や医療システムのためのこれらの人々の取り組みは，自己利益の追求よりも優位に立っている．それらの人々のプロフェッショナリズムが，この重要な努力をつき動かしている．

　ケアのコーディネーションにおいてシステムの重要性が次第に強調されるようになってきたことにより，医療機関は，医療機関の枠組みの中で業務を行うプロフェッショナルの意欲を高め，支持する鍵として，自らの方針や文化を考えることが極めて重要になっている．医療機関の責任者にこの責任を明確に課し，全ての章に実際的な重要な検討例を示したのは本書が初めてである．

　プロフェッショナリズムのテーマに関する学識の量が，この 10 年間に指数関数的に増加してきている．しかし，学生，レジデント，フェロー，あるいは他のだれであっても，多忙な実地医療の中でこれらの多数の文献を検討し，そしてそれが日常診療にどのような意味を持つものかを容易に理解するのは困難なことである．加えて，医療システムの責任者たちは，医師のリーダーシップ，プロフェッショナリズム，質向上の間に関連性があることさえ理解していない．

　Levinson と彼女の共著者たちは，この重要な本を書き上げることで，プロフェッショナ集団に対して，医療システムの責任者たちに対して，患者に対して，そして社会に対して，極めて大きな貢献をしてくれた．本書は，哲学者と社会学者の深い学識の上に構築され，動機づけや行動，学習に関して得られているエビデンスを組み入れたものであるが，読みやすく，実行可能であり，究極的には，いかに可能な限り最高の質のケアを提供するかという，医師が最も関心を持っていることに焦点を当てている．

Christine Cassel, MD

National Quality Forum 会長，CEO

American Board of Internal Medicine ならびに ABIM 財団

前会長，CEO

2014 年 2 月

# 前書き（Preface）

医学生として，レジデントとして，臨床医として，私たちは皆プロフェッショナルでありたいと願い続けている．私たちは患者のために業務に打ち込んでおり，業務のあらゆる面で，最高レベルのものを提供したいと努力している．医療を統御するプロフェッショナリズムの規定について，医学部卒業時に皆が暗誦するヒポクラテスの誓いに始まり，現代の医師憲章に至るまで，私たちは学習する．しかし，私たちに良き意図があり，現代の憲章があるにも関わらず，私たちの多くは，プロフェッショナリズムのことを，抽象的な概念であるとか，理論的な希求的目標であるとか，単に原則をまとめたものであると考えており，日々の臨床，学習，教育に私たちが使う主要なスキルをまとめたものとはあまり考えていない．

　本書では，医のプロフェッショナリズムは私たちの日常診療の一部であり，具体的スキルを持っていれば，私たちはプロフェッショナリズムを最善のかたちで行える，ということを示す．医のプロフェッショナリズムは単なる理論的概念であるとか，実地臨床とかけ離れた所にある原則集であるとかではない．本書は，学生として，レジデントとして，そして臨床医としての私たちの業務の中における医のプロフェッショナリズムに関して書かれている．私たちの所属する医療機関のプロフェッショナリズムについても書かれており，そのため，経営者や医療リーダーも対象読者に含まれる．本書は，極めて実際的で，読者がプロフェッショナリズムのスキルを涵養し，深めるのを助けるようデザインされている．それぞれの章には臨床シナリオが記述されており，それらは全て，教育や実地臨床の際に私たちが経験した事例をもとにしている．また，読者が積極的に参加できるよう，演習も含まれており，「困難事例」も示されている．

　本書は理論書ではない（しかし，一部理論的背景が記述されている）．むしろ，読者が，自身の業務の中でプロフェッショナリズムについて省察できるように書かれている．

　本書には前提としている重要な点がいくつかある：

　第一に，私たちはプロフェッショナリズムを，私たちの日常業務の中で示すことのできる一群の行動と定義している．教えられ，学習できる具体的なスキルによって可能となる行動としてプロフェッショナリズムを定義することによって，「プロフェッショナリズム」は現実に実行可能で実臨床に関係のあるものになる．

　第二に，あらゆる臨床状況で，プロフェッショナリズムに対する挑戦は日常的に生じる．医師はプロフェッショナリズムへの違反を，ほとんどの読者であれば一度も遭遇することがないようなもの，例えば，患者との性的関係などのような医師が重大犯

罪を犯すような違反であると考えることが多い。これは，私たちの示した日常的なプロフェッショナリズムへの挑戦の概念とは異なるものである。私たちは，プロフェッショナリズムへの違反は，実地臨床や教育の中で日常的に生じていると考える。例えば，レジデントが労働時間の制限を遵守する必要性と患者との時間をより多く過ごしたいという願望との間のジレンマに陥ること，患者に開示されていない医療過誤を目撃した，あるいはそれに関わったこと，医師と看護師の間で無礼な会話がなされたこと，などである。これらはみな，医のプロフェッショナリズムに対する挑戦のよくある事例である。私たちは，このような挑戦がいつでも生じる中で業務を行っており，それらにうまく対処する具体的なスキルが必要である。

第三に，プロフェッショナリズムを示す責任は，個々の医師，医療チーム，医療機関，プロフェッショナル組織が共有するものである。ほとんどの医師は「プロフェッショナルであること」は全て医師の責任であり，担うことが困難な負荷であると考えている。私たちが前提としているのは，これとは異なる新しいものである。つまり，医のプロフェッショナリズムはシステムの問題であるとするものである。このシステムのステークホルダー（利害関係者）は，努力してプロフェッショナリズムを高めることもできるし，一方で医療環境にプロフェッショナリズムへの障壁を構築することもできる。そのため，このことから当然に帰結されるのは，レジデント，医師，医療チームのスタッフ，医療管理者，プロフェッショナル組織のリーダーたち全てのステークホルダーが演じるべき鍵となる重要な役割を有しているということである。

第四に，医のプロフェッショナリズムにおけるスキルは，生涯を通じて育成し続ける必要がある。診断法や治療法についての新しいスキルを生涯学習するのと全く同様に，私たちは日常業務の中でプロフェッショナリズムをどのように示すかを学習することができ，学習し続ける必要がある。私たちが直面する挑戦は，新しいスキルを学習する機会である。これは，ある疾病の稀な発現例を観察することが，診断法や治療法についての知識やスキルを深める機会となることと全く同じである。プロフェッショナリズムは，時間をかけて培われるコンピテンシーであり，その結果，修得できるものである。私たちは皆，「プロフェッショナル・レジリエンシー」を培う必要がある。プロフェッショナル・レジリエンシーとは，生じることが避けられない困難な状況に対して，スキルをもとに対処する能力のことである。

本書では，行動的アプローチおよびシステム的アプローチの中でのプロフェッショナリズムを示している。これは，冒頭の中核的枠組みを示した章に示してある（第1章）。その章には，医のプロフェッショナリズムの根底には4つの基本的な価値観があるという私たちの見方を示している。つまり，患者中心のケアの提供，誠実さと説明責任，卓越性の追求，資源の公平で倫理に即した使用，である。これらの価値観それぞれについて，医師，チームメンバー，医療管理者，およびリーダーが示すことのできる具体的行動がある。したがって，本書には4つの価値観について検討した章が

それぞれ一つずつあり，プロフェッショナリズムのそのコンポーネントを示すのに必要な具体的行動やスキルが示されている（第4，5，6，7章）．

　教育や評価に関して書かれている章は，臨床医，医学生，レジデント，教員に関係のあるもので，実際的なことが記述されている．これらの章には，学習ツールや評価ツールが多数示されている．演習は，プロフェッショナリズムへの挑戦に読者が対処できるかどうかをテストし，また，新たなアプローチを読者が開発できるようにデザインされている．

　本書を読者のもとに届けられることを喜んでいる．願わくば，医学生，あらゆる専門診療科領域のレジデント，教員，臨床医，医療管理者，そして医療リーダーが読者になってくれることを期待している．これら医療プロフェッショナルは，すべて個別の患者ならびに患者集団のケアの際に，学習環境やケア提供システムにおいて高度なプロフェッショナリズムを達成することを希求している人々である．本書が，そのような人々の努力を有効なものにする実用的な方法を提供することになれば幸いである．私たちの日常業務で直面することの多い状況である事例や演習に示してあるプロフェッショナリズムへの挑戦について，読者が興味をもって取り組むことができるものと考えている．

著者一同

# 謝辞

本書を完成させるのに支援していただいた人々に深く感謝する．トロント大学の Karen McDonald には，全ての章の作成とレビューについて支援していただいたことに深く感謝する．また，ABIM 財団の Amy Cunningham には，組織のプロフェッショナリズムの章の原稿をレビューし，章の内容に貢献していただいたことに感謝申し上げたい．ABIM 財団の執行副会長であり COO である Daniel Wolfson には，そもそも，本書の執筆を勧めていただいた．原稿を極めて素晴らしくレビューしていただいたのは以下の方々である：Dr. Ayelet Kuper, Dr. Kaveh Shojania, Dr. Lynfa Stroud, Dr. Bob Wachter, Dr. Adina Weinerman, Dr. Brian Wong, それに医学生の Marisa Leon, Sabrina Nurmohamed, Raman Srivastava.

# 監訳者のことば

　卒前，卒後，生涯の医学教育を通じて，身につけるべき能力（コンピテンス，コンピテンシー）としてプロフェッショナリズムがさまざまなカリキュラムの中に明記されるようになってきた．

　プロフェッショナリズムとは，ひと言で言えば，専門職(プロフェッショナル)，専門職集団(プロフェッショナル集団)が一般社会，住民，患者から信頼を得るために備えるべき知識，技能，態度，価値観，一連の行動のことである．これまでは，このような能力は，個人の生来の性格特性によるとされると同時に，具体的な行動様式は医療のプロフェッショナル集団の中でロールモデルの背中を見て暗黙のうちに徐々に身に付け，やがて一人前の仲間として，すなわち医療プロフェッショナルとして認められる段階にまで育っていくものとされ，わざわざプロフェッショナリズムが学習目標として取り上げられることはなかった．

　現在，医療の最前線では，医療の高度化・専門分化（細分化）だけでなく，患者の高齢化によって医療と生活を視野に入れた包括的なケアの提供（地域包括ケア）が必要とされるなど，今まで医療職が経験しなかった複雑で困難な課題が生じている．さらに，現代社会では，人々の価値観が多様化しており，医療プロフェッショナルもプロフェショナル集団も医学的に適切な医療やケアを提供するだけでは社会のニーズに対応できなくなっている．

　このような中，個人としてのプロフェッショナルは様々なジレンマに遭遇し，プロフェッショナリズムを発揮できないことがしばしばある．また一方で，プロフェッショナルによる不正行為など，プロフェッショナルやプロフェッショナル集団に対する信頼を低下させる事例も時に生じている．このような状況の中で安全で良質な医療を提供するために，私たちは，プロフェッショナリズムを明示的に教え，学ぶ必要性に迫られている．

　本邦の医学教育界では，この十数年にわたり，プロフェッショナリズム教育に関する議論がわずかながら続いてきたが，その定義，教育方略，評価についての共通認識には達していない．このことはプロフェショナリズム教育を先んじて取り上げてきた欧米諸国でも同様である．プロフェッショナリズムは，大きく分けて次のような3つの枠組みで捉えられる．①実践の中でのアイデンティティの発展・社会化に焦点を当てる．②道徳的特性や志向，ケアや思いやりといったヒューマニズムの向上に焦点を当てる．③マイルストーン，コンピテンシーなど，観察可能な行動に焦点を当てる．これらのいずれも重要な視点であるが，前2者は，それを定義し，教え，評価することが難しい．それに対して，行動に焦点を当ててプロフェッショナリズムを教育する

ことは，プロフェッショナリズムを行動のリストに単純化しすぎることを避けさえすれば，教育者，学習者の両者にとって非常に理解しやすいものである．本書はこの立場に立って書かれている．

特に，どの章においても，まず，臨床現場でプロフェッショナリズムを問われる事例を提示し，遭遇するジレンマに適切に対処し，プロフェッショナリズムを維持するにはどうすればよいか，さらに，そのための教育はどうすればよいのか，を具体的に解説してくれている．事例の多くは，私たちもよく経験する内容であり，演習では臨場感のある解決策も示されている．これらの点で，本書は，これまでの類書とは全く異なり，非常に実践的な内容となっているので，示されたアプローチは，今すぐにでも日常診療の中で応用可能である．

これまでは，抽象的な概念を講義で1回教えるだけ，或いは，単回のワークショップでプロフェショナリズムとは何かと議論するだけで終えられることが多かったプロフェショナリズム教育であるが，本書を活用することによって，私たちは日々の臨床現場の中で継続的にプロフェッショナリズム教育を実践できるのではないかと，大きな期待を持っている．特に，本書によって，個人に対するプロフェッショナリズム教育だけでなく，医療施設や組織レベルで取り組まれるべきプロフェッショナリズム向上のための組織改革が進展することを強く期待したい．

2016年10月，本書の編著者Levinson先生が来日され，私たち監訳者二人は京都の施設でプロフェショナリズム教育に関して意見交換する機会があった．その時のLevinson先生の，穏やかではあってもプロフェッショナリズム教育に対する熱い思いが込められたひと言ひと言が忘れられない．本書を通じて，その熱意がそのまま読者に伝われば幸いである．

最後に，プロフェショナリズム教育に熱意を持って精力的に翻訳に取り組んでいただいた分担翻訳者の皆さんに心より感謝したい．本書には，背景や含意を理解しにくい語句が少なからずあったが，これらを読者に理解しやすくするために多くのご苦労をお掛けした．また，それに加えて，本書の出版を最初から最後まで温かく，かつ粘り強く後押ししていただいたカイ書林の皆さんには最大限の感謝をしたい．

2018年5月
宮田靖志・小泉俊三

# 監訳・翻訳者一覧

| | | | |
|---|---|---|---|
| **監訳者** | | 小泉　俊三 | 一般財団法人東光会 七条診療所 所長<br>佐賀大学名誉教授・総合診療部 臨床協力医 |
| | | 宮田　靖志 | 愛知医科大学 医学部<br>地域医療教育学寄附講座教授<br>医学教育センター 副センター長 |
| **翻訳者** | 第 1 章 | 「プロフェッショナリズム」に対する実践的アプローチ　小松　弘幸 | 宮崎大学医学部 医療人育成支援 センター 教授<br>同附属病院 卒後臨床研修センター　センター長 |
| | 第 2 章 | プロフェッショナリズムへの挑戦に向き合うレジリエンス　神廣　憲記 | 北海道家庭医療学センター<br>栄町ファミリークリニック |
| | 第 3 章 | 現代医学におけるプロフェッショナリズム運動略史　宮地 純一郎 | 北海道家庭医療学センター<br>エジンバラ大学 医療人類学修士課程 |
| | 第 4 章 | 患者中心のケアを涵養するには　山口　佳子 | 東京医科大学総合診療科 助教 |
| | 第 5 章 | 誠実さと説明責任　小曽根 早知子 | 筑波大学医学医療系地域総合診療医学<br>筑波大学附属病院総合診療グループ |
| | 第 6 章 | 卓越性への責務　郷間　厳 | 堺市立総合医療センター 呼吸器疾患<br>センター長・呼吸器内科部長 |
| | 第 7 章 | 医療資源の公正かつ倫理的な適正管理　林　幹雄 | 東京大学大学院医学系研究科 医学教育<br>国際研究センター 医学教育学部門 |
| | 第 8 章 | 隠れたカリキュラムとプロフェッショナリズム　江村　正 | 佐賀大学医学部附属病院 卒後臨床研修<br>センター 専任副センター長（准教授） |
| | 第 9 章 | プロフェッショナリズムを教える　小比賀 美香子 | 岡山大学大学院医歯薬学総合研究科 総合<br>内科学分野（講師） |
| | 第 10 章 | プロフェッショナリズムを評価する　松山　泰 | 自治医科大学 医学教育センター 准教授 |
| | 第 11 章 | 事態が悪い方向に進んだとき：自己規制の試練　矢野　桂子 | 前・三重大学医学部附属病院総合診療科 助教<br>現・上海グローバル ヘルスケアクリニック |
| | 第 12 章 | 組織のプロフェッショナリズム　清水　郁夫 | 信州大学医学部附属病院 医療安全管理室 助教 |

# 「プロフェッショナリズム」に対する実践的アプローチ
## A PRACTICAL APPROACH TO "PROFESSIONALISM"

**1**

### 学習目標

1. 行動の観点から「プロフェッショナリズム」を概念化する.
2. プロフェッショナリズムを維持するための，医師，（医療）チーム，医療システム，外的環境の役割を明確にする.
3. プロフェッショナリズムを向上させるために，マイクロシステムとより広い環境の両面に働きかけるに当たっての医師の役割を説明する.

Jackson 医師は，教育病院の病棟をローテートしている 2 年目のレジデントである．彼はうっ血性心不全の 80 歳の Shaw 夫人にアンジオテンシン変換酵素（ACE）阻害薬の処方を入力していた．そのとき，チーフレジデントから気管支喘息で気管支拡張薬の追加治療が必要な Fraser 夫人のことで話し合いたいと言われ，処方入力作業を中断した．Jackson 医師は，コンピュータの前に戻った時，Shaw 夫人の診療記録に誤ってサルブタノールの処方依頼を入力してしまった．過去に Shaw 夫人にこの薬が処方されたことがないと看護師は気付いたが，そのことを医師には尋ねなかった．翌日，その看護師は病棟回診中の Jackson 医師を見かけた．なぜ Shaw 夫人にサルブタノール投与を開始したのかと，Jackson 医師は診療チームに尋ねられていた．Jackson 医師と看護師は投薬過誤だったことに気付いたが，誤薬によって何も身体症状が出ていないこの患者に対して，このことを伝えるべきかどうか分からなかった．もし彼らが患者にこのことを伝えるならば，誰がどのように行い，彼女に説明すべきなのか？この病院では今後どのようにすれば再発を防止できるだろうか？ Jackson 医師は，病院には医師の医療過誤開示を支援する部署があるという講義に参加したことを思い出した.

この投薬過誤のケースは，日常よく遭遇し，複数の医療プロフェッショナルが関わる良い事例である．患者に過誤を開示することは，医療チーム全体のプロフェッショナルとしての責務である．Jackson 医師と看護師は，起こったことを Shaw 夫人にどのように伝えるかを話し合うことになるだろう．病院は，過誤の開示について熟練したスタッフメンバーを擁しており，Jackson 医師と看護師がこの困難な開示のための対話に当たって，その準備をするのを支援してくれるであろう．病院の品質改善部門のスタッフは，この過誤がどのように生じたのか，また，今後同様の過誤をどのようにすれば防ぐことができるか，分析を行うであろう．病院は，過誤の開示に関する Joint Commission と National Quality Forum（NQF）Safe Practice に定められた外的

基準を順守していることを誇りとしている.

　このような医療過誤は，私たちのプロフェッショナリズムにとっての課題である．医療現場で働く誰もが誤りを犯すつもりはない．にもかかわらず，過誤はそれを防ごうと私たちが最大の努力を行っても日常的に生じる．過誤を開示するのは難しいことであるが，患者との話し合いを行おうとすることは，医療システム内の個々人 ── 医師，看護師，レジデント，医学生，そして病院経営陣のプロフェッショナリズムの表れである．医療システム内の関係者は，個々の医師から医療システム全体に至るまで，患者への開示を維持する行動を通して高い水準のプロフェッショナリズムを示すことができる．プロフェッショナリズムを示すことは，チームとして取り組むべきことである．

　この章では，プロフェッショナリズムへの行動的アプローチとシステムアプローチを説明する．私たちの基本的な信条は以下のとおりである．
1. プロフェッショナリズムは，観察可能な一連の行動を通じて示される.
2. 行動は，4つの主要な領域で観察できる.
■ 臨床医と患者 / 家族間の相互関係
■ チームメンバー間の相互関係
■ 診療の現場（例：病院，外来部門，医療システム）
■ プロフェッショナル集団とケアに影響する外的環境

私たちは，最も高い質のケアを提供しようとしている医師，看護師，そして病院管理者に対してプロフェッショナリズムを説明するのに，この枠組みが実践的で有益なアプローチとなることに気付いた（Lesser et al, 2010）．この取り組みの要点を説明するために，臨床医，医学生，レジデント，ナースプラクティショナー，フィジシャン・アシスタント*など，医療提供者の様々な例を用いることとする.

*訳注：フィジシャン・アシスタント：諸外国において，医師の偏在，過重労働対策の中で，労働力の確保策として創設・拡大された経緯がある職種．米国では，高度医療の場面で，外科手術の助手や投薬量，種類の調整などの術後管理を行っている.

## なぜ「行動」に焦点を当てるのか？（WHY FOCUS ON BEHAVIORS?）

私たちがグランド・ラウンド*で「プロフェッショナリズム」の話題を議論し始めると，参加者は興味を示さなかったり，あるいは苛立ってさえいることがしばしばある．プロフェッショナリズムとは何かを，抽象的な概念，理論的で願望的な目標，あるいは実際の臨床からはかけ離れた一連の教義，と参加者が捉えているのかもしれないと考

えると，その反応は理解できる．彼らは，自分たちが既に患者への正しい態度を身に付けており，周囲の状況が正しいことを行うよう求めるときにはこの態度によって正しいことを行うよう導かれるであろう，と信じているようである．彼らは，「このグランド・ラウンドの講師は，何か日常診療で実際に役立つことを私たちに教えてくれるとでもいうのであろうか？」と考えているかもしれない．

　プロフェッショナリズムを日常業務で実際に示される一連の行動と考えることによって，「プロフェッショナリズム」を，より実際的で自分たちに関係のあることと捉えやすくなった．特定の具体的なスキルによって可能となる行動は，観察可能で学習可能である（Lucey & Souba, 2010）．このスキルは訓練することができ，改善可能である．成人学習者がプロフェッショナリズムの価値観を示したいと思って医学部に入学したとしても，臨床医が直面する困難な環境の下でプロフェッショナルな行動を維持するだけの経験は持ち合わせていない（Leach, 2004）．実務の中でプロフェッショナリズムを達成するには，しばしばプレッシャーのかかる中で，競合する優先事項を調整し，適切に判断することが求められる．単に善悪の判断ができる，あるいは自身の行動指針を持っているだけでは十分でないのである．プロフェッショナリズムを示すということは，長い時間をかけて磨かれる一連の実践的スキル，即ち，私たちが日常的に活用しているスキルに基づいている．この枠組みの重要なメッセージは，プロフェッショナリズムは動きや形のない概念ではないことである．むしろ，プロフェッショナリズムは，具体的な行動によって定義が可能であり，医師から発して医療提供システムにおける多様な相互作用へと広がる，医療実践における活きたアプローチとして理解されるべきである．

＊訳注：グランド・ラウンド；施設全体あるいは診療科全体などで行われるあるテーマについてのレクチャーや症例検討会のこと

## プロフェッショナリズム行動を同定する<br>（ IDENTIFYING PROFESSIONALISM BEHAVIORS ）

鍵となる一連の行動を明確にするために，私たちはABIM（米国内科専門医機構）財団や米国内科学会，欧州内科学会が作成した医療プロフェッショナリズムについての医師憲章を改めて見直してみる．2002年に策定されて以降，この憲章は世界中で広く受け入れられるようになり，300を越える世界中の医療団体が承認している．憲章は，プロフェッショナリズムの定義を3つの原則と10の責務に基づいて示している（**表1-1**）（ABIM財団，2002）．

ほとんどの医師は，憲章の中核となる責務に賛成している．例えば，2007年の調査では，医師の96％は，自分たちの経済的関心より患者の福利を上に置くことに賛成

## 表 1-1　医師憲章

3 つの基本原理
・患者の福利の優先
・患者の自律
・社会的公正

10 の責務
・医師としての適性（能力）
・患者への誠実さ
・患者の守秘義務
・患者との適切な関係性
・ケアの質の改善
・ケアの利用しやすさの改善
・有限な資源の公正な分配
・科学的知識
・利益相反の管理による信頼の維持
・プロフェッショルとしての責任

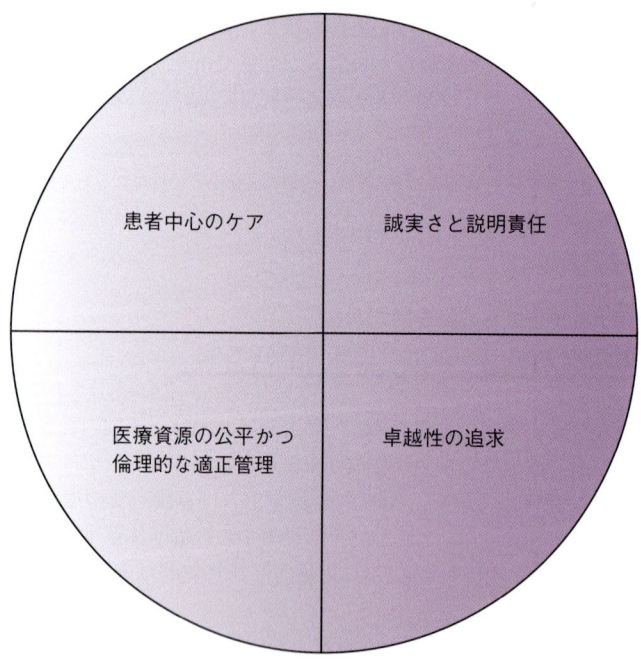

**図 1-1 医療プロフェッショナリズムの 4 つの中心的価値観**

## 表 1-2　プロフェッショナリズム憲章の責務と中心的価値との関係

| | | 中心的価値観 | | | |
|---|---|---|---|---|---|
| | | 患者中心のケア | 誠実さと説明責任 | 卓越さの追求 | 医療資源の公平かつ倫理的な適正管理 |
| 医師憲章の責務 | 医師としての適性（能力） | * | | * | |
| | 患者への誠実さ | * | * | | |
| | 患者の守秘義務 | | * | | |
| | 患者との適切な関係性 | | * | | |
| | ケアの質の改善 | | * | * | |
| | ケアの利用しやすさの改善 | | | | * |
| | 有限な資源の公正な分配 | | | | * |
| | 科学的知識 | | | * | |
| | 利益相反の管理による信頼の維持 | | * | | |
| | プロフェッショナルとしての責任 | | * | | |

しており，98％は，患者の人種や性別による健康格差を最小化させることへの責務に賛成していた（Campbell et al, 2007）．ほとんどの医師が憲章の原則や責務に賛成しているので，このことはプロフェッショナリズムを表す一連の行動を明示するのに良い出発点となっている．憲章を観察可能な行動として扱えるように，私たちは 10 の責務を 4 つの基本的価値観にグループ分けした（図 1-1）．

　**表 1-2** は，私たちが 10 の責務をどのように 4 つの基本的価値観にグループ分けしたかを示したものである．私たちの目標は，医療プロフェッショナルがこれらの行動を示すことによって，日々，プロフェッショナリズムの価値観を体現できることを明確にすることである．

## プロフェッショナリズムについてのシステム的視点（ THE SYSTEMS VIEW OF PROFESSIONALISM ）

プロフェッショナリズムのテーマについての教育セッションを行った際に，麻酔科レジデントたちは，どのように対処したらいいのか分からないある困難な状況について説明してくれた．彼らによると，手術中，ある特定の外科指導医が，外科レジデントたちに向かって，彼らのことを無能だと日常的に叱りつけ，手術室スタッフの前で彼らに屈辱を与えていた，というものだった．麻酔科レジデントたちはこの外科指導医から個人的に攻撃を受けたわけではないが，彼らの外科の同僚に対して

きまりが悪く，外科指導医の振る舞いには憤りを感じていた．彼らはそのことを率直に話すことには気まずさを感じていたものの，その行動は止めてほしいと思っていた．

多くの医師は，プロフェッショナリズムを維持する責任は個人にのみあると考えているが，これを担うのは荷が重い．麻酔科レジデントたちは黙っていることについて各々が憤りを感じながらも，この問題についてはそれぞれが孤立しているように感じていた．彼らは，こっそりとほのめかしたり，冗談を言ったり，という形以外では，お互いに話すことはなかったし，この問題を当該外科指導医や手術室チーム，施設内の他の責任者とどう共有したらよいか分からなかった．レジデントたちは，問題を分析したり，何らかの形で声を上げて自らのプロフェッショナリズムを示すにはどうすればよいかを考えたりするスキルを持っていなかった．彼らが寡黙になり，どうすべきかわからないことを私たちは理解できる．しかしながら，彼らは，この困難な状況を分析し対処するために必要な知識とスキルを学ぶことができるのである．

　麻酔科レジデントたちの事例は，もう一つの重要な論点を浮き彫りにしている．それは，医師は，通常，「プロフェッショナルである」ためには，困難なジレンマを個人的に解決したり，職場環境の中の凝り固まった難しい問題を解決するために，自分の時間と労力を使ったりする必要があると考えているということである．麻酔科レジデントは，自分たちが個人的にその外科医にアプローチし，行動を変えるように頼まなければならないと感じたかもしれない．それは，ほとんどのレジデントにとっては非常に怯えるような方法であり，そしてまず成功しないような方法でもある．正しい薬で患者を治療するように，良い医師ならばこの手の問題を適切な方法で「解決」できるべき，と彼らは考えるかもしれない．プロフェッショナリズムとは，強い逆風の中でもプロフェッショナルな価値観を持ち続ける英雄になること，「プロフェッショナリズム・スーパーマン」になることだ，という誤った認識を医師は持っているのかもしれない．

　プロフェッショナリズムについてのシステム的視点とは，手術室の件のような場合に，「英雄」のイメージから，チームの取り組みへと問題の枠組みを変えることである．システム的視点を用いることで，事例を異なった方法で分析することができる．

　今回の事例で危機にさらされているプロフェッショナリズムの価値観は，外科レジデントたちへの敬意と，外科医の非礼な行動を目撃したチームメンバーへの敬意である．麻酔科レジデントたちは，その状況を変える可能性がある何らかの方法で声を上げ，自らのプロフェッショナリズムを示す必要がある．その状況を省察し，その状況を麻酔科レジデントプログラム責任者，外科プログラム責任者，当該外科指導医，または外科部門の責任者の誰と話し合うかを決断するためのスキルが彼らには必要である．このような困難かつ慎重な会話を行うだけの効果的なコミュニケーションスキル

がレジデントには必要なのである.

しかしながら,手術室で敬意という価値観を維持する責任は,麻酔科レジデントのみならず,その場にいる他の関係者,即ち,無礼な扱いを受けた外科レジデントたち,手術室看護師,麻酔専門医スタッフにもある.ともにその状況を議論し,一連の打開策を皆で決めることでチーム自体としてプロフェッショナリズムを示すことができる.手術室の医療プロフェッショナル(看護師,レジデント,スタッフ医師)は皆,不快だと感じても,一人で声を挙げることは恐れるであろう.

また,病院は,同僚としての連帯感を維持できる職場環境を作る責任と,今回のような困難な問題が生じた際には介入する責任を負っている.病院の医療スタッフ管理部門は,介入し,その外科医に会って,「あなたの行動は破壊的で受け入れがたい」と直接伝えることができる.病院はその外科医に対して,行動を修正するための支援を提供することもできる(第11章 事態が悪い方向に進んだとき:自己規制の試練 参照).プロフェッショナル集団,この事例では米国外科学会と米国外科専門医機構,はプロフェッショナルな行動の基準を設定しており,外科医の適切な行動の評価に役立つツールを提供している.これらの組織は,外科医のプロフェッショナリズムの維持に積極的に関わっているのである.

ここでのポイントは,全ての関係者 — 医師個人,チームメンバー,病院管理者,プロフェッショナル集団 — が,プロフェッショナリズムおよび敬意を払うことの価値観への責務を示すことができるということである.プロフェッショナリズムは,まさしくチームの取り組みなのである.

次項の表には,患者・家族と,あるいは同僚やチームメンバーと相互交流する際に,それぞれの医師がとることのできる行動の例を示している(**表1-3**).表1-4には,診療環境(例:病院,医療制度),プロフェッショナル集団,外部の利害関係者によって示される行動を示している.ここに示した行動は,実例となるように意図しているが,もちろん全てを網羅してはいない.これらの表は,前述した一連の価値観ごとにまとめられている(患者中心のケア;誠実さと説明責任;卓越性の追求;医療資源の公平かつ倫理的な適正管理).

例えば,(医師個人,チーム,医療システム,プロフェッショナル集団による)どの行動が患者中心のケアの価値観を表しているのであろうか?患者中心のケアにおいて核となる要素の一つは,患者が懸念していることや気持ちを聴き,適切であれば共感を示すことである.個々の臨床家(医師,看護師,理学療法士など)は,患者や家族に対して共感を示す必要がある.それらの人々にストレスが生じている場合にはなおさらである.このことを効果的に行うには,特別なコミュニケーションスキルが要求される(第4章「患者中心のケアを涵養するには」を参照).

医療チームのレベルにおいては,チームメンバーは,患者のニーズに焦点を当てられるように協力し合って仕事をする必要がある.このことには,職場や臨床家の私生

## 表1-3　プロフェッショナリズム概念化の枠組み
### ―患者・家族や他の医療プロフェッショナルとの関わりにおける医師個人の行動

| 価値観 | 医師個人の行動の例 | |
| --- | --- | --- |
| | 患者・家族との関わり | 同僚や他の医療チームメンバーとの関わり |
| 患者中心のケア | 共感や思いやりを効果的に示し，信頼関係を築くために積極的に仕事することを伝える | 患者への有益なサービスを行いやすくするために，ケアチームのメンバーと協同して働く |
| | 患者の自主性を促す；患者の選択を導き出し，尊重すること，患者を意思決定に加えること | 全ての関わりにおいて，他のチームメンバーへの尊敬をはっきり示す |
| | 患者がタイミングの良いケアへのアクセスと継続性を確保できるように，連絡がつくようにしておく． | |
| | 利益相反があった場合に，患者の利益になるように行動する | |
| 誠実さと説明責任 | 患者に対する守秘義務を保つ | 十分な能力が無い，あるいは不適格な同僚について報告する |
| | 患者との適切な関係性を保つ | チームの相互評価や360°評価に参加する |
| | 医療過誤を速やかに開示する；責任を取り，ミスを起こさない対策を講じる | ケアの調整と継続性を確保するため，ケア全体を通しての基準や手順を明示する |
| | 利益相反を積極的に管理し，診断や治療に関連する医師の推奨に影響しかねない関係を開示する（例：外科センターの所有権を一部持っていること） | |
| 卓越性の追求 | 全国的に認知されているエビデンスに基づくガイドライン（例．医療研究・品質庁または米国予防医療専門委員会が出版するガイドライン）を順守する．特定の患者では必要に応じて個別化しながらも大多数の患者にガイドラインを適応する． | ケアの質に関わるシステムレベルでの要因を改善するため，協働的な取り組みに参加する |
| | 生涯学習とプロフェッショナルとしての向上に努める | 質改善に関する現場の教育的会議に参加し，発展させる |
| | 患者ケアに対するシステムレベルでの継続的な質改善を活用する | |
| 医療資源の公平かつ倫理的な適正管理 | 害を加えない；不必要な，あるいは認められていないケアを提供しない | 資源の使用とケアの妥当性について，同僚からのフィードバックを受ける仕組みを確立する |
| | 住民グループの様々な要望や好みに配慮して公正に緊急のケアを提供することに責任をもつ．ただし，保険の状況や支払い能力に関係なく行う． | ケア提供プロセスの効果を継続的に改善するために，そしてケアチームの全てのメンバーがケア提供と管理への貢献を最適化することを確保するために，臨床・非臨床のスタッフと連携する |
| | 文化的に敏感な態度でケアを提供する | どのような状況でも，ケアを統合し，不要な検査を避け，良識的な資源利用を最大化するために，同僚と積極的に連携する |

"【備考】　医療研究・品質庁：AHRQ: Agency for Healthcare Research and Quality,
米国予防医療専門委員会：U.S. Preventive Service Task Force"

活でストレスフルな状況が生じたときに，お互いに支援と共感を示すことも含まれる．お互いを思いやり，尊敬し合う文化を創ることで，支援的なチームは，それぞれのチームメンバーを助けることができる．病院も，コミュニケーションスキル訓練をスタッフに提供することで，患者中心のケアの価値観を支援する行動を示すことができる．訓練プログラムでは，スタッフに共感の表現の仕方や悪い知らせの告げ方，怒った患者への対応の仕方を含むコミュニケーションスキルを教えることができる．病院管理者は，日々の関わりの中で臨床家への敬意や支援を示すことで，同様の行動の手本となり得る．最後に，プロフェッショナル集団も，患者中心のケアの提供を支援することができる．例えば，認証機構のようなプロフェッショナル集団は，レジデントや臨床医に求められるコンピテンシーの一つとして，コミュニケーションスキルに関する基準を設けることができる．認証機構は，その専門分野での認証を行う際に，これらのスキルを評価することを要件とすることができる．つまり，医療システムに関わる全ての関係者は，患者中心のケアの提供を涵養することで，彼らのプロフェッショナリズムを示すことができる．

　本書の以下に続く章では，これら4つの価値観と，それぞれの価値観に関係のあるプロフェッショナリズム行動について述べる．

### 表1-4　プロフェッショナリズム概念化の枠組み
#### — 診療場面と医師の社会活動・プロフェッショナル組織における組織的行動

| 価値 | 組織の行動の例 | |
| --- | --- | --- |
| | 診療の場面<br>(例：病院, 健康管理システム, 診療所) | 医師の社会的活動<br>プロフェッショナル組織 |
| 患者中心のケア | 患者，家族，ケアチームのメンバーと効果的な相互関係を育むために，コミュニケーションスキルと文化的能力を継続的に発展させることを支援する | 患者との信頼関係の構築や意思決定の共有に携わり，患者がタイムリーなケアを受けやすくするための診療時間を確保することを支援する報酬制度を擁護する |
| | 患者との意思決定共有を支援することに投資し，患者がケア決定に関与することを積極的に促す | 患者の関わりやチーム業務に関する能力を継続的に発展させることを積極的に推進する |
| | 患者とその世話をする家族の代表者が組織的な管理に関わるための仕組みを確立する | |
| | 患者が医療提供者を選択するに当たって適切にアクセスできるように支援する指針や実践を採用する | |
| | 治癒を促す療養環境作りを育成する | |

▶ 次ページに続く

| | 組織の行動の例 | |
|---|---|---|
| 価値 | 診療の場面<br>(例：病院, 健康管理システム, 診療所) | 医師の社会的活動<br>プロフェッショナル組織 |
| 誠実さと説明責任 | 医療過誤の公開や問題のある, あるいは不適格な臨床医について報告する同僚や組織に支援を提供する | "プロフェッショナルズムの風土" を涵養するための組織的方策の開発および奨励 |
| | 利益相反や患者守秘義務の保持に関する透明性のある厳しい方針を導入する | プロフェッショナル規範作成への参加, およびこれらの規範を満たさなかったメンバーの処罰と改善を行う仕組みの確立 |
| | ケアチームに対して業務能力についてのフィードバックを実施する, 補償や公的報告書を用いて, 特定の人口集団に対するチームの結果説明責任を果たす | 有意なパフォーマンス情報の公開への関与 |
| | 患者へのエビデンスに基づかないサービス提供を止めさせる | 再発防止および改善策についてを情報提供するために, 医療過誤の報告と分析を行うシステムを開発することの奨励 |
| | | 利益相反指針の開発 |
| | | 利益相反解消を進めるための基準として, 患者にとっての便益の採用 |
| 卓越性の追求 | 電子診療録や患者管理システムなど, 組織全体として質改善に対するシステムレベルで支援することに投資する | 有意義な医療の質の測定方法と妥当な診療ガイドラインの開発と奨励 |
| | 改善への明確な目標を確立し業務内容の継続的管理および水準の引き上げを行う | 大きな目標の設定, システム全体にわたる有効かつ迅速なケアの質の改善を達成するための行動支援 |
| | | 科学的知見の推進 |
| 医療資源の公平かつ倫理的な適正管理 | 患者集団をケアするための分別ある資源使用を奨励する, 例えばシステム全体としての費用とアウトカムに関する情報提供など | 費用効果の高いケアと医療資源の分別ある使用を支援するための手段の開発と選択への支持 |
| | ケアの格差減少に焦点を当てた持続的な質改善や文化的能力を支援するための仕組みを実施する | 個々の医師や団体の自己的関心を伴わない, 公衆衛生の促進と健康とヘルスケアに関する社会的関心への支持 |
| | | 個別の医師のデータよりむしろ, ケアの費用全体に焦点を当てた診療報酬指針の支持 |
| | | ケアの格差に対する省察を容易にし, 是認できない質の劣化と資源使用を低減するための手段の開発支援 |

## コンテクスト（文脈・背景）の役割（THE ROLE OF CONTEXT）

Kramer 医師は，少人数でグループ診療をしているプライマリ・ケア医である．彼女は診療を始めて 10 年になり，患者との関係に愛着を持っていたが，最近になって仕事を辞めようと考え始めている．彼女は，実際の診療がずいぶんと変化してしまったと感じている．より短い時間でより多くの患者を診察しなければならない強

烈なプレッシャー，「生産性」に対する新たな経済的インセンティブ，必要な書類作成量の増加，さまざまな保険会社から多くの異なる方法で診療のパフォーマンスを測定されることなど，がそうである．診療所では，最近，新たな電子診療録システムを購入した．彼女は，それが診療にとても役立つようになるだろうと分かってはいたが，地元の病院が使っているものと同じではなく，患者のケアに必要な診療情報を得るのに時間がかかってしまうのでイライラさせられている．

医師と他の医療提供者が働くコンテクストは，プロフェッショナルとしての業務を行う能力に強い影響を及ぼす．医師と患者の個々の相互作用はチームのコンテクストの中で生まれ，チームは診療環境のコンテクストの中で生じる．Kramer医師の事例では，診療所の医師は生産性を増加させるためのプレッシャーの下で働いているが，チームメンバーの多くは，このプレッシャーが患者と交流する時間を蝕んでいると感じていると思われる．にもかかわらず，チームはこれらのプレッシャーが彼らの仕事に与える影響について議論していないようであり，どのように環境を改善したら良いかも考えていないようである．さらには，診療所の管理者は，新たなインセンティブによる支払い方式がスタッフの福利や在職率に与える影響を十分に考慮していないかもしれない．ポイントは，環境が仕事の規範や文化を形作るということである．(**演習 1-1**)

---

### 演習 1-1

1. 4つの価値観の中から，あなたの仕事で個人的に重要と思うものを1つ選んでください．
2. この価値観は，あなたが働くシステムでのそれぞれの要素によって，どのように支えられているか説明してください．
   - 個別の患者 - 医師関係
   - チームでの相互関係
   - 医療制度（病院，医療制度，開業医）
   - あなたが加入しているプロフェッショナル組織
3. これらの要素それぞれについて，行動の評価に必要なデータを持っていますか？　もし持っていなければ，評価するために何のデータを集められますか（患者調査やチーム評価などを検討）？
4. あなたが特に誇りに思う行動がありますか？　この良さを他者とどうやって共有できますか？
5. 改善できる行動がありますか？　その行動を改善し，効果を測定するためにどのような方策に取り掛かればよいでしょうか？

　プロフェッショナルな行動は，医療が提供される組織的・環境的コンテクストの影響も強く受け，同様に，環境的コンテクストは，そこで働く医療プロフェッショナルの行動によって形作られる．これらのことが意味する重要な点は，医療プロフェッショナル，とくに医師は，自身のコンピテンシー（知識，コミュニケーションスキル，など）のみならず，診療を行うコンテクストを改善する責務も負っているということである．もし，診療所における新たなインセンティブが導入されるなどの外的要因がスタッフのプロフェッショナリズムを阻害しているようなら，医師と他のスタッフは，その問題について話し合い，改善しようと試みる責任がある．不幸なままで声をあげないのは良いことではない．この問題を解決するには，診療所で診る患者の数を増やすというニーズと，それぞれの患者に医師や看護師との十分な時間を確保するというニーズ，これらの対立する力を考慮することが必要となる．現実の世界では常に競合する要求がある．例え，困難な状況にあったとしても，医師には，医療を実践する身近なマイクロシステム（つまり：自身の診療所）から，ケアがどのように提供されるかを形作るより広範な外部環境に至るまで，環境を決定づけるさまざまの領域からの影響の全てに亘って，変化を強く求める責務がある（**図 1-2**）．

　患者との個人的相互関係から支払いシステムや医療提供に影響する規制，地域の社会的・経済的状況を含む外的環境に至るまでの広範囲のプロフェッショナリズムへの影響についての入れ子状の円を図 1-2 に示す．さらに，矢印は，環境が患者と医師・医療チーム間の相互作用に影響を及ぼし，医師はその環境の中で変化を力強く押し進めることでプロフェッショナリズムを示すことを表している．医師は診療の中でプロフェッショナルズムを育む環境作りに尽力する責務を負っている．Gruen ら（2004）はこのことを，「市民としてのプロフェッショナリズム（civic professionalism ）」と呼んでいる．

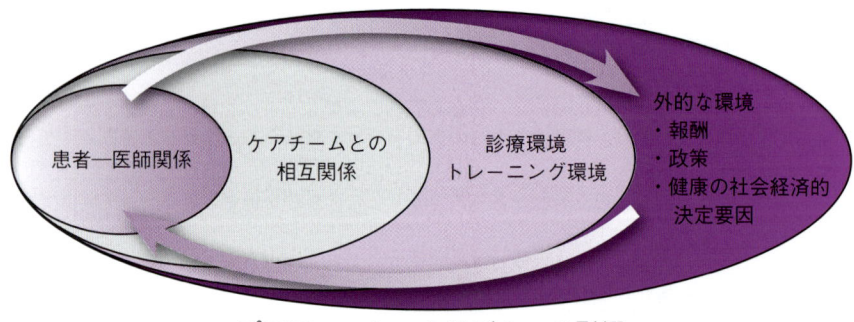

プロフェッショナリズムへの影響

変化の方策
- 個々の医師，臨床スタッフ，患者個人の能力
- 組織の文化と医師のリーダーシップ
- 患者権利の擁護，システム改良

## 図 1-2 プロフェッショナリズムのシステム図

## 医師がシステムに影響を及ぼすことは可能か？
## ( IS IT POSSIBLE FOR PHYSICIANS TO INFLUENCE THE SYSTEM? )

あなたは，個々の医師や看護師がどうすればシステムを変えることができるのだろうか，と疑問に思うかもしれない．一体，忙しい医師にこのようなことを期待できるのであろうか？　このようなプロフェッショナリズムの見方は，（医療者に）期待し過ぎではなかろうか？　これはもっともな疑問である．しかし，次の３つは極めて重要なポイントである．

1. 個々の医師は，環境は変えられることを認識し，変化のニーズに対する気づきを高める必要がある．動きがなく，固定化された文化というものはない．
2. 小さな行動でもインパクトを与えられる．
3. これらの行動は，たった一人によってではなく，たいていはグループによって始められ，実行される．

医学校での例を以下に示す（第12章「組織のプロフェッショナリズム」も参照のこと）

ある医学部３年生が，低所得者を抱える地域に位置する女性外来をローテート中であった．彼女は，マンモグラフィーによるスクリーニング検査の予定が入っていないことを，複数の患者から聞いた．そして，地域の病院におけるマンモグラフィー検査の費用は，これら保険未加入患者には極めて高額であることを鋭くも理解した．同級生のグループで話し合い，地域保健の授業の一環として，ちょっとした調査を実施することを決めた．学生たちは，その地域にあるいろいろなマンモグラフィーセンターに，マンモグラフィーのスクリーニング検査を探している保険未加入患者を装って電話をかけた．彼女らの調査によると，彼女らの医科大学の附属病院を含め，外来の半径５マイル以内では，受診費用を払えたとしてもマンモグラフィーの予約をうまく取ることはほとんど不可能であることが明らかとなった．その結果を携え，学生たちは病院管理部門にアプローチし，これらの患者に適切な医療を推進するプログラムを作成することについて支援を求めた．病院管理部門スタッフは，そのデータを知ったことによって，これらの患者にサービスを提供するための説得力のある論拠とビジネスケースを示すことができた．（演習1-2）

| 演習 1-2 |
|---|
| 1. 患者への最適なケアに障壁が生じていた，あなたの診療環境（またはかつて働いていた環境）の一場面を考えてください． |
| 2. 医療チームまたは医療システムの異なるメンバー間で，対立する目標がありますか？ |
| 3. 問題の規模を見積もるために，どのようなデータを集められますか（調査データ，既に利用可能となっている行政データなどを考慮）？ |
| 4. その障壁に対処しケアを改善するのに，あなたやあなたの同僚にはどういったアプローチが可能ですか？どのようにその効果を測定できますか？ |

患者の抱えている問題点を認識し，問題の程度を評価するためにデータを収集し，病院管理者側に事例を提示したという今回の医学生たちによる実話は，資源を公平かつ倫理的に活用するというプロフェッショナリズムの価値に，医師がどのように影響を与え，改善できるかを示した例であると私たちは考える．もし一人の医学生がこの計画を実施しようとしてもうまくはいかなかったであろう．一人ではなくチームであったから，実現可能性が増し，より成功しやすくなったのである．

## 結論（CONCLUSION）

プロフェッショナリズムへのこのような行動的アプローチやシステムアプローチは，とりわけ私たちの日々の業務に非常に役立つことがわかった．事前に定められた倫理規定は重要な理論的枠組みを与えてくれるが，これらを診療の最前線での行動や行為に適用するには，しばしば困難がある．プロフェッショナリズムを行動的アプローチやシステムアプローチの枠組みでとらえることで，プロフェッショナリズムを同定することが非常に行いやすく，また，やむを得ず起きたプロフェッショナリズムからの逸脱も認識しやすくなる．さらに，プロフェッショナリズムの基準を高いレベルで維持することは，実際には私たちがその一部を担うチームの責務であり，私たちが一人だけで全てに責任を負うものではない，と個々の医師が感じられることにも，システムアプローチは役立つ．このことにより，問題が生じた際，より前向きで，より先入観の少ない形でその問題を検討する自由が得られる．

### 学習のキーポイント

1. プロフェッショナリズムは，観察可能な一連の行動を通して，日常の業務の中で示される．
2. これらの行動は，患者と関わる個々の医師, 医療チーム, 診療状況の管理者, プロフェッショナル組織と外部環境の利害関係者など，システム内の多数の関係者が示すことができる．
3. プロフェッショナリズムを示す医師の能力は，医師が働いている状況やケアを形作る外部環境によって影響される．
4. 医師は，患者への最も良質なケアの提供を妨げている環境（マイクロシステムあるいは広い環境）の障壁を同定でき，また同定すべきであり，システムを改善するために同僚と取り組むべきである．
5. 医師とチームは，実践におけるプロフェッショナリズムを育成していく環境を創るように努力する責任を負う．

# 文献 (REFERENCES)

1) ABIM Foundation. American Board of Internal Medicine; ACP-ASIM Foundation. American College of Physicians-American Society of Internal Medicine; European Federation of Intemal Medicine. Medical professionalism in the new millennium; a physician charter. Ann Intern Med. 2002 Feb 5 ; 136 (3) : 243 - 246.

2) Campbell EG, Regan S, Gruen RL, Ferris TG, Rao SR, Cleary PID, Blumenthal D. Professionalism in medicine: results of a national survey of physicians. Ann Intern Med. 2007 Dec 4 ; 147 (11) : 735 - 802.

3) Gruen RL, Pearson SD, Brennan TA. Physician-citizens—public roles and professional obligations. JAMA. 2004 Jan 7 ; 291 (1) : 94 - 98.

4) Leach DC. Professionalism: the formation of physicians. Am J Bioeth. 2004 spring ; 4 (2) : 11 - 12.

5) Lesser CS, Lucey CR, Egener B, Braddock CH 3rd, Linas SL, Levinson W. A behavioral and systems view of professionalism. JAMA. 2010 Dec 22 ; 304 (24) : 2732 - 2737.

6) Lucey C, Souba W. Perspective: the problem with the problem of professionalism. Acad Med. 2010 Jun ; 85 (6) : 1018 - 1024.

# プロフェッショナリズムへの挑戦に向き合うレジリエンス

## RESILIENCE IN FACING PROFESSIONALISM CHALLENGES

# 2

## 学習目標

1. プロフェッショナリズムは性格特性であると考えることには落とし穴があることを述べる.

2. プロフェッショナリズムが多面的なコンピテンシーであると考えることのメリットを述べる.

3. 個人の安寧とプロフェッショナルとしてのレジリエンスがどのように関係しているかを説明する.

4. ストレスフルな状況でもプロフェッショナリズムを維持するために必要なスキルを列挙する.

Joan は靴を脱ぎ捨て,椅子にどかっと腰をおろした.ひどい一日だった.臨床実習の1週目が過ぎたところだったが,早くもこう考え始めていた."いい医者になんてなれない."

病歴を聴取したり,身体診察をしたり,回診中の質問攻めに答えたり,ということではなく,Joan を悩ませていたのはプロフェッショナリズムの問題であった.今週,毎日のように医師や看護師たちが互いに腹を立て合うのを目にした.皮肉たっぷりに答えたり,怒って立ち去ったり,うまくいかなかったことがあれば落ち度がなくてもチームをどなりつけたりしていた.さらに悪いことに,今日,ある男性患者が自分と話すのを拒み,しかも回診中に自分に対する不満を言ってきたのだが,Joan は自分がその患者に対して,心底,腹を立てていることに気づいてしまったのだった.Joan は回診後に患者のところに戻って文句を言おうとしたのだが,患者の孫娘がちょうど病室に来ていたおかげで,思いとどまることができた.Joan が医学部に入ったのは,思いやりがあって人の苦しみのわかる医師になるためであったし,プロフェッショナリズムなど,基本原理に従いさえすれば大丈夫という感じの簡単なことだと捉えていた.最初の2年間に聴いたプロフェッショナリズムの講義にはすべて理由があったということ,即ち,患者が望む医師像どおりの医師であるためには,努力する必要があることを自分の脳に叩き込むために行われていたことが,今,Joan にはよくわかる.しかし,こんなに大変なものだとは考えてもみなかった.単にプロフェッショナルであるように,と念を押すだけでは,不十分なようだ.最良の医師たちはどのようにしているのだろうか?.

プロフェッショナリズムというのは，私たちが医師としてこうありたいと熱望すること
の中でも最も中心にあるものである．目の前の患者に適用可能な最良の治療を決めて実
施するために，注意深く練成された技術と知識を無私無欲に用い，穏やかで思いやりの
ある態度で患者の苦悩を癒すことに奉仕する；医学部に入ると，そんな自分自身の姿を
心に描くものだ．その見返りに，私たちは感謝され，そのことに喜びを感じるのである．
　今日の環境では，プロフェッショナリズムは脅かされているように思われる．国レベ
ルでは，明らかな犯罪から，権力乱用，利益相反に至るまで，アンプロフェッショナル
な医師の行動についての報告が，今日のウェブベースのコミュニケーションツールを
使って容易に広まる．個々のセンセーショナルな話題は，なぜそんな人間が医療プロ
フェッショナルになることを許されたのか，なぜプロフェッショナル集団は自分達のメ
ンバーを監督し，全国ニュースの見出しに載るような不正な医師に対処する義務を果た
していないのか，といった疑問を抱かせる．州レベルでは，医師についての苦情を受け
付ける医事委員会は，免許の停止あるいは取り消しや違反者の氏名公表による制裁以外
の選択肢をほとんど持っていない．施設レベルでは，Joan が目撃したような破壊的な
行動を示す医師への対応に苦慮している．効果的でない職種間コミュニケーション，同
僚・患者・研修生に敬意を払わないこと，エビデンスに基づいた安全上の実施手順を遵
守できないことの繰り返しは，スタッフの高い離職率，従業員の低い士気，安全性の低
い文化と結びついている（Hickson et al, 2007）．個人レベルでは，プロフェッショナリ
ズムについて授業で教えられることと臨床現場で目の当たりにする行動との不一致を経
験して，学生は誠実さを嘲笑い，思いやりを失うようになる（Hafferty & Franks, 1994;
Testerman et al, 1996）（第8章　隠れたカリキュラムとプロフェッショナリズム　を
参照）．レジデントや臨床医は，日々の業務の中で自らの無力さを感じ，燃え尽きてい
く（Shanafelt et al, 2002; Billings et al, 2011; Zwack & Schweitzer, 2013）．

## プロフェッショナリズムは性格特性か？
## （IS PROFESSIONALISM A CHARACTER TRAIT?）

プロフェッショナリズムに対する従来のアプローチは，プロフェッショナリズムは良
医の性格特性であるという想定に基づいているが，これがこの問題を大きくしている．
この仮説が正しいものであれば，教育者や同僚としての私たちの役割は，プロフェッ
ショナル集団に仲間入りしようとする人がその特性をちゃんと持っているかどうかを
スクリーニングして確かめ，次にゆっくり時間をかけてモニターしてプロフェッショ
ナリズムの特性が元々無かったか，もはや無くなくなってしまったことを示唆する行
動が示されれば辞めさせる，ということになる．プロフェッショナリズムに対するこ
の懲戒的なアプローチが，私たちのプロフェッショナルな価値観と合致しない行動を
する研修生や同僚を目撃した医師の側の無反応につながることがよくある（Burack

et al, 1999）．当人の能力ではなく特性に関する問題に対してどのように介入して修正すればよいのか，医師にはわからないかも知れない．医師は，自分たちがもし同僚に介入したり同僚のことを報告したりした結果として懲罰が下ってしまった場合，自分達が目の当たりにした行動に対して厳しすぎたことになるかも知れないと恐れるかもしれない．医師はまた，自分自身の行動が，時にはプロフェッショナリズムと一致しないことがあるかも知れないことを恐れていて，いつか自分の地位が危うくなる介入を免れないのではないかと心配しているかもしれない．その結果，医師は，同僚のアンプロフェッショナルな行動を目撃しても，往々にして沈黙することになるのである．

## プロフェッショナリズムはコンピテンシー（能力）である（ PROFESSIONALISM IS A COMPETENCY ）

医療従事者が患者のためにプロフェッショナリズムを約束通り果たすのに有用なパラダイムとして，一連の新しい考え方が出てきている（Lucy & Souba,2010）（**表 2-1**）．医療実践はストレスが多く複雑であり，プロフェッショナリズムが挑戦を受けるような状況も予想通り日常的に発生する．医師はプロフェッショナリズムの価値観を実行するように，日々，専心しなければいけない．しかし，私たちは，プロフェッショナリズムを不変の特性と考えるより，むしろ，真のコンピテンシーと考える．つまり，プロフェッショナルの育成についてのテーマとなり得て，かつテーマとなるべき知識，態度，スキルの体系と考える．プロフェッショナリズムをコンピテンシーと捉えることは，すなわち，アンプロフェッショナルな行動が一時的に見られたとしたら，それは性格上の欠陥ではなく"パフォーマンスとしての逸脱"と考えることであり，それへの対処には懲罰的ではなく教育的なアプローチを採用することを意味する．私たちの環境における教育者とプロフェッショナルの役割は，私たちのコミュニティの全ての者がプロフェッショナリズムについての責務を構築し維持するのを助け，"高度に複雑な状況の中でプロフェッショナリズムの価値に対して常に忠実"（Leach, 2004）であるように，学生，研修生，同僚のレジリエンスを育てることにあるべきである．これは，人が自らプロフェッショナルであろうとする（自己意思）だけでなく，プロフェッショナルらしく行動できる自信を持つ（自己効力感）ようにするということでもある．プロフェッショナルな行動を示すポジティブなロールモデルがいると，個々の医師のプロフェッショナルらしく行動する能力が強化され，支えられる．学習者が尊敬する人がアンプロフェッショナルな振る舞いをしたり，望ましい行動が求められる状況がその人の持っているスキルで対処するには困難過ぎたりするような状況では，学生が望ましい形で行動する可能性は低くなる，ということを知っておくことは重要である（Regehr, 2006; Hafferty & Franks, 1994）．**図 2-1** にこれらの変数の間の関係を示す．

## 表2-1　将来の課題解決へと導くプロフェッショナリズムについての新しい考え方

| プロフェッショナリズムの側面 | 古い考え方 | 新しい考え方 |
| --- | --- | --- |
| コンピテンシーとしてのプロフェッショナリズム | プロフェッショナリズムは医学部入学時点での性格特性に基づく態度領域のコンピテンシーである | プロフェッショナリズムは複数の要素即ち知識，態度，判断，スキルからなる多面的なコンピテンシーである |
| 個人におけるプロフェッショナリズム | 逸脱する医師はアンプロフェッショナルである．プロフェッショナリズムのコンピテンシーは正式な教育を完了した時点で，あるかないかに2分され固定されている． | プロフェッショナリズムからの逸脱は良きプロフェッショナルである医師にも見られる．プロフェッショナリズムのコンピテンシーは，初心者からエキスパートに至るまでの発達曲線に従い，また生涯のキャリアにわたり継続的に形成される． |
| プロフェッショナリズムへの挑戦 | プロフェッショナリズムが挑戦を受けることは稀であり，予測不可能である． | プロフェッショナリズムが挑戦を受けることはよくあることであり，予測可能である． |
| プロフェッショナリズムからの逸脱に対する反応 | プロフェッショナリズムからの逸脱への反応は，一般に懲罰的で，否定的なレッテル，制裁，プロフェッショナル集団から除外されるかもしれないという恐れに頼ったものである． | プロフェッショナリズムからの逸脱への反応は，逸脱の根本原因の分析を基にして，積極的で目標を絞ったコーチングを用い，教育的であるべきである．制裁は教育的アプローチへの反応が悪い場合まで保留しておくべきである． |
| 医療システムの役割 | 医療システムはプロフェッショナリズムからの逸脱が発生する単なる場にすぎない． | 医療システムの組織と運営が逸脱を発生しやすくする可能性を高める場合がある．医療システムが変われば，医師がプロフェッショナルとしての価値観に沿って生きることをサポートできる． |
| プロフェッショナリズムを適正管理する責務 | 教育システムは，適切な人材を選び，しっかり訓練して，医師がプロフェッショナルであり続けることを保証する第一義的な責務を負っている． | 教育分野や医療システムのリーダーも含む実地臨床家集団は，医師がキャリアを通してずっとプロフェッショナルであり続けることができるように，彼らを支援し，強化し，導く責務を負わなければならない． |

出典：Lucey C. Souba W. Perspective: the problem with the problem of professionalism. Acad Med. 2010 Jun:85（6）: 1018-1024

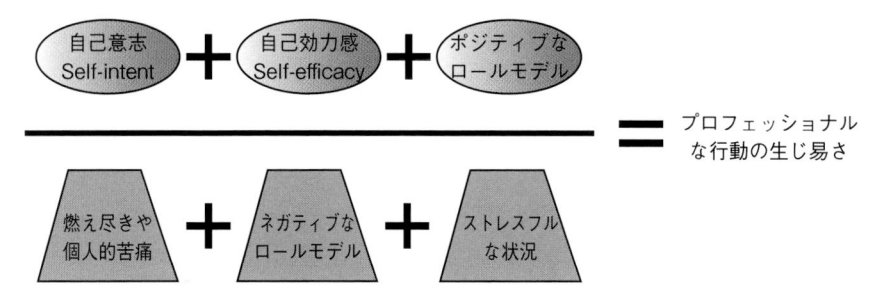

プロフェッショナリズムからの逸脱の原因

## 図 2-1 プロフェッショナルな行動の生じ易さには多くの変数が影響する

### プロフェッショナリズムからの逸脱の原因
### （CAUSES OF PROFESSIONALISM LAPSES）

プログラム準責任者である Hernandez 医師はため息をついた．たった今，Hernandez 医師は ICU の看護師からの苦情に対応したところだった．それは，「誤りが起こってしまって，24 歳の細菌性髄膜炎の重症患者に抗菌薬を一回分投与できなかった」と，レジデントの一人である Miller 医師に看護師が知らせた時，Miller 医師が看護師に対して真夜中に金切り声をあげたという内容だった．Hernandez 医師は頭を振って，どうしたらよいか思案した．「どのように人に親切にするかを 26 歳までに学べなかった連中に，私にどうやって教えろというのか？とにかくこういう人間を医学部に入れたのは誰だ？」

プロフェッショナリズムからの逸脱に対する Hernandez 医師のような見方は一般的であり，彼が虚しさを感じるのも理解できる．しかしながら，このプロフェッショナリズムからの逸脱について詳細に分析することで，複雑で，時にストレスフルな医療環境においてもプロフェッショナリズムを維持するのに必要なコンピテンシーを的確に示し，この逸脱を，問題となっているレジデントにとっての学習機会にすることに役立てられる．

生得的にアンプロフェッショナルな医師というのはほとんどいないと，私たちは考える．逆に，問題になっている人物がプロフェッショナリズムへの挑戦にうまく対処するための知識・判断・スキルを有していないならば，プロフェッショナリズムへの挑戦を受けた場合，プロフェッショナリズムからの逸脱に至ることがあると考える．

このケースでは，多数の患者を担当するオンコールのレジデントを思い描くことが

できる．レジデントは，状態の悪い患者を管理していて，ICU の看護師や他の医療職とともに必死になってこの若い患者の命を救おうとしている．レジデントは疲れているであろうし，食事をとっていないかもしれないし，他に具合の悪い患者を担当しているかもしれない．また，自分と近い年齢で病に苦しむ患者と接して転移感情が沸き起こっていることも考えられる．過誤の責任を取らされることや，自分の監視下に起こってしまったということで悪い評判が立ってしまうということを心配しているかもしれない．レジデントが看護師に対して，ものの弾みで返したそのやり方は，アンプロフェッショナルでもあり，同時に理解可能でもある．

---

**定義**

**プロフェッショナリズムへの挑戦（Professionalism challenges）：**
　個々の医師・レジデントにとってプロフェッショナリズムの価値観通りに正しくあることが難しい状況

**プロフェッショナリズムからの逸脱（Professionalism lapse）：**
　本来は能力のある医師・レジデントであるのに，確立されているプロフェッショナリズムの規範と反する形で行動してしまうような判断，技術，態度の誤り．

---

この分析演習を行う目的は，この行動を正当化したり許容したりすることではない．もし Hernandez 医師が，レジデントの行動はストレスフルな状況に起因するものだと単純に考えて，そのレジデントへの忠告や介入を行わないならば，レジデントはこの出来事から学ぶ機会を得られなくなる．悪い行動は正されなければ繰り返されるであろう．同様に，看護師を怒鳴るべきではなく，今後もやってはいけないと単にレジデントに気づかせるだけでは，長期的に上手くいく可能性は低い．必要なのは，自分はなぜアンプロフェッショナルな反応をしたのか，将来同じような挑戦的な場面に直面した時にもっとプロフェッショナルらしく反応できるスキルを身につけるためにはどのように努力することができるのか，なぜプロフェッショナルであり続けることが医療環境にとって重要であり，自分自身にとっても重要であるべきなのか，ということについてレジデントが理解するのを支援する方法である．

　Miller 医師は，ICU の看護師を怒鳴りつけてしまってから気分が滅入ってしまった．自分の不満を彼女にぶつけてはいけないとわかっていたのに，どうしようもなかったと感じていた．Hernandez 医師は Miller 医師に電話し，看護師とのやりとりについて話がしたいと伝えた．この状況をうまく扱えなかったことで，この先ずっと自分の評判に傷がつくことを Miller 医師は心配した．

Miller 医師の感情もまた典型的である. 不適切な行いをして気分の良い人はいない. しかし, たいていの人が, 内容はそれぞれ違うにせよ, こういうことをやってしまったことはある. 概して, こういうエピソードがあったら, 私たちは問題にされることなく忘れ去ってほしいと思うものである. 私たちは, Miller 医師がそうであるように, こういう行動について同僚や指導者と議論することを恐れる. しかしながら, 時にこういう対話が難しいことはあるにしても, 研修環境がフィードバックや学習を涵養する文化を作ることはできる. もし, Hernandez 医師がフィードバックと支援を Miller 医師に提供すれば, 今回の状況においても, 将来似たタイプの状況を扱えるようになるためにも, 決定的に重要な学びの経験となりうる.

## 欲求充足の欠如とプロフェッショナリズムへの挑戦 ( DEFICIT NEEDS AND PROFESSIONALISM CHALLENGES )

プロフェッショナルな行動をすることが時に人間の本能と相反することもある. アブラハム・マズローの欲求段階説によると, 人間は, 食事や住まいを求める生理的欲求, 安心と安定を求める安全の欲求, 友人や家族を求める所属の欲求, 達成や承認を求める自己尊厳の欲求, これらが順番に満たされるように行動することが予想され, そして最後に自己実現的な方法で行動できるようになる (Bryan, 2005) (**図 2-2**).

本能的な人間の行動はこのように段階的なものと理解していても, 私たちは, 医学生, レジデント, 臨床医, その他の医療職には, たとえ満たされていない欲求があったとしても, 自己実現的な方法で行動してくれることを期待する. Miller 医師には, 疲れて空腹で (生理的欲求が満たされていない), 孤独で (所属の欲求が満たされていない), 不安で (自己尊厳の欲求が満たされていない) あったとしても, 穏やかに, 敬意を持って, 問題解決モードで応えることが期待されている. 認知心理学の研究でも, 本質的な欲求を満たすことが脅かされると, 人間は闘争・逃走反応を示すとされている. 臨床現場では, 闘争反応は, 怒鳴りつけたり, 脅したり, 嫌味を言ったり, 身体的暴力を振るったりという形で現れる. 逃走反応には, 質問を無視したり, ポケベルに応答しなかったり, 他の受動的攻撃行動*を示したり, といったことが挙げられる.

レジデントや臨床医がプロフェッショナリズムへの挑戦に対処するように求められた時に, 自分のベストの状態でない時があるのは避けられないことである. 対策として, こういう状況を予期して実際に事が起こる前に対処方法を決めておけば, 挑戦的な状況においても個人個人がプロフェッショナルであり続けるのに役立つであろう.

＊訳注：受動的攻撃行動；敵意を直接的には表現せず, 先延ばしする, タスクを故意に, または繰り返して失敗する, 抑うつを呈して相手を困らせるなど, 意識的, 無意識的にかかわらず後ろ向きの行動をとることで他者に反抗する行動

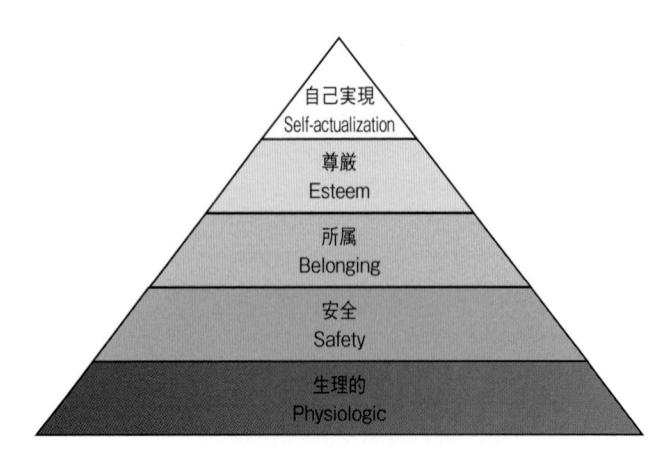

## 図 2-2 マズローの欲求段階

Maslow AH. A theory of human motivation. Psychological Review 1943;50 （4）:370-396.
この論文全体が，現在ではパブリック・ドメインにある．American Psychological Association.

## 価値観，衝突，プロフェッショナリズムへの挑戦
## （ VALUES, CONFLICTS, AND PROFESSIONALISM CHALLENGES ）

医学部 3 年生の Yakira は涙を流していた．外科のグランド・ラウンドでの症例提示のために，1 週間かけて一生懸命準備をしてきた．早く出勤してカンファレンスが始まる前に患者を診察できるようにした．Yakira の患者の一人である Nida 夫人は具合が悪そうに見えたので，Yakira は一緒に診てくれているレジデントに支援を仰ごうと電話をかけた．Yakira が患者のことをレジデントに引き継ごうとしたところ，レジデントは「自分の患者の状態が悪化している時に患者から離れてはいけません．それはアンプロフェッショナルなことよ！」と言った．Yakira はその場に残り，Nida 夫人の ICU への移送を手伝い，グランド・ラウンドは，Yakira が着いた時にはすでに彼女抜きで始まっていた．指導医は Yakira を傍らに引き寄せて，彼女がプロフェッショナルの価値観である卓越性と説明責任を示していないことを彼女に伝えた．彼女はどうしたらよかったのか？

Ginsburg ら （2000） は，プロフェッショナリズムのある一つの価値観に忠実であろうとすればプロフェッショナリズムの他の価値観を損なうような状況にレジデントや臨床医が遭遇すると，プロフェッショナリズムからの逸脱が生じることがある，と示唆している．状況の複雑さにさらに加えて，先のケースで描かれているように，プロ

## 演習 2-1

最近，あなたが患者，同僚，研修生，スタッフと接して，後になってから理想的な形ではなかったと感じた状況を思い浮かべてください．

1. 同僚やスタッフの反応はどうでしたか？
2. そのことを後で報告しましたか？報告した場合は，何を学びましたか？報告しなかった場合は，なぜしなかったのですか？
3. その時のあなたの身体的・精神的な状態はどうでしたか？もし最初から身体的・精神的な状態が良かったなら，その状況にもっとうまく対応できたかもしれませんか？
4. もしそうであれば，そのことに対処する前にあなたの身体的・精神的な状態を最適化するためには，どんな選択肢があったでしょうか？
5. あなたの身体的・感情的な状態がプロフェッショナリズムの価値観を発揮する際に悪影響を及ぼすものだと気づいたら，仕事中にあなたは何ができるでしょうか？
6. 同僚が，空腹，怒り，孤独，疲労のせいでアンプロフェッショナルな行動をしてしまう危険がありそうだったら，あなたは何をするでしょうか？

フェッショナリズムの価値観が衝突する状況において行われるべき "正しい" 決断が何かという点については，医師たちの間で意見が食い違うことが経験的な研究でも示されている（Ginsburg et al, 2004）．Yakira がこの状況でプロフェッショナルらしく行動するためには，関連するプロフェッショナリズムの教義についての知識だけでなく，2 つの競合する要求に対して優先順位をいかに決定するかの判断と，挑戦的な課題を扱うスキルも必要である．

この種の 2 つの競合する要求によるジレンマは，一人の患者をケアすることで他の患者のニーズへの対応を遅らせてしまう時にしばしば起こる．下記のケースはこの点についてのよい例であり，よくあるプロフェッショナリズムへの挑戦である．

循環器内科レジデントの Chiang 医師は，まるでローラーコースターに乗っているような気分だった．Durrett 夫人は単に高血圧のフォローアップに来ただけなのに，こんなに長くなるとは Chiang 医師も予想していなかった．何か心配していることはないかと尋ねると，Durrett 夫人はわっと泣き出して危篤の母の看病をしていてストレスを感じていることを語った．30 分間，支持的に傾聴し，少しだけ助言をすると，Durrett 夫人は落ち着き，姉に助けてもらう計画を立て，Chiang 医師の傾聴と配慮に深く感謝した．Chiang 医師は次の診察室に急いだが，2 時 15 分予約の患者が待たされたことに激怒しているのがわかった．「自分は敬意を払われていないと感じた．自分はこんなアンプロフェッショナルな医師にはもう診てもらわない．」と患者は Chiang 医師に告げた．Chiang 医師は 2 番目の患者を待たせたことは悪いと感じたが，Durrett 夫人を支援したことは良かったと感じていた．誰の眼にもプロフェッショナルに映る方法はあっただろうか？

　Yakira と Chiang 医師は，両者ともに私たちの日常業務でよく起こる状況の中にあった．レジリエンスを教育するということは，よく起こり，かつ予測が可能なプロフェッショナリズムへの挑戦を学生やレジデントが扱えるように，予期し，理解し，準備できるように支援するということである．プロフェッショナリズムへの挑戦を効果的に管理するには，臨床医やレジデントが一連の反復ステップをうまく進めていくことが必要とされる．（これらについては**図 2-3** にまとめる）．

これらのステップを進める出発点は，知識と責務であるが，次に必要なのは，洞察（状況を評価することと，価値観・患者・自己が衝突するかもしれないと認識すること），判断（行為の選択肢を同定し分析すること），スキル（その行為を実行すること）である．Yakira は，患者をケアすることとグランド・ラウンドに間に合うこととが衝突することを認識していたかもしれないが，おそらく状況を完全には把握しておらず，この衝突により彼女個人が受ける影響に気付けなかったのであろう．さらに言えば，Yakira には状況を処理する選択肢を考慮するための判断が必要であった．Yakira は，レジデントに頼んでグランド・ラウンドを管理している外科医に電話してもらい，状況を伝えてもらうこともできたであろう．レジデントに頼んで自分の書いた記録を外科医に渡してもらうこともできたであろう．あるいは，レジデントにジレンマに陥っている状況を説明したうえで，グランド・ラウンドの最初の 10 分間だけレジデントに患者を診てもらって自分が症例提示をできるように頼むこともできただろう．この種の省察と分析をすることで，Yakira 医師と同僚にとってより良い結果がもたらされたと考えられる．

---

### 演習 2-2

Chiang 医師が経験している状況を考えて見ましょう．Chiang 医師は自分が遅れていて次の患者を待たせていることをわかっていますが，苦しみを語る Durrett 夫人の話を遮ることには気が進みません．

1.　もし，あなたが Chiang 医師の指導医だったとしたら，この状況をどのように用いて，プロフェッショナリズム関連の競合する要求について Chiang 医師に教えますか？

2.　Chiang 医師がこの状況を省察し，この状況を処理する別の方法を考えやすくなるように，あなたはどんな問いを Chiang 医師に投げかけますか？

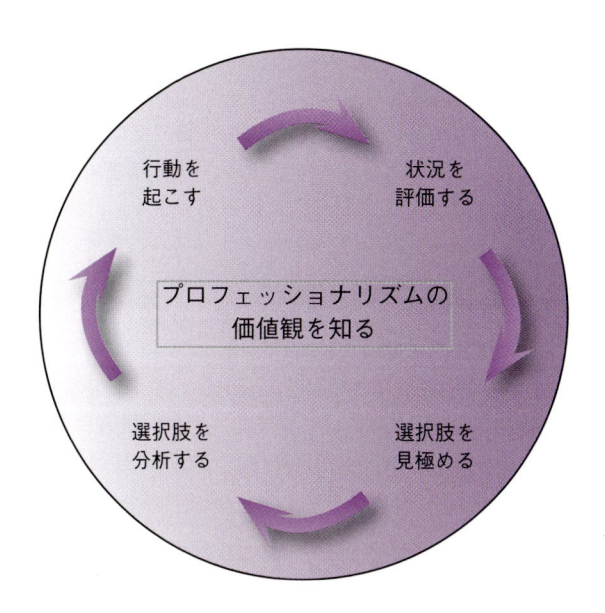

**図 2-3　プロフェッショナリズムへの挑戦に対処するには知識，判断，スキルが必要である．**

## 複雑なコンピテンシーとしてのプロフェッショナリズム（ PROFESSIONALISM AS A COMPLEX COMPETENCY ）

　他の複雑なコンピテンシーと同様に，困難な状況でプロフェッショナルであるための能力は，初心者から達人へと向かう発達曲線に従う．航空エンジニアの Dreyfus は，初心者（Novice）と達人（Expert）の違いを見出した（Dreyfus & Dreyfus, 1980）．初心者は，授業は受けているが実践経験がほとんどなく，ルールを守ることは得意であり，そのことについて責任も感じるものの，ルールが衝突する状況を処理する力には限界がある．経験とフィードバックを通じて，初心者はコンピテンシーを向上させ，動的な職場環境でいかにルールを適用するかを学ぶ．上級者である（competent）プロフェッショナルは，さまざまの状況について積極的に考える責任と，いつどのようにルールを適用するのかについて意思決定する責任を引き受ける．達人（Expert）プロフェッショナルは，洗練された判断を必要とする幅広い状況を直感的に認識し，ルールの背景にある原則に依拠する．達人は自分自身の行動だけでなく，他人の行動に対しても責任を感じる．

　このコンピテンシー発達理論をプロフェッショナリズムに当てはめると，理論上のプロフェッショナリズムへの理解と責務を抽象的な言葉で言い表せる新米の医学生（初心者レベルのコンピテンシー）は，複雑な臨床現場でプロフェッショナリズムの価値観を実行すること[プロフェッショナリズムの上級者レベルまたは熟練者（Proficient）レベル]ができないであろうことが説明できる．一つの状況に複数の人間が絡む場合や，患者間あるいはプロフェッショナリズムの価値観同士で衝突が生じていたり，生じていると感じられたりする場合や，問題になっているプロフェッショナルが自分のベストの状態ではないのに挑戦にうまく対処しなければいけない場合には，プロフェッショナリズムへの挑戦の複雑性は増していく．確かに，プロフェッショナリズムからの逸脱は，学生や研修生のコンピテンシーが，独特な複雑さや微妙さがある状況に対応するには不十分な段階にしか達していない場合に多く生じる．図2-4には，初心者に期待されることから達人に期待されることに至るまでのプロフェッショナリズムの発達曲線がまとめられている．

## プロフェッショナリズムへの挑戦に向き合うレジリエンス：個人のコンピテンシー（ RESILIENCE IN FACING PROFESSIONALISM CHALLENGES: INDIVIDUAL COMPETENCIES ）

　どんなコンピテンシー領域のパフォーマンスを最適化する場合でも同じであるが，プロフェッショナリズムの価値観に忠実であるためには，学生，レジデント，臨床医

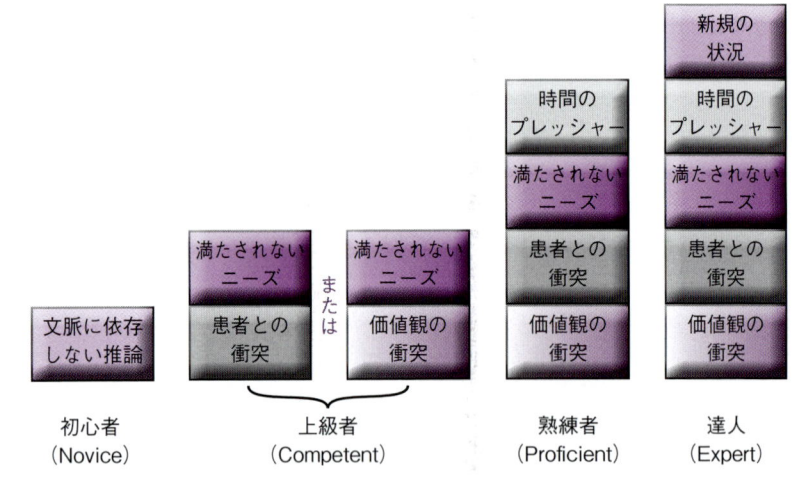

図 2-4　プロフェッショナリズムへの挑戦を処理する能力は成長曲線に従い，より多くの挑戦を伴う状況にはより高いレベルのコンピテンシーが必要である．

には個人としての健全さ，そして何人かの著者が言うところの“個人のレジリエンス”が必要である．医療のキャリアにおいて，常に内在するストレスがあってもレジリエンスを発揮できる医師の習慣や態度を，多数の著者が分析している（Epstein & Krasner,2013; Zwack & Schweitzer, 2013）．個人としての健全さに留意している医師は，感情的な度量（能力）のストックを築いており，挑戦的な状況に対処する時にそこから引き出して行使する（**図 2-5**）．例えば，個人としての健全さ（あるいは個人のレジリエンス）を強化する行為には，小さい成功も大きい成功も祝うことや，職場の外での個人としての関わり合いを確保すること，などがある．逆に，個人のストックを減じてしまう行為には，運動をあまりしないことや，際限なく労働時間を引き延ばすこと，などがある．言い換えると，私たちには，個人としての健全さや感情のストックを強化する，あるいは減じる，いずれの行為にも携わる可能性があるということである．

　しかしながら，プロフェッショナリズムへの挑戦に直面した時のレジリエンスを構築するには，さまざまな挑戦を効果的に管理できるようにするために，個人としての健全さ以外にもさらなるコンピテンシーを開発する必要がある．心の知能指数（emotional intelligence）の理論が認知心理学の領域から生まれており，医療プロフェッショナルのレジリエンスの向上に携わっているエキスパートもこの理論を取り入れている（Epstein & Krasner, 2013）．教えたりモデル化したりできる方略を**表 2-2** に示す．

| 個人のレジリエンスを強化するもの | 個人のレジリエンスを減ずるもの |
| --- | --- |
| ・ 役割への関心を維持する<br>・ 小さい成功も大きい成功も讃える<br>・ 労働時間を制限する<br>・ 個人の知的な限界を認める<br>・ 生涯学習に努める<br>・ 支持的な関係に関わる<br>・ 同僚と定期的に連絡をとる<br>・ 労働環境をコントロールする<br>・ 個人としての省察に努める | ・ 役割について非現実的な期待をする<br>・ ルーチンや単純な事例に退屈している<br>・ 労働時間に制限がない<br>・ 余暇や代替活動に使う時間を重視しない<br>・ 個人的または職業的関係を維持することよりも仕事を優先する<br>・ 生涯学習のために時間を割かない<br>・ あまり運動をしない<br>・ 仕事について省察するための時間を割かない |

**図 2-5　個人の健康とレジリエンスに関係する特性と活動**

## 表2-2　プロフェッショナリズムを強化できるスキル

| カテゴリー | コンピテンシー | プロフェッショナリズムへの挑戦があった場合にコンピテンシーを活性化する |
|---|---|---|
| 自己認識 | 最適な行動を妨げる個人の感情，トリガー，転移を認識する． | 今の私はどんな感情の中にあるのだろうか？この人は過去に私が苦心した別の人を思い起こさせているだろうか？ |
| | 個人の持っているスキルや知識の限界を理解する． | この出来事を管理するのに必要な知識やスキルを私は持っているだろうか？ |
| 自己規制 | 強い感情を管理する． | 自分の感情を制御するために私は何ができるだろうか？私はタイムアウトを取る必要があるだろうか？ |
| | 複雑な課題に対する支援を求める． | 誰が私を助けてくれるだろうか？ |
| 社会的認識 | プロフェッショナリズムへの挑戦の状況を分析する． | ここで危機にさらされている価値観は何だろうか？どこで異なる価値観が衝突しているのだろうか？ |
| | その出来事に関係するすべての人のニーズと状況を考慮することの重要性を認識する． | 私が優先すべきなのは誰のニーズだろうか？患者以外の誰かが苦労していて支援が必要だろうか？他の人は何を考え，何を感じているのだろうか？ |
| 社会的規制 | 行動のための複数の選択肢を習慣的に特定する． | この状況を管理するためには，私が最初に直感で抱いたもの以外にどんな選択肢があるだろうか？ |
| | 他者の行動を理解するために，肯定的な意図を仮定する方略を用いる． | この出来事に対して，道理をわきまえた人が私とは違う感じ方をするのはなぜだろうか？プロフェッショナリズムに反するやり方で彼らが行動するのはなぜだろうか？ |
| | 強い感情を落ち着かせるために，危機的状況におけるコミュニケーションの方略を構築する． | この環境でどのようにして感情をおさめることができるだろうか？尊敬され，耳を傾けてもらっている，と全員が感じてくれるにはどうすれば良いだろうか？ |
| | 前に進むための新しい選択肢を生み出す交渉スキルを用いる． | win-win の状況をどうやって作り出せるだろうか？ |
| | アンプロフェッショナルな行動を避けるため，あるいは止めるため，他の人をコーチする能力を備える． | どう受け止められているかを彼ら自身が分かっているなら，彼らはそのことを嬉しいと思うだろうか？この人との関係性を守りながらも，その人の改善を支援するにはどうすれば良いだろうか？ |

自己認識のためには，他の場面では善良な意図が，強いストレス環境下においては，いかに個人的なバイアスと感情のトリガーに乗っ取られることになるか，を理解することが必要である．また，研修中の医師も臨床医も，困難な状況に直面した時，自らの専門的技術や知識に限界があることを理解しておくことも必要である．つまり，苛立ち，煩わしさ，撤退，怒りの衝動など，迫りくる問題の危険信号を医師は認知しなければならないということである．瞑想，マインドフルネス，バリントグループは，医師が自己認識を形成するフォーマルな方法である（Epstein, 1999; Zwack & Schweitzer, 2013）．自己認識を構築，利用するインフォーマルな方法は，厳しい状況に直面しようとする前に精神をクリアにするために深呼吸や早歩きをしたり，込み入った外科的手技の最中に思考を止めたりするなどの単純な精神的習慣のかたちをとることもある．（Moulton & Epstein, 2011; Borrell-Carrió & Epstein, 2004）．

自己認識には**自己規制**が必須である．自己規制とは，非生産的な感情を制御する能力，あるいはその環境下で誰か他の人の助けを求める最善のタイミングを認識する能力のことである．プロフェッショナリズムが問われるストレスフルな状況において自己認識と自己規制が働くと，自分が憤りを感じた同僚に対して後で話をしようと持ちかけることができるようになる．食事を抜かすとイライラしてしまう自分を認識し，常にポケットに食べ物を入れておこうと事前に計画するインターンもその例である．自分を制御できていないと感じた時，新鮮な空気を吸えるように同僚に自分の代わりを依頼する医師もこのことを示している．メンターは，ロールモデリングを通じて，後輩が機能不全に陥った自分の感情を振り返り，調整を始める手助けをすることができる．

医学部 4 年生の Matt は，秘密を知らされた気分だった．今日の回診中に指導医の Landerjol 医師がチームを集めて，ステージⅣの肺癌と診断されたばかりの 50 歳男性 Washington 氏のことについて話してくれた．Washington 氏は，Matt が部屋に行くと，いつもひどく怒っていて，叫んだり，不平を言ったり，Matt を脅したりしていた．Matt はもう少しで不適切な対応をしてしまいそうになることがこれまでにもしばしばあったので，Washington 氏を避けて通れるすべを探していたが，そのことを認めるのは決まりが悪かった．指導医の Landerjol 医師は，化学療法のこと，または患者さんに親切にすること，について講義をするのかと Matt は思っていた．ところがそうではなく，「Washington 氏に会う時に感情を制御するのが難しいと思う人，私の他に誰かいますか？」，と Landerjol 医師は会話を切り出した．そして，暴言で苦悩を表現するこの患者に対処する際，共感とプロフェッショナリズムを保つのが難しいと感じることがいかに多いか，と Landerjol 医師は続けた．チームは非常に気が楽になった．一度話題がオープンに共有されると，Washington 氏とお互いを手助けする多くのアイデアがはっきりしてきた．もし自

分が患者に腹を立てそうになったら，Landerjol 医師のように手を伸ばして誰かに助けを求めよう，と Matt はその場ですぐに心に決めた.

　プロフェッショナリズムからの逸脱には，ほとんどいつも複数の人間が関わっている．真にレジリエンスのあるプロフェッショナルというのは，プロフェッショナリズムに対する挑戦の社会的ダイナミクスを理解，管理する責任をも引き受ける人である．プロフェッショナリズムへの挑戦の**社会的認識**とは，プロフェッショナリズムへの挑戦が今そこにあると認識し，なぜそうなっているのかを分析する能力のことである．単純に直感的な反応をするのではなく，レジリエンスのあるプロフェッショナルは，その出来事にかかわる他の医療職種の感情やニーズを管理しながら，プロフェッショナリズムを保持するための代替法を見つけようとする．レジリエンスのあるプロフェッショナルは，また，その環境の中の他の人たち（医師，看護師，学生，家族）はなぜ問題を起こすような行動を取るのか，少し時間を取って理解しようとする．**社会的規制**というのは，社会的認識の行動面の要素である．レジリエンスの高い医師は，困難な状況から身を遠ざける必要はない．彼らは，共感的傾聴，交渉，衝突の解決，感情的な同僚や患者を落ち着かせるなど，危機的状況におけるコミュニケーションのテクニックを使い，お互いの問題解決に他者をうまい具合に引き込み，他者へのストレスを最小限にして他者が困難な状況に立ち向かう時に手助けするための方略を模索する．社会的規制のスキルに優れた医師は，プロフェッショナリズムが目指す目標を強化させながら，他者との関係性を維持するような方法で効果的に同僚を指導して，プロフェッショナリズムを向上させることができる．

　昨日とは違い，初期レジデントの Weinstein 医師は自分が見たことのおかげで，1日の終わりに良い気分だった．Weinstein 医師は業務を引き継いだばかりの後期レジデントの Hunt 医師と一緒に，オンコール業務を行った．Hunt 医師が一晩中ずっと素晴らしい仕事をしているのを彼女は見ていた．しかし，一つのことが彼女の心にしっかりと刻み込まれた.
Hunt 医師は容体の悪い患者のことで非常に忙しくしており，また，鎮痛薬の調整が必要な Waldren 夫人のことで他の病棟の看護師から何度もポケベルを受けてもいた．Weinstein 医師はいくつかのポケベルに応答して，Hunt 医師は忙しいがもうすぐ行けそうであることを看護師に伝えた．しかし，患者がずっと看護師をコールし続けるので，看護師は次第にイライラが募っていったようだった．5度目に Hunt 医師のポケベルが鳴った時は，さすがに Weinstein 医師も何とかならないかと思ったが，Hunt 医師はコールに応じて，「あなたがいかに Waldren さんのことを心配しているかよく分かりますし，私に知らせ続けてくれていることをとてもありがたいと思っています．すぐ上の階に向かいますから，Waldren さんの痛みを

和らげる方法について一緒に話しましょう．今対応している患者さんのことを終わらせるために 15 分待ってもらえませんか？」と穏やかに言った．Hunt 医師は Weinstein 医師の方を向いてこう言った．「臨床現場で頻繁にコールされることがあれば，それは介入しなければ何かが起こってしまうということです．不安定狭心症のようにね！コールしてきた人が心配していることを理解し，コールしてくれたことをありがたく思い，問題解決を一緒に行うように計画するのが，私は一番良いと思っています．相手は，聞いてもらえた，敬意を払われたと思うし，問題をただ人任せにするのではなく，問題解決を手伝うことに責任を持とうと感じてくれるのです．そうでしょ．」

### 演習 2-3

1. あなたが指導している学習者（あるいは同僚）が燃え尽きているように見えたときのことを思い浮かべてください．
2. あなたが心配していることをその人に話しましたか？もしそうなら，何と言いましたか？もしそうしていないなら，今その機会があれば何と言えばよかったのでしょうか？
3. その人のレジリエンスが弱くなっていたのには，何が関係していると思いますか？
4. その人のレジリエンスを強化する方法を考える際，この時にこの人にとって一番響いたり，うまく作用したりする要素は，何だと思いますか？
5. 担当している学生や同僚がレジリエンスを最適化する方法を考え出すのを，あなたはどう手助けできるでしょうか？
6. この状況にあなたが対処するのに役立つリソースを，あなたの施設は有しているでしょうか？ないならば，どんな種類のリソースが役立つと思いますか？

### プロフェッショナリズムへの挑戦に向き合うレジリエンス：チーム基盤型のコンピテンシー（ RESILIENCE IN FACING PROFESSIONALISM CHALLENGES: TEAM-BASED COMPETENCIES ）

ユニットや患者ケアチームに反映されている自施設の文化が，メンバーのプロフェッショナルなレジリエンスを害することもあれば，高めることもある．Leape ら（2012）は，プロフェッショナリズムを損ね，患者のケアや患者の介護を危険にさらす非礼な行為のカテゴリーを記述した（**表 2-3**）．プロフェッショナルのレジリエンスを害してしまうチームは，怒り，恐怖，不寛容といったネガティブな感情が，怒鳴ること，権力の乱用，患者・学生・他の医療プロフェッショナルに対するその他の形での虐待など，明白にアンプロフェッショナルな行動となってしまうような文化を作り出している．チームとしてレジリエンスを害する行為は，もっと隠された形をとることもある．破壊的なチームは，患者の前ではプロフェッショナルな行動をするが，対象となって

いる人に聞こえないところでは，密かに人をけなす発言をする．明白であっても密か
であっても，教室で教えられるプロフェッショナリズムの価値観と相反するアンプロ
フェッショナルな臨床現場での行動は，隠れたカリキュラムとして知られている．隠
れたカリキュラムに曝露された学生は，現実世界そのものの臨床現場でプロフェッ
ショナリズムの価値観を真に実行できるかどうかについて皮肉な態度をとり，その結
果，指導教員が模範として示しているアンプロフェッショナルな行動を示すようにな
る．指導医がアンプロフェッショナルな行動を止めさせようと介入して失敗するとき
は，隠れたカリキュラムが特に大きな力を及ぼしている可能性がある（第8章「隠れ
たカリキュラムとプロフェッショナリズム」を参照）．

　逆に，チームの行動はレジリエンスを高めることもできる．挑戦的な状況であるこ
とを認識すること，大変な仕事量のなか奮闘している同僚を支援すること，チームメ
ンバーが十分に休んで食事も取れるようメンバーのニーズに応えること，これらはす
べて一人一人がレジリエンスを維持できるように手助けする行動である．プロフェッ
ショナリズムを支援するチームは，チームメンバーの一人がプロフェッショナリズム
からの逸脱の危機にあると感じたら，介入することに責任をもって取り組むことがで
きる．時には，誰かのポケベルをその人が外を散歩してくる間持っていてあげると申
し出ることが，プロフェッショナリズムの価値観への責務をその人が維持する助けに
なることもある．強いチームはまた，メンバーのアンプロフェッショナルな行動に対
して，単に無視するのではなく，勇気を持って対処する．プロフェッショナルにレジ
リエンスを保つメンバーは，同僚が穏やかに正してくれることを受け入れる．チーム
が普段こういうことに慣れていないと，このようなプロフェッショナルな行動を実行
に移すのは難しく，個人の勇気が必要となる場合がある．

Sharma 医師はぐっとつばを飲み込んだ．隠れたカリキュラムの講演から戻ってき
たところだ．その講演で，Sharma 医師は，新米の指導医である自分が，いかに頻
繁に回診中の不快かつあからさまな失礼なコメントを等閑視していたか，を考えさ
せられることになった．その講演が終わったとき，チームのプロフェッショナリズ
ムの価値観に反するようなことを今度耳にしたら，エキスパートが推奨している介
入方法を試してみよう，と Sharma 医師は心に決めた．そしてその通りのことが起
こっていた．チーフレジデントが回診中に患者の肥満についてジョークを飛ばして
いたのだ．Sharma 医師は，「患者さんの体が大きいので，ケアをするのが難しい
ことはわかります．でも，その患者さんが苦しんでいて，医師が傍にいるのを必要
としていることは忘れないようにしましょう．自分たちだったらこう治療してほし
いと思うのと同じように，この患者さんを治療しましょう．さあ，この患者さんの
高血糖に対して何ができるかはっきりさせましょう」と言った．チーフレジデント
は見上げて，ショックを受けた様子で，「おっしゃる通りです．私はあんなことを

## 表2-3 アンプロフェッショナルな行動のカテゴリー

| アンプロフェッショナルな行動 | 例 |
|---|---|
| 破壊的な[注]行動 | 怒鳴ること，汚く卑劣な言葉，暴力行為，脅迫 |
| 他者を辱めたり品位を落としたりする扱い | 他の専門科や他職種やその他の人に対する罵り，嘲笑的コメント，威嚇，見くびり，不当な扱い，あけすけに言うこと，ステレオタイプな考えを永続させること；無意味，無知として他の人々の関心事を退けること |
| 受動的攻撃行動 | 問題解決への参加を拒み，同定された問題について批判し，他者が悪く見えるように仕向け，実践を変える前に非現実的な完璧な証拠を要求すること |
| 受動的な無礼さ | 慢性的な遅刻，ポケベルへの不応答，文書の締め切りに間に合わないこと，任命された委員会業務を全うできないこと，標準以下の出来なのに時間通りに課題を提出すること |
| 患者への軽蔑的な扱い | 患者の要望を無視すること，患者をしゃべり負かすこと，患者の話を信じないこと，患者の心配事を軽視すること |

[注]：破壊的な；医療チームや施設のスムーズな機能を障害する行動特性
出典：Leape LL, Shore MF, Dienstag JL, Mayer RJ, Edgman-Levitan S, Meyer GS, Healy GB. Perspective: a culture of respect, part 1: the nature and causes of disrespectful behavior by physicians. Acad Med. 2012 Jul; 87（7）:845-852.

言うべきではありませんでした．気づかせてくれてありがとうございます」と言った．

　私たち自身のチーム状況に即して職場の文化を省察することは，生産的なことである．私たちの環境は，この章で議論された種々のプロフェッショナリズムへの挑戦についての議論をサポートしたり促進したりする環境であろうか？生産的なチームは，個人間の良いコミュニケーションを作り上げ，これらの問題点を探りやすくしている．エラーについてのオープンな議論が実行可能で歓迎される"公正な文化（just culture）"を育むことを奨励している患者安全に関する文献で述べられているのと同様，プロフェッショナリズムを涵養する文化を向上させるのはチームの努力である．

## 結論（CONCLUSION）

プロフェッショナリズムは，黄金律や，礼儀正しさや，良き市民としての行為以上のものである．つまり，苦しみや強い感情や論争があるのが例外ではなく当たり前にあるような信じ難いほど複雑な環境に対して，最良の自己を構築して用立てる，という

ことである．レジリエンスの向上には，知識，態度，スキルが関係しており，それら
は医師としての人生の中で教えられ，実践され，模倣され，新しくされていくもので
ある．個人は，同じようにロフェッショナリズムに責任をもって取り組んでいるチー
ムメンバーに囲まれ，プロフェッショナリズムの価値観を遵守する支えとなるシステ
ムを構築することで，個人としてのレジリエンスを強化することができる

## 追加演習

1. あなたが見たプロフェッショナリズムからの逸脱のトップ3は何でしょうか？もしあ
   なたが，学生やレジデントがこれらの挑戦を処理する準備を支援するカリキュラムを
   開発するように依頼されたら，何を勧めるでしょうか？

2. 患者や家族や同僚にカッとなった人を見た時のことを思い浮かべてください．その人
   がその挑戦的な状況に向かう"前"に，その人はどんな感情的，身体的な挑戦を処理
   しようとしていたと考えられるでしょうか？ 振り返ってみると，患者にカッとなるの
   を防ぐために，その人は何ができたかもしれないでしょうか？他の人はどのようにし
   たら支援できたでしょうか？その人がカッとなった後に，その人はどんなふうに感じ
   ていたと思いますか？

3. 患者に対する義務を果たすことと，愛する人に対する義務を果たすことの板挟みにあ
   ると感じた時のことを思い出してみましょう．あなたはどのようにその挑戦に対処し
   たでしょうか？みんなからのあなたへの期待に応えられるように，他にどんな方法を
   考えましたか？

4. 今までにプロフェッショナリズムからの逸脱のことで誰かに助言をしなければならな
   かったことはありますか？その人が直面した挑戦について，あなたはどんなことを
   知っていましたか？その人が同様の過ちを繰り返さないように，どんなアドバイスを
   しましたか？

5. 他者がプロフェッショナリズムの過ちを犯さないように，あなたが明日から始められ
   る3つのことは何でしょうか？

## 学習のキーポイント

1. プロフェッショナリズムを示せるかどうかは，複雑な状況を処理するのに必要な知識，
   態度，スキルなどの複数のコンピテンシーにかかっている．

2. 省察し，選択肢の分析を行い，挑戦的な状況下でプロフェッショナルな行動ができる
   能力は，医学生から，レジデント，臨床医に至るまでキャリアを通じて向上される．

3. プロフェッショナリズムからの逸脱は日常診療でよくあることであり，それは懲罰を
   要することというよりも，むしろ学習の機会として捉えることができる．

4. これらの複雑な状況を扱う能力であるプロフェッショナルなレジリエンスは，職場環
   境と個人的環境の双方における問題に取り組むことで強化することができる．

5. チームはチームメンバーがプロフェッショナリズムへの挑戦をうまく扱う能力を支
   援・涵養する文化を作ることができる．

## 文献（REFERENCES）

1) Billings ME, Lazarus ME, Wenrich M, Curtis JR, Engelberg RA. The effect of the hidden curriculum on resident burnout and cynicism. J Grand Med Educ. 2011 Dec ; 3 (4) : 503-510.

2) Borrell-Carrió F, Epstein RM. preventing errors in clinical practice: a call for selfawareness. Ann Fam Med. 2004 Jul-Aug ; 2 (4) : 310-316.

3) Bryan CS. Medical professionalism and Maslow's needs hierarchy/ Pharas Alha Omega Alpha Honor Med Soc. 2005 spring ; 68 (2) : 4-10.

4) Burack JH, Irby DM, Carline JD, Root RK, Larson EB. Teaching compassion and respect. Attending physicians' responses to problematic behaviors. J Gen Intern Med. 1999 Jan ; 14 (1) : 49-55.

5) Dtvyfus SE, Dreyfus HL. A five-stage model of the mental activities involved in directed skill acquisition. February, 1980. Available at: http://www.stormingmedia.us/15/1554/A155480.html

6) Epstein RM. Mindful practice. JAMA. 1999 Sep 1 ; 282 (9) :833-839.

7) Epstein RM. Krasner MS. Physician resilience: what it means, why it matters, and how to promote it. Acad Med. 2013 Mar ; 88 (3) : 301-303.

8) Ginsburg S. Regehr G. Hatala R, McNaughton N, Frohna A, Hodges B Lingard L, Stern D. Context, conflict, and resolution: a new conceptual framework for evaluating professionalism. Acad Med. 2000 Oct ; 75 (10 Suppl) : S6-S11.

9) Ginsburg S, Regehr G, Lingard L. Basing the evaluation of professionalism on ofservable behaviors: a cautionary tale. Acad Med. 2004 oct ; 79 (10 Suppl) : S1-S4.

10) Haffeny FW, Franks R. The hidden curriculum, ethics teaching, and the structure of medical education. Aced Med. 2007 Nov ; 82 (11) : 1040-1048.

11) Hickson GB, Pichert JW, Webb LE, Gabbe SG. A complementary approach to promoting professionalism: identifying, measuring, and addressing unprofessional behaviors. Acad Med. 2007 Nov ; 82 (1 1) : 1040-1048.

12) Leach DC. Professionalism: the formation of physicians. Am J Bioeth. 2004 Spring ; 4 (2) : 11-12.

13) Leape LL, Shore MF, Dienstag JL, Mayer RJ, Edgman-Levitan S, Meyer GS, Healy GB. Perspective: a culture of respect, part 1 : the nature and causes of disrespectful behavior by physicians. Acad Med. 2012 Jul ; 87 (7) : 845-852.

14) Lucey C, Souba W. Perspective: the problem with the problem of professionalism. Acad Med. 2010 Jun ; 85 (6) : 1018-1024.

15) Moulton CA, Epstein RM. Self-monitring in surgical practice: slowing down when you should. In: Fry H, Kneebone R, eds. Surgical Education: Theorising an Emerging Domain. Dordrecht, The Netherlands : Springer ; 2011 : 169-182.

16) Regehr G. The persistent myth of stability. On the chronic underestimation of the role of context in behavior. J Gen Intern Med, 2006 May ; 21 (5) : 544-545.

17) Shanafelt TD, Bradley KA, Wipf JE, Back AL. Burnout and self-reported patient care in an internal medicine residency program. Ann Intern Med. 2002 Mar 5 ; 136 (5) : 358-367.

18) Testerman JK, Morton KR, Loo LK, Worthley JS, Lamberton HH. The natural history of cynicism in physicians. Acad Med. 1996 Oct ; 71 (10 Suppl) : S43-S45.

19) Zwack J, Schweitzer J. If every fifth physician is affected by burnout, what about the other four? Resilience strategies of experienced physicians. Acad Med. 2013 Mar ; 88 (3) : 382-389.

## 学習目標

1. 医療プロフェッショナリズムの歴史と進展について理解する.
2. 医学教育と臨床実践の領域においてプロフェッショナリズムを組織化しようとした鍵となる試みを俯瞰する.
3. プロフェッショナリズムの視点から, 利益相反, 労働時間制限 (duty hours), ソーシャルメディアに関する現代の論点に枠組みを与える.
4. プロフェッショナリズムの概念を隠れたカリキュラムの概念と結びつける.

　この章では, 医学における現在のプロフェッショナリズム運動の歴史と進展について検討する. この章における簡潔な議論は, そのごく一部を示したもので, 全てを網羅したものではなく, 読者にある程度の歴史的背景について伝えることを意図している. 特に, 医療プロフェッショナリズムが, その起源は 1600 年代にまで遡ることができるにもかかわらず, 近年まで医学文献や医学教育の中で十分に着目されてこなかったことを理解することが有用であると考える. 更に, この歴史を理解することにより, 読者は, 医学が現在直面している課題について省察し, 今後, プロフェッショナリズムがどのように進展していくかを考えることができるであろう.

## 起源 ( ROOTS )

ここ数百年の間, 医学界はプロフェッショナル集団 (profession) であると捉えられてきたし, 医療職自身もそうであると考えてきた. 歴史的文書にもこの視点が反映されている. 1666 年のロンドンにおけるペスト大流行の際に, apothecary＊であった William Boghurst は以下のように主張した.

> プロフェッショナル集団 (profession) となろうとし, その職責を引き受けようとする者は, 良きことも邪悪な面も, 喜びも痛みも, 利益も, 不自由さもそこにまつわる全てを引き受けなければならず, 選り好みをしてはならない. 牧師は説教をしなければならないし, 将軍は戦わなければならず, 医師は病む人の世話をしなければならないのだ.
>
> Huber & Wynia, 2004

＊訳者注：apothecary；当時の薬剤師で医療を担っていた職種

1803 年に Thomas Percival が，彼の代表的な著書となった「医療倫理（Medical Ethics）」を出版した．Percival は，医学界はプロフェッショナル集団であると位置づけ，医学の実践を公共から託されたもの "公益受託（public trust）" と特徴付けた．Percival は，医療倫理を個々の医師というよりは集団としての責任と捉え直し，"本質的に医療プロフェッショナリズムという概念を創り出した"（Wynia & Kurlander, 2007）．西暦 1000 年以降の 1000 年間の殆どの間，プロフェッショナル集団（profession）という言葉は，なじみのある表現ではなかったが，歴史的には医学界が中世ヨーロッパにおけるギルド的構造，技術労働や徒弟制といった概念と結びついてきたことが詳述されている（Sox, 2007）．

職業従事者側からの専門性の主張は，必ずしも一般大衆に支持されてきたわけではない．1700 年代，1800 年代頃までには，一般大衆が，商売やプロフェッショナルのグループが自己利益に走る傾向に対して深い不信感を持っていたことを示す兆候に満ちていた．Adam Smith や George Barnard Shaw などの卓越した著述家は，プロフェッショナル集団を "公共に反する謀略家"（Smith, 1991）とか "素人に対する謀略家"（Shaw, 1946）と一括りにし，Shaw に至っては，医学界を名指しで "己の欠点を隠そうとしている陰謀者" であると切り捨てている．時代が下がって，Paul Starr が著した「アメリカ医学の社会変容（The Social Transformation of American Medicine）」（Starr, 1984）に述べられているように，組織化された医療は，そのイメージを払拭し，プロフェッショナルの力と特権を得ようとする試みにおいて，戦略的に動き，先手を取るようになった．その過程を，Starr は，その著書の副題にあるように，"卓越したプロフェッショナル集団の興隆（the rise of a sovereign profession）" と表現した．1950 年までに，医学界のそういった動きは成功し，医療とプロフェッショナル集団という言葉が結びつけられるようになった．医師はその訓練と学位のお蔭でプロフェッショナルと見なされるようになった．医師という職業と社会的地位が 1 つのものとなったのである．

今日，私たちはより危機的な時代に生きている．医療のプロフェッショナル集団としての地位については，その正当性に対する疑問がより厳しく投げかけられている．この章では，簡潔に現代医学の今日のプロフェッショナリズム運動の歴史を，社会学の分野における概念の起源から始めて，現在の利益相反や労働時間制限，ソーシャルメディアといった論点まで追う．プロフェッショナリズム運動は，まだ始まったばかりであり，現在，プロフェッショナリズムについての議論の領域で起こっている一連の不一致こそが，この運動がその創成期にあることの証左である．同時に，プロフェッショナル集団としての医学の未来が保証されていないというのも同じく真実である．今，直面している困難に適切に対応できなければ，組織化された医学はそのプロフェッショナルの力と特権を大幅に削減されても仕方がないであろう．

## 医学のプロフェッショナル集団とプロフェッショナリズム
## ( THE PROFESSION OF MEDICINE AND PROFESSIONALISM )

　私たちが歴史的起源か，現代的表現かのどちらについて話しているとしても，プロフェッショナル集団（profession）とプロフェッショナリズム（professionalism）を区別することは必須である．プロフェッショナル集団とは，社会学的な構成概念であり，仕事を組織化するやり方である．それぞれのプロフェッショナル集団は熟練した職人によって制御されており，独自の知識体系，組織形態，キャリアパス，教育，イデオロギーがあり，それゆえ，仕事がどのように実践され，価値づけられるかについて固有の論理を持っている（Freidson, 2001）．しかし，仕事がどのように組織化され，実行されるかを理解することと，その仕事の背景に働いている精神（エトス）を検証することとは異なる．— それゆえ，プロフェッショナリズムがどのようにその職業に特化した道徳規則として機能しているかを検証することとも異なる．プロフェッショナリズムは医師によって共有されている核となる価値観（利他主義，良心など）を表わしている．

　歴史的には，プロフェッショナル集団としての課題に対する注目のほうががプロフェッショナリズムに対する注目よりも先行している．1900 年代の初期の間，社会科学者たちが，会計業務，生命保険，雇用責任者（"handing men"）を含む（潜在的な）プロフェッショナルの特徴を見出すためにいくつもの職業集団を検証しはじめた（Bloomfield, 1915）．医学はそうした社会学的な精査の対象となった数ある職業の 1 つにすぎなかった．1915 年には，それ以前に行った北米の医学校に関する痛烈な批判的研究（Flexner 報告）によって医学教育の改革を引き起こしていた Abraham Flexner が，専門職の現状に対する鋭い批判を公表した（Flexner, 1915）．その論文で，Flexner は，銀行員，エンジニア，医師，看護師，薬剤師，配管工，ソーシャルワーカーを含む幅広い職業集団の専門職としての現状を分析するため，6 つの基準を適用した．彼は医師についてはその利他的な志が商業主義的な傾向によって妨げられているため，いまだその専門職としての特性を全うできていないと結論づけた．この結論が，それまでに Flexner が出会った私立の営利目的の医学校の恥ずべき実態から影響を受けていたのは疑いない．

> すべての実践は純然たるプロフェッショナルな精神によって遂行されるべきである．プロフェッショナル集団として社会的に認められていたとしても，金銭目当てや自己中心的な基準で職務が遂行されている限り，法律や医学も倫理的にほかの商売と変わらない．
>
> Abraham Flexner 1915 (p165)

その後 10 年間，研究者は，医師が一般大衆を守るための基準を維持する必要性と，プロフェッショナル集団および個々のプロフェッショナルとしての利益を追求するために行われる活動との間に，"内在的な相反"があるという懸念を表わし続けた (Parsons, 1939)．1970 年には，Eliot Freidson が，プロフェッショナル集団としての医学界がどのように大衆に対する保護的な考えと自己利益の考えとの間で運営されているのか，を検証しはじめた．

> "プロフェッショナルオートノミーの致命的な欠点は，それにより，プロフェッショナル集団の中で，知識の客観性と信頼性，その構成員の美徳についての自己欺瞞的な見解が形作られ，維持されるところにある．それだけでなく，プロフェッショナルオートノミーは，プロフェッショナル集団が自分たちを知識と美徳の唯一の所有者であると見なしたり，他の職種の技術や道徳的な能力に対して懐疑的になったり，また，良くてせいぜい患者の守護者と見なしたり，最悪の場合には患者を蔑むようにさせたりしてしまう．まさにこのオートノミーこそが，世界の中でのその使命に関して偏狭さや間違った傲慢さを招き，自らの持つ知識や，働きについて，優れた特質を生まれつき持っているという偉ぶった神話を構築するのである．"
>
> Eliot Freidson 1970 (p369-370)

　Freidson の分析は，社会学の中で，プロフェッショナル集団の本質について，特に医学の場合に，そのプロフェッショナルとしての権力や特権を失いつつあるのか，維持できているのか，についての大規模な討論が展開されるのを促した (Hafferty, 1988)．Freidson 同様，Starr も，医学が潜在的に利己的で自己欺瞞的でありうると記述することによって批判的見解に立っているが，それは「アメリカ医学の社会変容」の示唆に富む最初の一文で完璧に描写されている．「夢見がちの理性は，権力の影響を考慮に入れられなかった」．Starr は，医療について，当初は営利的な支配に抵抗する試みに成功していたが，時代と共に営利企業の手当たり次第の侵入に直面して，それが徐々に失われていったとも見なしている．

> 経済状況とアメリカの政策に劇的な転換がない限りは，20 世紀の最後の数十年間は，多くの医師，任意寄付病院，医科大学にとって，資源とオートノミーが衰退した時代となってしまうように思われる．・・・そしてこのことは，これまで既に医療的ケアの倫理や政策そして医療組織そのものに深い影響をもたらしてきた医療サービスにおける営利企業が更に発展したことを伴っている．
>
> Paul Starr 1984 (pages 420-421)

　社会学者たち，特に Freidson や Starr は医療分野の読者の関心を集め，プロフェッショナル集団としての医療が，大衆と医師のどちらの利益を優先すべきなのかという課題に直面していることを強調した．一般大衆も同様に，プロフェッショナル集団は

信頼しうるのかということに疑義を抱き始めていたものと考えられる.

　プロフェッショナル集団に対する問題提起と対比して，プロフェッショナリズムの論点への注目は似た歴史をたどっているものの，より新しいものである．初期の文献の一つ，「教育における文化とプロフェッショナリズム（culture and professionalism in medicine）」と題された論文が，著名な教育学者であり哲学者であった John Dewey によって書かれた（1923）．しかし，プロフェッショナリズムに関する文献は，1900 年代の殆どの間，わずかであり，医学に焦点をあてたものは殆どなかった．看護，病院管理，薬剤師の分野において文献が 1 つずつあったことを除くと，医学分野において（引用が 20 以上されるような）量的に意義のあるプロフェッショナリズムに関する文献の蓄積が始まったのは 1990 年代前半になってからであった．最初の三つの文献が，The New England Journal of Medicine 誌に掲載された「イエロープロフェッショナリズム：イエローページに掲載されている医師による宣伝（Yellow professionalism. Advertising by physicians in the yellow pages）」（Reade, 1987），The Journal of the American Medical Association（JAMA）誌に掲載された「ミレニアムへのカウントダウン：医学におけるプロフェッショナリズムとビジネスのバランス：医療の操り木馬（Countdown to millennium: balancing the professionalism and business of medicine: medicine's rocking horse）」（Lundberg, 1990），同様に JAMA 誌に掲載された「利益相反：医師による医療施設の所有（Conflicts of interest: physician ownership of medical facilities）」（Clarke et al, 1992）である．

　この三つの先例が出てもなお，医学分野内のプロフェッショナリズムに関する文献は 1990 年代の間，殆どみられなかった．**図 3-1** は Web of Science のデータを編集したもので，1970 年代初頭からのプロフェッショナリズムに関する文献の出版を時系列で記述したものであるが，"プロフェッショナリズム（professionalism）" という言葉を用いた実際の文献が 1990 年末から 2000 年初頭まで殆ど現れてこなかったことを示している.

　医学分野におけるプロフェッショナリズム文献の増加に至ったこの歴史的な期間を検討することで，注目すべき点がいくつか明らかにされる．まず，文献掲載中心の見方からは，医学分野内でのプロフェッショナリズム運動の高まりは 21 世紀初頭であることがわかる．言い換えれば，この動きは長くとも 25 年程度にしかすぎないということである．実際には，問題を記述する他の表現として，コミュニケーションの困難さ（communication difficulties），医学生の懐疑的態度（student attitudes of cynicism），倫理的問題（ethical problems）などが用いられていたのであるが，これらは，プロフェッショナリズムという 1 つのくくりでまとめられてはいなかったのである.

　二つ目に，プロフェッショナリズムの見出しの下に述べられるトピックや論点の種類が，時代と共に徐々に移り変わってきていることである．上記の 3 つの文献はそれ

ぞれ，広告，商業主義と医学の関連，利益相反に焦点を当てて論じていた．他の"プロフェッショナリズムの論点"，例えば労働時間制限やソーシャルメディアについては2000年までは見られなかった．

　三点目として，プロフェッショナリズムの論点は，政治的，経済的環境を反映する（Hafferty & McKinlay, 1993）．アメリカの文献において医学における営利主義や利益相反が重要な論点となったのは，驚くに当たらない．医学の"ビジネス"的側面が発展し強い影響を持つようになったためである．だからこそ，デュアルエージェンシー，つまり，公共の利益のために働くこととプロフェッショナル集団の利益のために働くこととの対立，という考え方は，英国，カナダ，ドイツの医療環境のように，医学の"ビジネス"面が比較的明確でない環境では同じような反響は呼ばなかった．

## ▌プロフェッショナリズムにむけた動き：" 一挙に高まった議論 "
（ THE MOVEMENTS: OPENING SALVOS ）

医学における今日のプロフェッショナリズム運動は，1990年代末までには十分に活発となっていた．論説では商業主義がプロフェッショナリズムの価値観に脅威を与えていることが述べられはじめた．医学産業複合体（Relman, 1980）や利益追求型医学

検索語（*TS =professionalism and TS = medicine*）：2012年12月20日検索

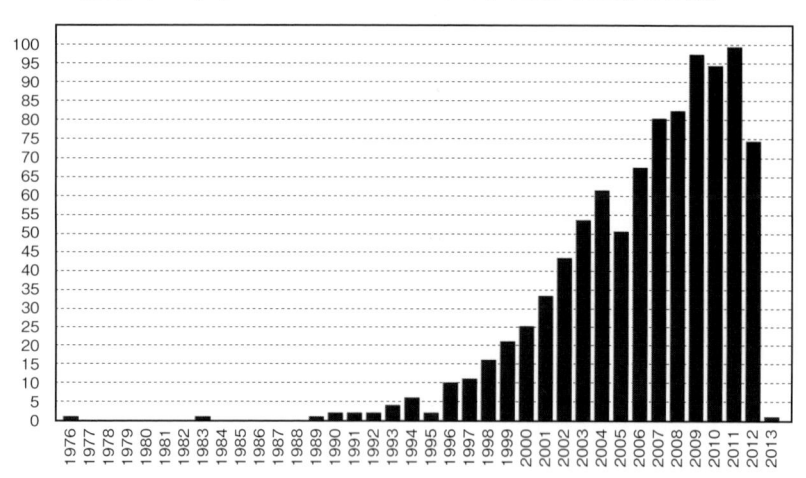

## 図 3-1　医学とプロフェッショナリズムに関する文献の年次推移：
トムソンロイター社の Web of Science より

の隆盛についての文献が，次々と生まれた．ビッグビジネスはプロフェッショナルとしての理想に対する真っ向からの対立物である，と指摘された．それに続いて，疾風のような主張が相次いだ．まず，医学のコミュニティの間でプロフェッショナリズムの定義について合意に至っていないという広い共通した現状認識に基づいてプロフェッショナリズムを定義すべきとの主張である（Swick, 2000）．次に，最も若い世代の医療提供者の養成が，（現状からの）最良の救出策につながるであろうとの結論が導きだされたことに基づいて，研修中の者にプロフェッショナリズムの原理を教えるべきとの主張に繋がった（Swick et al, 1999）．そして最後に，研修中の者を新しい理想に向かわせるような試みは，その教育パッケージの中に評価が含まれていなければ無意味になってしまうとの広く流布していた信念に基づいて，プロフェッショナリズムを測定し，評価すべきとの主張が続いた（Lynch, Surdyk, & Eiser, 2004）．これらの主張を受けて，医学のプロフェッショナリズム綱領，憲章，カリキュラム，コンピテンシーを作ることによって，プロフェッショナリズムを組織化しようとする多様な試みが行われた．（Hafferty & Levinson, 2008）

　プロフェッショナリズム運動の発展は一方向的ではなかった．確かに定義に対する要求は，カリキュラムや評価に対する要求に先立っていたが，評価の試みが暗黙的なプロフェッショナリズムの定義をつくり出し，規約，憲章，コンピテンシーの確立が逆に新たな定義の構築に影響したことも事実である．こうした理由から，プロフェッショナリズム（の動き）を１つ１つが独自の力の向きを持っている脈動や波紋の集まりと捉え，それらが相互に影響をもたらしながら刻一刻と形を変える輪郭を作りだし，何度も同じものが作られたり，またある時は新しいものが創り出されたりしている，と見なすほうが正確である．**表3-1** に初期およびより近年のそういった脈動の例を挙げている．

　医科大学やその他の組織が，それぞれ独自の定義，評価ツール，組織化の試みを運用し，展開し始めるにつれて，様々な論争の"火種"に着火することとなった．

| **表3-1 プロフェッショナリズムの脈動** |
|---|
| ・プロフェッショナリズムを定義することへの要求 |
| ・プロフェッショナリズムを測定・評価することへの要求 |
| ・プロフェッショナリズムを教育すること（特に卒前医学教育）への要求 |
| ・組織化の努力（プロフェッショナリズムの綱領，コンピテンシー，憲章，カリキュラムの構築） |
| ・個人とその動機付けから，職場環境・構造・プロセスへのシフト |
| ・プロフェッショナリズムは社会の様々な参加者と社会構造，環境因子が相互に複雑に適応したシステムであるという考えの新興 |

出典：Hafferty FW. Levinson D. Moving beyond nostalgia and motives: towards a complexity science view of medical professionalism. Perspect Bioi Med. 2008 Autumn; 51 (4) :599-615.

例えば，同僚の（過大な）仕事量について仲間としてどう対応するかということと患者ケアの責任との（定義同士の）衝突や，プロフェッショナリズムと組織の権限との衝突（例えば，医師の実践を標準化する必要性と意思決定における医師の自律性の必要性），プロフェッショナリズムとより大きな環境因子との衝突（例えば，医療をどのように実践するかとそれがどのように支払われるか）を引き起こした．

基本的に，火種は，こうした定義，評価ツール，組織化の試みに代表される"新たなプロフェッショナリズムの理想像"が，それまで固持されてきた組織的で規範的な臨床・教育実践と衝突する中で生じた緊張を反映している．そのため，学生は，教室で一連のプロフェッショナリズムに則した教訓を聞き始めた一方で，病棟や臨床現場でそれとは別のロールモデルを目にすることとなった．同様に，学生は公式にはこの新しいプロフェッショナリズムのカリキュラムの中で医学校の利益相反についての方針を紹介されたが，同時に，指導教員が，学生の目からは明らかに"相反した"と捉えられる行為に携わっているのを目にしたのである．プロフェッショナリズム評価の試みでさえ，学生にとっては核となるプロフェッショナリズムの原理の実行というよりは，政治的権力争いの表現のように見えた．指導教官は，しばしば，彼ら自身のプロフェッショナリズムを評価されることに抵抗した．その一方で，学生の評価は医科大学の教育使命として必須であると主張していたのに，である．Facebook のようなソーシャルメディアに学生が何を投稿して良くて，何がいけないかといった新たな規則も学生の怒りを買った．学生は新たなプロフェッショナリズム教育，プロフェッショナリズムの規則，プロフェッショナリズムを示すために"見せ物のように振る舞うこと"を押しつけられること，に不満をもらしはじめた．プロフェッショナリズムに対する懐疑的態度が生まれ，学生は指導教官が単純で当たり前だと捉えている論点に対しても抵抗するようになった．

まとめると，医学の近年のプロフェッショナリズム運動の予期しなかった結果の1つが，理想像が公式化される前には存在しなかった裂け目を"理想像"と"現実"の間に構築したことであった．更に，こうした裂け目に対して「プロフェッショナリズム問題」とのレッテルが張られた．例えば，米国卒後医学教育認定評議会（ACGME）によるレジデントが働くことができる時間を規定した規則の策定は，医学文献の中では「レジデントを適切に教育するための時間が十分でない」という論点だけでなく，新任レジデントの労働倫理に明確に言及したうえで"（新たな別の）プロフェッショナリズム"の問題としても位置づけられたり，患者ケアの引き継ぎが質と安全性の視点から扱われたりするようになった（Coverdill et al, 2010）．同様に，医師やレジデントがFacebook などのソーシャルメディアに投稿する内容の種類についての懸念も"重要なプロフェッショナリズムの論点"とみなされるようになった（MacDonald,

Sohn, & Ellis, 2010). 医師憲章に明確化されている, 患者への正直さ, (自他を含めた) 医師としての心身の機能障害 (への対応), 自分が利益相反関係にある医療機関への患者紹介などプロフェッショナルな, また, 倫理的な基準に対する態度と実際の行動についての調査結果からは, 態度と行動が非常にしばしば合致していないことがわかった. 例えば, 93% の医師がすべての医療過誤は報告されるべきと答えたのに対し, 46% の医師は, 医療過誤の存在を知りつつも, それを報告しなかったことが少なくとも 1 回はある, と答えている (Campbell et al, 2007). 要するに, 近年の医学のプロフェッショナリズム運動の到来は, 理想としてのプロフェッショナリズムと現場のプロフェッショナリズムの問題を明らかにしただけでなく, 両者の間に緊張を創り出し, それぞれにレッテルを貼ることにもなった. その代わりに, 火種の中で同定されたこのようなプロフェッショナリズムの論点に対処しなければならないという医学界のリーダーの認識により, 更に大学と臨床の (医師) コミュニティにおけるプロフェッショナリズムの問題がより見えやすくなった. このことによって, よりよい定義, より妥当で信頼のおける評価ツール, より効果的なカリキュラム, そして, 教育および臨床現場における強固な組織化への努力が加速された. このように, 興味深く互いに関連した形で, 火種は新たなプロフェッショナリズムの脈動に勢いを与え, それがまた新たな火種を発火させた. このような鍵となる火種を**表 3-2** にまとめた.

| 表 3-2 プロフェッショナリズムの火種 |
|---|
| ・利益相反 |
| ・労働時間制限 |
| ・学生による抵抗 |
| ・ソーシャルメディア |
| ・チームワーク, 多職種連携教育 |
| ・医師のパフォーマンス測定 |
| ・自己管理 |

　このように相互に関連した力のうねりがますます大きくなる中で, プロフェッショナリズムの概念も変化し始めた. 個人の特徴としてのみ, つまり個々の臨床家や研修中の者の動機や熱意と結びついたものとしてのみ焦点が当たっていたプロフェッショナリズムが, 徐々に組織の問題として見直されるようになった. つまり, 多様な組織の構造がどのように研修中の者や臨床医のプロフェッショナリズムの実行を促したり, 妨げたりしうるかに注意が向けられるようになった. このようにして, "組織のプロフェッショナリズム (organizational professionalism)" などのような用語が文献で徐々に用いられるようになった (Evetts, 2010; Egener et al, 2012).

> 組織のプロフェッショナリズムとは，個人や組織としての行為がコンピテンシー基準や倫理原則を満たすように，組織が文化や関連する組織構造を形作り，維持し，ひいては，その職務の実施において信頼に足ることを社会に保証する能力である．

　全体をまとめると，定義，評価，組織化する動き，そして"火種"がこのように渦を巻き，それが燃え続けることで，現在の医学におけるプロフェッショナリズムの動きを形作っている．ここからは，こうした脈動と火種の渦中にあるプロフェッショナリズムの論点をいくつか例示する．

## "定義"にまつわる問題（ THE "PROBLEM OF DEFINITION"）

　医学における現代のプロフェッショナリズム運動に関するより興味深い側面の一つとして，プロフェッショナリズムには**"唯一の"**定義がない，つまり，プロフェッショナルであることとは何を意味するのかということについて核となり合意の得られた感覚がない，という困難に医学界が晒され続けているという懸念が，医師たちから示されているということがある．確かに医学は文字通りには単一の定義をもっていないが，医学が定義の面で混沌の中におかれているとは言えない．ということで，複数の定義こそ存在すれども，そういった定義の間には相当の共通面も存在する（Cruess & Cruess, 2008; Van De Camp et al, 2004）．

　しかし，この10年で，ひとつの広く受けいれられ，最も頻繁に用いられるようになった定義が登場した．新ミレニアムにおける医のプロフェッショナリズム：医師憲章（Medical Professionalism in the New Millennium: A Physician Charter）がそれであり，私たちがこの本の中で用いているものである（第1章「"プロフェッショナリズム"に対する実践的アプローチ」を参照）．この憲章は速やかに，多くの医師の組織にとって，特に医学教育と専門医認定機構，学会にとっての，事実上の定義となった．

## 主要な組織化の試み：二つの事例（ MAJOR INSTITUTIONALIZATION INITIATIVES: TWO EXAMPLES ）

　その短い歴史にもかかわらず，今日の医学におけるプロフェッショナリズム運動は，プロフェッショナリズムを医学教育・臨床実践のルーチンに埋め込もうとする着目すべき一連の試みによって特徴づけられる．定義が構築され，評価ツールが開発され，文献や書籍が書かれ，シンポジウムが組まれ，財団が設立され，綱領，憲章，コンピ

テンシー，カリキュラムがつくられた．ここでは，これらの脈動の1つを批判的に検証することにさえ十分な余裕はないが，ここでの叙述に脈絡をつけるために，少なくとも2つの実例に触れることが重要である．

1. 米国医科大学協会（Association of American Medical College; AAMC）による医科大学のアウトカムプロジェクト（Medial School Objectives Project（MSOP））
2. 米国卒後医学教育認定評議会（Accreditation Council of Graduate Medical Education: ACGME）による6つのコア・コンピテンシー

### 米国医科大学協会による医科大学のアウトカム・プロジェクト（MSOP）

1998年に，AAMCは医学教育に関する幾つかの調査報告の第一報を報告した．その初回報告は，AAMCが考えるところの，卒前教育において強調されるべき4つの鍵となる学習目標とは何かを明確に例示した．それぞれの目標には更にそれを明確にする数々のサブテキストが添えられていたが，AAMCの基本的なメッセージは，"医師は利他的で，知識にあふれ，技術を持ち，職務に忠実であれ"ということであり，医科大学は，学生が確実にこうした目標を指導者が満足する段階まで内面化し，熟達できるよう保証しなければならないというものであった（AAMC, 1998）．この目標の一覧を表3-3に示す．

　時とともに，この1つ目（利他主義）と4つ目（職務に忠実である）の目標が，MSOPによるプロフェッショナリズムの目標とされた．しかし，この報告が医学の今日の（プロフェッショナリズム）運動の初期に出てきたという事実を振り返ってみると，この報告の中でプロフェッショナリズムという言葉が使われたのは，利他主義の章の箇条書きの中において，学生は"医学の実践のための多様な財政的，組織的な段取りに内包されている利益相反によって，医学のプロフェッショナリズムが脅威にさらされていることを理解しなければならない"という部分のみであった．ここで再度，利益相反の論点は，火種として，この初期のプロフェッショナリズムの枠組みの中では重要な位置を占めていたことがわかる．

### 表3-3　医科大学のアウトカムプロジェクトの目標

医師は以下のようでなければならない．
- 利他的である
- 知識にあふれている
- 技術を持っている
- 職務に忠実である

情報の入手源：
Association of American Medical Colleges.　https://www.aamc.org/initialives/msop/ から入手.

## The ACGME の6つのコア・コンピテンシー
## ( THE ACGME'S SIX CORE COMPETENCIES )

1999 年に，ACGME は 6 つのコンピテンシーを発表することで，レジデント教育の新たな時代を導いた（カナダにおいても CanMEDS の枠組みが同様のコンピテンシーを記述した）．コンピテンシーを採用するにあたり，ACGME はレジデント教育の焦点を，これまでの構造やプロセス（つまり，何を，どうやって，いつ教えるか）にこだわったものから，パフォーマンス（実践内容）とアウトカム（レジデントが実際に何ができるか）を強調するものに移した．6 つのコンピテンシーの 1 つがプロフェッショナリズムである（ACGME の枠組みについては更に第 10 章の「プロフェッショナリズムを評価する」の章で扱う）．これらのコンピテンシーを特定することで，ACGME は研修プログラムに対して，こうしたコンピテンシーがどのように定義および評価されるかについてのガイダンスを提供もした．プロフェッショナリズムについては，ACGME は定義を新たに構築した（**表 3-4**）．

　これらの文書に目を通してみると，最初の例（MSOP）は卒前教育に焦点を当てており，第 2 の例（ACGME）は卒後教育に焦点を当てている．その一方で，前述の医師憲章は臨床実践に焦点を当てている．米国の医学教育の特徴と同様に，そして英国のような他の国の医学教育とは対照的に，これらの報告およびそれらが示す教育領域は，それぞれが他とは独立して運用されている．それゆえ，医科大学の一部はコンピテンシー基盤型カリキュラムの枠組み（つまり，ACGME の枠組みの導入）や，憲章から取り入れたプロフェッショナリズムの定義を採用しているものの，医科大学の認証要綱では，個々の医科大学が医学教育の他の領域の枠組みやツールを採用することを必須条件とはしていない．むしろ，医科大学，研修プログラム，臨床家（医師免許・専門医資格の取得とその維持）の認証は，大部分がお互いに関連なく運営されている．

### 表 3-4 ACGME によるプロフェッショナリズムの定義（長文）

レジデントは，プロフェッショナルとしての責任を実行に移し，倫理的原則を遵守することをはっきりと示さなければならない．レジデントには以下を示すことが期待される．即ち，
・共感的で，誠実であり，他者に対して敬意を示す
・自己利益にとって代わって患者の求めに応える
・患者のプライバシーと自律を重んじる
・患者，社会，プロフェッショナル集団に対する説明責任を果たす
・性差・年齢・文化・人種・宗教・障害の有無・性的指向，且つ，それに限らない患者の多様性に対して配慮と対応を行う

情報の入手源：
Association of American Medical Colleges.　https://www.aamc.org/initialives/msop/ から入手．

## 医学生からの抵抗 ( MEDICAL STUDENT PUSH BACK )

　医学における現代のプロフェッショナリズム運動のすべてがよいというわけではなかったという徴候のうち，特記すべきものの1つが，医学生の間に生じた医科大学の中で実施された組織化の様々な試みに対する動揺と抵抗であった（Skiles, 2005）．この緊張感と抵抗の理由は以下のように様々である．

1. 医学生の中で，教室の中で教わるプロフェッショナリズムが外来や病棟でロールモデルとしてみられるプロフェッショナリズムと同じものではないという気づきが芽生えてきた．つまり，"ダブルスタンダード"あるいは組織的な偽善が生じているとみなされた（Brainard & Brislen, 2007）
2. 教員が，当初，プロフェッショナリズムの規則を学生に推奨する一方で，自分たちがそれを拒否する傾向にあったため，学生は，ここでもヒエラルキーと特権の力がプロフェッショナリズムの倫理を支配していると感じた．
3. プロフェッショナリズムが，その懐古的な解釈を信奉する傾向にあった
4. 指導医の企業との関係，組織的な利益相反についての疑念が継続していた

　上述のように，現代の医学におけるプロフェッショナリズム運動の中で最も紛糾しやすいプロフェッショナリズムの論点の1つが，医科大学と指導教員の企業との関係とそこから生じうる利益相反である．この論点は，争い事になりがちでもあり，微妙でもある．論者によっては「禁止」を要求する者もいれば，利益相反（COI）を最善な方法で扱うことが重要であるという者もいる．医師憲章には，利益相反を"管理する"という表現が含まれている．二つ目のポイントは，多くの利益相反の改革が指導教員主導ではなく，学生主導で進められてきたことである．最初の例は，AMSA による PharmFree Campaign（http://www.pharmfree.org）や，特にその中の PharmFree Scorecard（http://www.amsascorecard.org.）である．米国の医科大学とその利益相反ポリシーについての内輪の比較的大まかな順位付けとして始まったこの取組みは，Pew foundation の処方箋プロジェクトと連携して発展し，継続的に更新可能で双方向的／検索可能な，インターネットベースの報告システムとなり，医科大学の利益相反のポリシーをいくつもの軸から追跡調査できるようになった．その取組みが進むにつれて，PharmFree Project は，医科大学に目覚ましい影響を与えてきた．それにも関わらず，医科大学の側はこの取組みの影響を否定しているが，順位付けが公表された当初，殆どの医科大学はDまたはFの評価を受けた．今日では，殆どの医科大学が，それまで導入していなかったポリシーを初めて取り入れたか，既存のポリシーを刷新することによって，Bまたはそれ以上と評価されている（Krupa, 2011）．
　ポリシーの改善にも関わらず，医学生と医科大学の間の緊張感は，プロフェッショ

ナリズムについて説教じみた講義を受けることに医学生が抵抗したり，自分たちは新たなプロフェッショナリズムの試みの対象にされているが指導者はその対象にはなっていないことを医学生が知ったりすることによってくすぶり続けている．場合によっては，その緊張感の高まりが暴発することがあった．最近のハーバード医科大学での例は，そうした"プロフェッショナリズム"にまつわる論争がどれほど対立的になりうるかを示している（Cooney, 2009a 2009b）．この例では，指導教員が企業と経済的に結びついているのではないかとの懸念について，学生がメディアに公表し，それが管理層の怒りを買った．対応策として，管理層は医学生がメディアと接触する際には，学校側の許可を得なければならないという公式のポリシーを作成した．ハーバードは一連の流れが公になった後にそのポリシーを廃止したが，医学生と管理層の間の信頼感は損なわれ，容易には修復されなかった．

## プロフェッショナリズムの隠れたカリキュラムの隆盛（第 8 章「隠れたカリキュラムとプロフェッショナリズム」も参照）
## （ THE RISE OF A HIDDEN CURRICULUM OF PROFESSIONALISM :
## ALSO SEE CHAPTER 8, THE HIDDEN CURRICULUM AND PROFESSIONALISM ）

　なお一層複雑な理由から，プロフェッショナリズムの定義を明確にし，評価ツールを創り，カリキュラムコードと憲章を構築することのほうが，医師の行動を変えることよりもずっと容易であることがわかった．そのため，ある程度皮肉にも，医学の現代のプロフェッショナリズム運動の 1 つの早期の結果が，文献上での医学教育における隠れたカリキュラムとプロフェッショナリズムの関連付けを含めた，プロフェッショナリズムの隠れたカリキュラム（という主題）の登場であった．プロフェッショナリズム運動が始まるまでは，教室において医学生が教わることは，少なくともプロフェッショナリズムについては，病棟や外来において彼らが実際に出会うことと乖離はしていなかった．今日のプロフェッショナリズム運動が高まるまでは，プロフェッショナル集団が何を意味するか，プロフェッショナルに活動をすることが何かは医科大学のカリキュラムにおいて明示的ではなく，暗黙のものであった．しかし，今や学生は，正式に教わり，組織が認めたプロフェッショナリズムの定義に取り組んだり，正式な倫理綱領や憲章の内容について評価されたりしなければならないことに気づいている．レジデントは ACGME が設定した新たなコンピテンシーに基づいて，プロフェッショナリズムを示すことが期待されており，実践を評価されてなければならない．それにも関わらず，多くの理由から，すべてのこうしたコンピテンシー，その内容，その評価は，レジデントが臨床実践の"現実世界"で目にすることと比べると，どうでもよいと見なされている．その現実世界では，何か理想とは異なるロールモデ

ルが重視されているのである．レジデントは自分たちが正式に明示されている規則と実際の"現場の規則"の間で板挟みになっていると感じている．結果としてプロフェッショナリズムについての懐疑的態度が広がり，レジデントは反抗するようになった（Finn, Garner, & Sawdon, 2010）．

> 彼がこの外科における絶対的な頂点に君臨していることはわかっている．誰もが彼の名前を知っており，それはここだけでなく，国中の誰もがということだ．そうであったとしても，彼がプロフェッショナリズムと患者のケアについて説いていることは，実際にはもう行われていない．彼自身は週末にも診療のため顔を出すかもしれないが，他の外科医たちは担当患者の状態をみるために休日に出てきたりはしないのだ．
>
> とある一年目外科レジデント

現場ではどんどんこうした乖離が様々な場所で形となって現れてきている．2005年にはワシントン大学医学部では，学生がプロフェッショナリズムについて講義されることに疲弊しきったことを踏まえて，プロフェッショナリズムという言葉を廃止し，"専門職としての価値観"という言葉に置き換えた（Goldstein et al,2006）．同様に，他の医科大学では，ソーシャルメディアについての学校の方針が学生の紛糾を生み，学生と教員の間でライフスタイルやそのバランス，業務とプライベートの違いについての論争を引き起こした（Chretien et al,2010）．それは Mudville*の野球試合の最終回のような結果になることもあった（Thayer, 1888）．

＊訳注：Mudville；Casey at the Bat という詩の最後の一節，"Oh, somewhere in this favored land the sun is shining bright; the band is playing somewhere, and somewhere hearts are light, and somewhere men are laughing, and somewhere children shout; but there is no joy in Mudville — mighty Casey has struck out"のオマージュ．最終回，打てないと思われていた 3,4 番が出塁して生まれた千載一隅のチャンスに誰もが打てると信じていた花形打者が三振してしまい，サポーターが悲しみに暮れるという内容

## 結論（CONCLUSION）

これまで触れてきた「裂け目」についての情報や論争点のいずれについても，医学の現代のプロフェッショナリズム運動がうまくいっていない，あるいは致命的欠陥があった証拠と見なすべきではない．むしろ，定義，評価ツール，カリキュラムが，まだ完全にプロフェッショナルとはいえない教育と臨床の環境に持ち込まれたことで，混乱，うろたえ，衝突が避けられなくなったのである．医学がこの難問と悪戦苦闘を

続けていることは，プロフェッショナリズムが運動として成功していることの目印であり，失敗を示すものではない．一方，すべての火種が最終的に解決しうると言いたい訳でもない．この章で概観してきたように，利益相反は最も早期からの火種の1つであったが，今なお関心領域であり，これからもそうあり続けるであろう．つまり，個々の火種が完全になくなることはないのである．

　同時に，それぞれの組織の在り方がプロフェッショナリズムを妨げも，押し進めもしうるという検証と理解が積み立てられてきたことを踏まえて，組織は，直接的に，プロフェッショナリズムの推進に好意的になり，支持的になるように迫られている．更には，個々の組織がプロフェッショナルであるか，あるいはそうではないとみなされるかについての理解が進み始めている．そのため，今度は，個人ではなく組織に対して，新たな定義，憲章，プロフェッショナリズムの評価ツールが求められるようになりつつある．こうしたすべての流れが，新たな熱意と活力をこの動きに加えるに違いない．

　最後に，この運動がダイナミックで適応しながら進んでいることだけでなく，完全に予測することが不可能であることも付け加えたい．最近までは，ソーシャルメディアの問題はプロフェッショナリズムの領域には含まれていなかったが，それはFacebook や他のソーシャルメディアが存在していなかったからである．それゆえ，2003 年の時点で，医学教育者は，医療プロフェッショナルによるそうしたサイトへの投稿がプロフェッショナリズムの重大な論点となるなどとは予想していなかった．この例と同じように，論点が新たに登場し，議論，討論，定義が今後も動きを押し進めるであろう．それこそがまさにプロフェッショナリズムの推進を，ダイナミックで相互に関連した大事業たらしめるのである．

## 学習のキーポイント

1. プロフェッショナリズムは，過去，現在，未来と，流動的に構築されていく概念として認識されるべきである

2. その概念構築においては，定義や評価ツールを開発し，それを組織に根付かせる取り組み（プロフェッショナリズムのカリキュラム，規約，憲章，コンピテンシーなどの構築）のための組織化された医学界の努力が，中心的な役割を担ってきた

3. こうした構築の中で，労働時間制限や利益相反のような個々の論点（"火種"）が，医学領域の中でプロフェッショナリズムの意味とそれをどのように運用すべきかについての濃厚な討論を巻き起こし続けている．

4. 公式のプロフェッショナリズムのカリキュラムとそれに関連した規約，憲章，コンピテンシーが隆盛したにも関わらず，実際に学習者が良きプロフェッショナルとは何か，について学ぶことは，殆ど"隠れたカリキュラム"の中に埋め込まれている．

# 文献 (REFERENCES)

1) Association of American Medical Colleges. Report 1. Learning Objectives for Medical Student Education: Guidelines for Medical Schools. Medical School Objectives Project. Washington, DC: Association of American Medical ; 1998.

2) Bloomfield M. The new profession of handling men. Annals of the American Academy of Political and Social Science. 1915 Sep ; 61 : 121-126.

3) Brainard AH. Brislen HC. Viewpoint: learning professionalism: a view from the trenches. Acad Med. 2007 Nov ; 82 (11) : 1010-1014.

4) Campbell EG, Regan S, Gruen RL, Ferris TG, Rao SR, Cleary PD, Blumenthal D. Professionalism in medicine: results of a national survey of physicians. Ann Intern Med. 2007 Dec 4 ; 147 (11) : 765-802.

5) Chretien KC, Goldman EF, Beckman L, Kind T. It's your own risk: medical students' perspectives on online professionalism. Acad Med. 2010 Oct ; 85 (10 Suppl) : S68-S71.

6) Clarke OW, Glasson J, August AM, Barrasso JA, Epps CH, McQuillan R, Plows CW, Puzak, MA, Wilkins GT, Orentlicher D, Haikola KA, Johnson KB, Conley RB. Conflicts of interest. Physician ownership of medical facilities. Council on Ethical and Judicial Affairs, American Medical Association. JAMA. 1992 May 6 ; 267 (17) : 2366-2369.

7) Cooney E. Harvard Medical students, administrators revising media policy. 2009a Sep. Available at: http://www.boston.com/news/health/blog/2009/09/harvard_medical_3.html

8) Cooney E. Harvard rethinks media policy: Medical students had bristled at rule. 2009b Sep. Available at: http://www.boston.com/news/education/k_12/articles/2009/09/03/ harvard_rethinks_media_policy/

9) Coverdill JE, Carbonell AM, Fryer J, Fuhrman GM, Harold KL, Hiatt JR, Jarman BT, Moore RA, Nakayama DK, Nelson MT, Schlatter M, Sidwell RA, Tarpley JL, Termuhlen PM, Wohltmann C, Mellinger JD. A new professionalism? Surgical residents, duty hours restrictions, and shift transitions. Acad Med. 2010 Oct ; 85 (10 Suppl) : S72-S75.

10) Cruess SR. Cruess RL. The cognitive base of professionalism. In Cruess RL , Cruess SR, Steinert Y (Eds.) , Teaching Medical Professionalism. New York, NY: Cambridge University Press; 2008, 7-31.

11) Dewey J. Culture and professionalism in education. Bulletin of the American Association of University Professors. 1923 Dec : 9 (8) ; 51-53.

12) Egener B, McDonald W. Rosof B. Gullen D. Perspective: organizational professionalism: relevant competencies and behaviors. Acad Med. 2012 May ; 87 (5) :668-674.

13) Evetts J. Organizational Professionalism: Changes, challenges and opportunities. Proceedings from DPU Conference. Copenhagen. Denmark; 2010.

14) Finn G, Garner J, Sawdon M. "You're judged all the time!" Students' views on professionalism: a multicentre study. Med Educ. 2010 Aug ; 44 (8) : 814-825.

15) Flexner A. Is social work a profession? Research on Social Work Practice. 1915 : 11 (2) ;152-165.

16) Freidson E. Profession of Medicine: A Study of the Sociology of Applied Knowledge. New York, NY: Harper & Row; 1970.

17) Freidson E. Professionalism: The Third Logic. Chicago, IL: University of Chicago Press; 2001.

18) Goldstein EA, Maestas RR, Fryer-Edwards K, Wenrich MD, Oelschlager AM, Baernstein A, Kimball HR. Professionalism in medical education: an institutional challenge. Acad Med. 2006 Oct ; 81 (10) : 871-876.

19) Hafferty FW. Theories at the crossroads: a discussion of evolving views on medicine as a profession. Milbank Q. 1988 ; 66 (Suppl 2) : 202-225.

20) Hafferty FW, Levinson D. Moving beyond nostalgia and motives: towards a complexity science view of medical professionalism. Perspect Biol Med. 2008 Autumn; 51 (4) : 599-615.

21) Hafferty FW, McKinlay JB. The Changing Medical Profession: An International Perspective. New York, NY: Oxford University Press; 1993.

22) Huber SJ, Wynia MK. When pestilence prevails...physician responsibilities in epidemics. Am J Bioeth. 2004 Winter ; 4 (1) : W5-W11.

23) Krupa C. Medical schools get high marks on conflict-of-interest policies: More than half earn an A or B for their rules governing drug industry interaction with students and faculty. January, 2011. Available at http://www.ama-assn.org/amednews/2011/01/03/prsc0104.htm

24) Lundberg GD. Countdown to millennium—balancing the professionalism and business of medicine. Medicine's Rocking Horse. JAMA. 1990 Jan 5 ; 263 (1) : 86-87.

25) Lynch DC, Surdyk PM, Eiser AR. Assessing professionalism: a review of the literature. Med Teach. 2004 Jun ; 26 (4) :366-373.

26) MacDonald J, Sohn S, Ellis P. Privacy, professionalism and Facebook: a dilemma for young doctors. Med Educ. 2010 Aug ; 44 (8) :805-813.

27) Parsons T. The professions and social structure. Social Forces. 1939 May 17 ; (4) : 457-467.

28) Percival T. Medical Ethics: Or, a Code Of Institutes and Precepts. Adapted to the Professional Conduct of Physicians and Surgeons. Oxford, UK: I. Shrimpton ; 1803.

29) Reade JM, Ratzan RM. Yellow professionalism. Advertising by physicians in the Yellow Pages, N Eng J Med. 1987 May 21 ; 316 (21) : 1315-1319.

30) Relman AS. The new medical-industrial complex. N Engl J Med. 1980 Oct 23 ; 303 (17) : 963-970.

31) Shaw GB. The Doctor's Dilemma. New York. NY: Penguin; 1946.

32) Skiles J. Teaching professionalism: a medical student's opinion. The Clinical Teacher. 2005 Dec : 2 (2) ; 66-71.

33) Smith A. The Wealth of Nations. Amherst, MA: Prometheus Books; 1991.

34) Sox HC. Medical professionalism and the parable of the craft guilds. Ann Intern Med. 2007 Dec 4 ; 147 (11) : 809-810.

35) Starr PE. The Social Transformation of American Medicine: The Rise of a Sovereign Profession and the Making of a Vast Industry. New York, NY: Basic Books; 1984.

36) Swick HM. Toward a normative definition of medical professionalism. Acad Med. 2000 Jun ; 75 (6) : 612-616.

37) Swick HM, Szenas P, Danoff D, Whitcomb ME. Teaching professionalism in undergraduate medical education. JAMA. 1999 Sep 1 ; 282 (9) : 830-832.

38) Thayer E. Casey At Bat. San Francisco Examiner; 1888.

39) Van De Camp K, Vernooij-Dassen MJ, Grol RP, Bottema BJ. How to conceptualize professionalism: a qualitative study. Med Teach. 2004 Dec ; 26 (8) : 696-702.

40) Wilson D. Harvard backs off media policy. New York Times; 2009, p. B4.

41) Wynia MK, Kurlander JE. Physician ethics and participation in quality improvement: renewing a professional obligation. In Jennings B, Baily MA, Bottrell M, Lynn J (Eds.) , Quality Improvement: Ethical and Regulatory Issues. Garrison, NY: The Hastings Center; 2007.

# 患者中心のケアを涵養するには
## FOSTERING PATIENT-CENTERED CARE

**4**

### 学習目標

1. 患者中心のケアを定義できる.
2. 医療プロフェッショナリズムの主たる構成要素として，患者中心のケアの重要性を説明できる.
3. 思いやりを示し，信頼を構築するために必要な態度とスキルについて概説できる.
4. インフォームド・ディシジョン・メイキングに関する会話に必要な態度とスキルについて述べることができる.
5. 患者中心のケア実践のための，医師個人，医療チーム，医療現場，外部環境それぞれの役割を説明できる.

John と Helen は共に 65 歳で，結婚して 30 年になる．彼らは腫瘍内科医の Owen 医師が，Helen に「乳がんである」と告げた時の強烈な記憶について，最近友人に詳しく話していた．今から 20 年前の，Helen が 45 歳の時の出来事であったにもかかわらず，二人とも，Owen 医師を訪ねて話を聞いた時の詳細を鮮明に覚えていた．Helen が最も記憶しているのは，Owen 医師が Helen に，どのように悪い知らせを伝えたかということと，この先起こりうる全ての場面において Owen 医師が Helen に寄り添うと言ってくれたことであり，そのおかげで Helen は大丈夫でいられたのである．Helen が泣いてしまったときに Owen 医師が手を握ってくれたこと，すすり泣いて話すことができなかった間の部屋の静寂さ，「あなたがこれから向き合っていかなくてはならないことを，とても気の毒に思う」と言ってくれた時の Owen 医師の温かみのある声を，Helen は覚えていた.

　John も似た記憶をもっていた．John がどのように感じていたのかを，Owen 医師がどのように確認してくれていたかを思い出していた．Helen の精密検査の次の段階と，治療の選択肢についての John の質問に対し，どのように答えてくれたかを覚えていた（Helen はこの部分の会話については全く記憶がない）．その日に帰宅してから，質問をしたくて Owen 医師に電話をしたら，夜 8 時に Owen 医師からのコールバックがあり，John の懸念に対処してくれたことも覚えていた．その後数年間にわたる治療の間，もう必要でなくなった現在においても，どれほど彼らにとって Owen 医師の存在が大きかったかについて，どれほど Owen 医師が自分たちをケアしてくれたかについて，二人は友人に話していたのだ.

　医療的ケアは，理想的には患者の身体的，心理的，社会的ニーズに応えようとする思いやりのあるプロフェッショナルによって，行われるべきである．ストレスのかかったような辛いときに，共感し，複雑でわかりにくい医療の世界で起きていることについての理解を助けてくれる Owen 医師のような医師を，患者も家族も必要としている．医療現場は，私たち医療従事者にとっては居心地の良い空間ではあるが，患者にとっては恐ろしく，圧倒され，時に怖気づかせられることもある場所である．患者になるということはどのようなことかを，私たちはどれほど注意を払っても，時に忘れてしまう．多くの患者が，Owen 医師のような医師に出会ったことがないと感じている．

　優れた医療的ケアは，高度な科学的知識と同じ程度に高度なコミュニケーションスキルを組み合わせて，患者が必要としていることを理解し，患者の感情に応え，治療の選択について患者の指導を行う．これらのコミュニケーションスキルが，"患者中心のケア"を私たちが行うことのできる能力を支える．この"患者中心のケア"という用語は，優れたケアの目標として広く受け入れられているモデルを記述するのに米国医学研究所 (Institute of Medicine) が用いた表現である (Institute of Medicine, 2001)．多くの著者が，このモデルについて，それぞれ少し異なる用語を用いて表現しているが，コミュニケーションの機能については，ほとんどの著者の見解が一致している（**図 4-1**）.

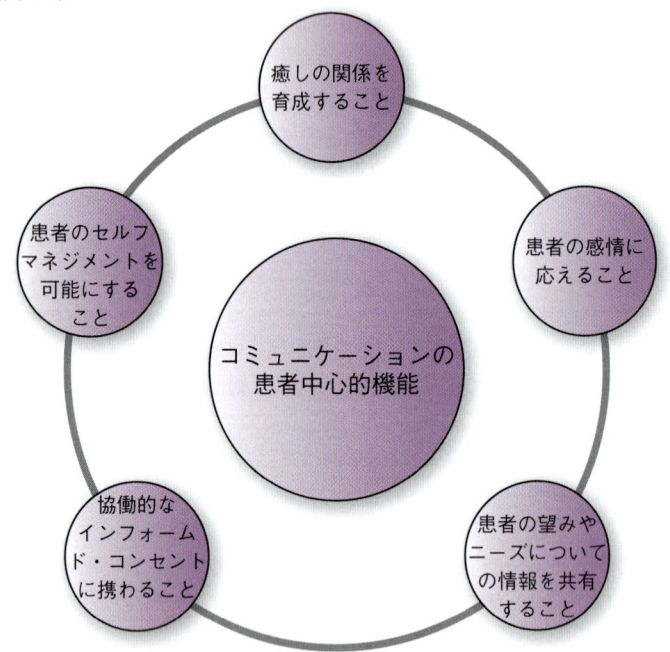

**図 4-1 コミュニケーションの患者中心的機能**

患者中心のコミュニケーションは，継続的な癒しの関係，理解の共有，感情サポート，信頼，患者のセルフマネジメントとその活性化，十分な情報を与えられたうえでの選択（informed choice），に特徴づけられる．患者中心のケアの各構成要素を実現する，特殊なコミュニケーションスキルが医師には必要である．これらのスキルを習得し，向上させることが，プロフェッショナリズムに必須の構成要素である．

プロフェッショナリズムについての私たちのシステム的観点と一致して，患者中心のケアの実践は，個々人にのみならず，ヘルスケアチーム，状況，より大きな外部要因にも左右される．これらの関係者全てが，患者中心のケアの実践の涵養要因にも阻害要因にもなる．本章では，個々の関係者のプロフェッショナリズムの示し方の例を提示する．

## なぜコミュニケーションは重要なのか？
## ( WHY DOES COMMUNICATION MATTER? )

患者中心のケアが提供できるかどうかは，医療チーム全員のコミュニケーション能力にかかっている．効果的なコミュニケーションとケアのアウトカムとの関係に関する文献は膨大にある（Epstein & Street, 2007; Stacey et al, 2011）．**図 4-2** は，患者中心のケア，コミュニケーションとヘルスアウトカムについての関係を示したものである．効果的なコミュニケーションと，その結果，患者に最良のアウトカムがもたらされるためには，すべての人（積極的に治療に参加する患者，熟練した医師，よく組織されたケアシステム）が患者中心のケアに重要な役割を果たすという重要なポイントをこの図は示している．患者中心のケアと多様な臨床的アウトカムとの関係を評価した40件の研究についての系統的な総説が2012年に発表された．レビューの対象となった研究の多くで，特に患者満足度と健康とに良い相関があることが示されていた（Rathert & Wyrich, 2012; Epstein & Street, 2007; Mead & Bower, 2002）．さらに，縦断的研究のレビューも行われ，糖尿病や心筋梗塞などの疾患の臨床的アウトカムとの良い相関があることが示された（Meterko et al, 2010; Rocco et al, 2011）．

逆に，コミュニケーションの破綻は，患者の治療に対する不満を招くことがあり，時に患者が法的手段を講じ，医療過誤訴訟へとつながっていく（Levinson et al, 1997）．医師があまりに急いでおり，患者の気懸りなことに耳を傾けず，患者の問題点や選択肢についての適切な情報を提供しないことに患者は不満を感じている．文献には，患者が医療に対していかに失望したかという話が溢れている（Levinson & Shojania, 2011）．医師・患者間のコミュニケーションの改善に興味を持っていることを話題にすると，皆そのことに関する何らかの経験談を持っており，その内容は，私たちプロフェッショナル集団にとって，通常，お世辞にも良い話ではない．

患者中心のケア

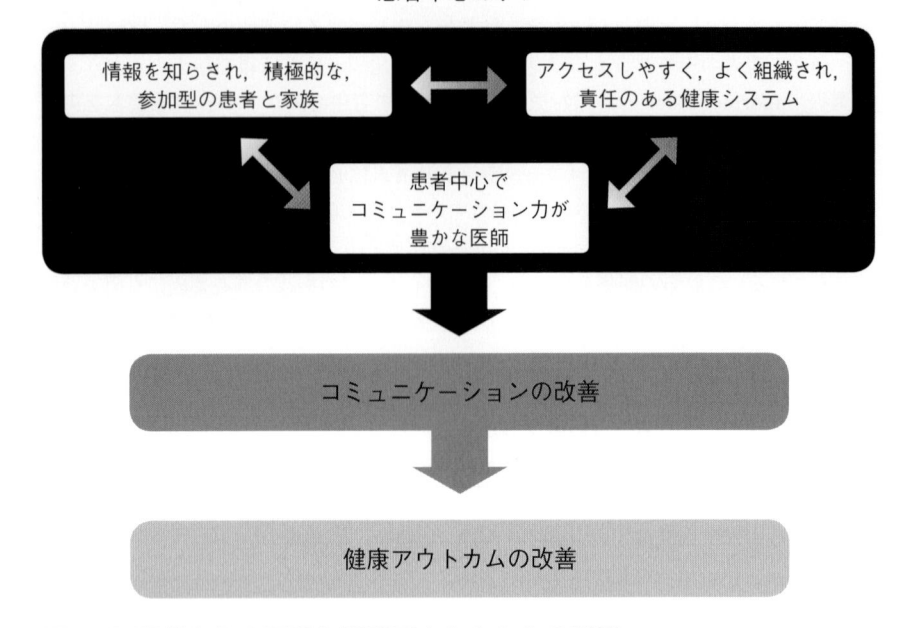

## 図 4-2 患者中心の医療と健康アウトカムとの関係

出　典：Epstein RM, Street RL. Patient-centered communication in cancer care: promoting
　　　healing and reducing suffering. Bethesda, MD: National Cancer Institute; 2007, page 2.
Web アドレス：http://outcomes.cancer.gov/areas/pcc/communication/monograph.html

## コミュニケーションスキルについての誤解
## ( MISCONCEPTIONS ABOUT COMMUNICATION SKILLS )

　名門医学部 1 年生の Adam Santos は，臨床スキル実習の事前準備として設けられ
た講義に出席した．講義の最後に，彼は評価シートにこう書いた．「なぜ，こんな
ことを学ばなくてはならないのですか？私のコミュニケーション能力が良くないと
いうのならば，私はこの医学部に入っていませんよ．私の時間の無駄です．」

いかがであろうか．あなたも，プロフェッショナリズムについての本で，コミュニケー
ションの章を読んでいるときに，同じことを感じてはいないだろうか？決して驚くこ
とではない．医学教育と私たちの医療文化は，様々な誤解に蝕まれている．

誤解その 1：コミュニケーションは簡単である．学んだり教えたりする内容はない．

誤解その2：医療の実際，つまり科学的な事実を知ることに比べて，コミュニケーショ
ンは重要でない．よく，次のような発言を耳にする：「彼のベッドサイド
でのマナーについては目をつぶろう．彼は本当に腕の立つ外科医で，ど
う切れば良いのか知っているのだから」
誤解その3：コミュニケーションは教えられるものではない．もともとできるか，できな
いかだ．

これらには何のエビデンスもないにも関わらず，医学教育と医療現場において醸成さ
れてきた信念である．

## 医師個人の態度とスキル
## ( BEHAVIORS AND SKILLS OF INDIVIDUAL PHYSICIANS )

質の高い患者中心の医療を実践するには，多くの洗練されたコミュニケーションスキ
ルが必須である．これらのスキルについて書かれた文献は豊富にある．本章では，コ
ミュニケーションの2つの構成要素：思いやりを示して信頼を築くこと，インフォー
ムド・ディシジョン・メイキングに関する会話をすること，に分けて述べる．思いや
りのあるケアの実践には，より多様なコミュニケーションスキルが必要であるが，こ
れら二つの構成要素は非常に重要で，日々の臨床で一般的に使われるものである．

### 思いやりを示して信頼を築くには
### ( DEMONSTRATING CARING AND BUILDING TRUST )

医師・患者間の信頼し合える関係は，双方の効果的なコミュニケーションに依るとこ
ろが大きい（**表4-1**）．患者は，自分たちの問題点と気懸りなことの詳細を医師と共有
しなくてはならないし，医師は注意深く耳を傾ける必要があり，話を途中で遮っては
ならない．よく引用される研究結果ではあるが，プライマリ・ケア医は，患者が話し
始めて平均18秒後に，患者の話を遮ることが分かっている（Beckman & Frankel,
1984）．患者はしばしば，心配や苦悩をそれとなく話すため，医師は注意深く話を聞
いて，「手掛かり」に反応しないといけないのである．医師は大抵これらの「手掛かり」
に気づくことがないか，敢えて無視することがあり，患者と本当の意味で理解しあう
機会を失っているのである（Levinson, Gorawara-Bhat, & Lamb, 2000）．

## 表4-1　効果的なコミュニケーションのために，医師と患者／家族がとるべき行動の例

| 医師 | 患者／家族 |
| --- | --- |
| 聴く | ニーズを表出する |
| 話を遮らない | 症状や気懸りなことなどの情報を共有する |
| 診療（受診）を組織立てる | 家族や文化，背景などの情報を共有する |
| 患者の信念や選好を知る努力をする | 期待について話し合う |
| 患者の感情を引き出し，それを認める | 気懸りなことを表出する |
| 専門用語を避け，明解な説明をする | 選択肢について話し合う |

出　典：Epstein RM, Street RL, patient-centered communication in cancer care: promoting healing and reducing suffering. Bethesda, MD: National Cancer Institute; 2007, page 100. Web アドレス：http://outcomes.cancer.gov/areas/pcc/communication/monograph.html

医学部3年の学生が病棟での経験について書いた．「ある日，チームで回診をしている時に，（治療に対して）憤慨し，混乱している患者と遭遇した．その患者は，自分の病気に対して，どのようなことがなぜ行われているかを理解していなかった．そこで指導医が，彼女のベッドに腰かけ，彼女の治療に関して行われていることすべてを説明し始めた．私たちチームが何をしてきたのか，またコンサルタントチームが推奨したことのすべてを説明した．10分から15分ほどして，その患者は，自分の状況について大分理解し，大事にされていたのだと感じていることが，私は分かった．ほんの数分で，恐怖と混乱の世界から別の世界へ変化させられることに，感銘を受けた．」

この学生は，指導医が患者の気懸りなことに気づき，患者と座って話す時間をとり，医学的な状況を説明するのに必要な時間を使うことを通して，思いやりのあるケアを実践している姿を，鋭い視点で観察した．この患者は，見違えるほど安心した．さらにこの患者に対して行ったケアについて，それほど多くの時間を要さなかったことも，この学生は観察した．医師は，大抵，このようなことにはとても長い時間を要し，患者の問題点について座って話す間がないほど，自分たちは多忙であると思っている．この指導医は，この学生にとって，プロフェッショナリズムを体現することによって，ロールモデルとしての姿を示したのである．

　この指導医がみせたスキルは，トレーニングと練習の結果身につけられたものである．共感が，鍵となるスキルであり，医師は，患者がどのように感じているかを本当に理解する必要があり，その理解していることを言語的に，または／かつ，非言語的に表現することも必要である．患者に具体的な形で示されないと，医師が関心を持っていたり，気を遣ったりしていることが，患者は理解されない：苦悩にさらされている患者，自分が大事にされている（医療者側の）かすかな兆候を見逃してしまうこと

もある．真の共感表現は，信頼関係の構築と，思いやりのコミュニケーションに強力な役割を果たす．Owen 医師と乳がんの患者との関係にもあったように，医師に共感を示されると，患者は自分がとても大事にされていると感じ，その体験が彼らの医療体験の中で，最も強力な記憶となるのである．しかし，患者が苛立ち，ましてや憤慨しているときに共感の態度を示すことは，時に困難である．このようにネガティブな感情に対応するためには，医師は冷静さを保ち，たとえ攻撃されていると感じても，思いやりをもって「能動的に聞く」ことが求められる（そうするのは時に非常に大変だが）．医師や看護師が疲れていて，ストレスが強く，自分たちも状況に対して苛立っているときに，難しいやりとりで冷静さを保つのは，さらに困難である．

> 婦人科のある新人レジデントが，夜遅くに担当患者の対応をしていた．隣のベッドで，夜勤看護師と患者とのやりとりを耳にした．その看護師は，患者に起きてトイレに行くように大声をあげていた．しまいに，万策尽きて苛立った彼女は，「もし今すぐ起きてトイレに行かないなら浣腸する」と患者を脅したのだ．

この事例に取り組んでみよう．私たちは皆，苛立って，言うべきでないことを言ってしまう．この看護師は，おそらく早く仕事（この患者をトイレに行かせるということも含めて）を終えなければいけないというプレッシャーにさらされ，焦っていたのだろう．プロフェッショナルにとっての課題とは，このようなストレスフルな状況でも，一息ついて，必要な時には助けを求め，患者（たとえ私たちを苛立たせるような患者であったとしても）に思いやりをもって対応できるスキルをもつことである．これはいつも簡単に行えることではない．患者の苦悩に対して共感を示すには，的確な言葉を使うことに加え，誠実に関心をもつことが必要である．特に私たちがストレスを感じている時こそ，私たち自身の感情の動きについて理解しておくことが必要である．例えば，この看護師が自分の苛立ちを認め，このようなやり方で問題解決のために患者に頼んだらどうだろう．「Regan さん，私は怒りっぽいし強引でごめんなさい．あなたをトイレに連れて行かなくてはならない指示があるのですが，あなたはベッドから出たくないとおっしゃる．あなたの気懸りなことを教えて下されば，一緒に問題を解決できるかもしれません．」このような，感情に対処するタイプの仕事は，プロフェッショナルとしての私たちの役割と責任の一部である．

## 演習 4-1

最近，あなたが負の感情を持っていたときの，ある患者とのやりとりを想定してください.

1. 具体的にどんなことを思っていましたか？

2. そのようにあなたが感じたとき，そのやりとりでは何が起こっていたのですか. そのとき患者はどんなことを感じていたと思いますか？

3. あなたの感情に影響する他の要素（空腹，疲労など）はありましたか？

4. あなたは患者に何と言い，あなたの反応に影響を与えたことは何でしたか？あなたに他の選択肢はありましたか？

5. その状況に対するあなたの対応は，あなたがよく経験するようなものでしたか？この状況で，あなたがそのように対応したのには，何か別の引き金がありましたか？

## 患者の意思決定を支援する―インフォームド・ディシジョン・メイキング
## ( HELPING PATIENTS MAKE DECISIONS – INFORMED DEICISION-MAKING )

55歳の非喫煙患者が，定期の胸部X線検査で小結節（0.5cm）を指摘された. その所見は胸部CT検査でも確認された. 放射線科医は，その結節が良性の見た目良性であり，最新のガイドラインに基づいて1年後の再検査を行うことを推奨した. しかし患者は，Smith医師に対して，もっと早い再検査をオーダーすべきだと要求した.

この例でSmith医師は，この患者がなぜCTスキャンを早く撮りたいのかを理解する必要がある. 家族に肺がんの人がいたのか？彼の保険の有効期限がもうじき切れそうだから，検査を保険でできるうちにしたいのか？その要求の根底にある理由は何か？そのうえで，Smith医師は，患者の気懸りなことを汲み取ったうえで，この状況での潜在的なリスクとCTスキャンの利点について患者と話をする必要がある. この患者はおそらく，頻回のCTスキャンの被ばくリスクや，検査結果が偽陽性であり，その後に侵襲を伴う検査を行うことになる潜在的リスクがあることについて知らないのであろう. この会話は，インフォームド・ディシジョン・メイキングのスキルを必要とする. インフォームド・ディシジョン・メイキングの技術は，人工股関節置換術や心臓手術などのような，大きな手術を受けるかどうかの患者の複雑な意思決定を，医師（特に手術や手技を行う専門診療科医師）が支援するのに必要なスキルである.

患者は，個々の価値観に合わせたインフォームド・ディシジョン・メイキングが行えるような情報を欲している. 医師は，その特定の患者が，人生で何を一番大切と信じているのかを理解し，治療の選択肢の十分に詳細な内容を提示し，患者が賢明な選択をできるよう支援する必要がある. 例えば，何が何でも治療の副作用は避けたいと考えている患者がいる一方で，別の患者は病気が治る可能性が高まると考えれば不快

な症状に耐えることもある．患者の希望と要求を評価するには，医師は，患者の気懸りなことや優先事項，価値観を尋ねる質問をしなくてはならないし，患者の回答が不透明であったり，さらに深い理解が必要な時には，追加の質問をするべきである．例えば，ある患者は，命が危険にさらされている状況下では，「可能な限りすべてのこと」をやってほしいと言うかもしれない．鋭い医師は，「可能な限りすべてのこと」は，何通りも異なる解釈ができるため，この患者の要求を正しく理解するには，患者の病に対する恐れや，治療の可能な選択肢について，より深く探ることが必要であることを知っている．患者が成し遂げたい希望を探ることや，非現実的な期待を正すこと，治療がより苦痛を増大させる結果になる可能性を探るために，追加の質問が必要かもしれない．患者の価値観と選好が明らかにされた後で，医師と患者は，患者にとって最善の利益をもたらす真に協同の意思決定をすることができる．十分な情報を得たうえでの意思決定は，患者の満足度と治療のアウトカムとに相関がある（Stacey et al, 2011; Barry & Edgman- Levitan, 2012）．例として，このような医師と患者の話し合いの後には，終末期患者がより少ない治療的介入と少ない治療費で，より良い生活の質を保って最期の日々を過ごせるという報告がある（Lautrette et al, 2007; Wright et al, 2008; Zhang et al, 2009）．

　インフォームド・ディシジョン・メイキングの効果的な会話に必要とされるスキルについては，表4-2に記載した．多くの文献には，インフォームド・ディシジョン・メイキングの会話には以下の要素が含まれると記載されている：意思決定に関連する臨床的な事柄について説明し，またそれらの代替手段とそれぞれに伴うリスクについて話し合い，不確かな部分があれば説明し，患者が選択や選好したことについて理解しているかを評価する．表4-2には，概略と例が示されているが，このような会話を成功させるには，数々のスキルが必要である．熟練した医師でさえ，このようなスキルを実際の行動で示すには不十分であると多くの研究が示している．例えば，Braddock は，股関節置換術のような大手術を検討している患者とのインフォームド・ディシジョン・メイキングの会話をしている外科医らを録音した．これらの会話の中で，外科医らは頻繁に決定した事項の本質（92% の時間）について話し，時々リスクについての話し合いをし（62%），まれに患者が理解しているか確認していた（12%）．そのうえ，医師らはこの会話に時間を使いすぎたことに気を揉んだにも関わらず，インフォームド・ディシジョン・メイキングの適切さは患者との面会時間の長さとはほとんど関連しない，ということを研究者たちは明らかにした（Braddock et al, 1999）．質の高いインフォームド・ディシジョン・メイキングの会話に必要なのは，時間の長さではなく，臨床家の洗練されたコミュニケーションスキルである．

## 表4-2　インフォームド・ディシジョン・メイキングの要素

| 要素 | 基本原則 | 例 |
|---|---|---|
| 1. 意思決定における患者の役割についての話し合い | 自ら意思決定に参加すべきであり，自分で決められることに，多くの患者が気づいていない． | 「私たちは一緒にこのことを決めていきたいのです．」「あなたがこれについてどう思うかを知ることが，私のためになるのです」 |
| 2. 決定する事項の臨床的な意味合いについての話し合い | 課題は何かをはっきり述べることで，決めようとしていることが明らかとなり，課題に関する患者の考えを医師が共有できる． | 「このお薬は〇〇に効果があり…」「この血液検査をすることで，私たちは〇〇について知ることができ…」 |
| 3. 代替手段についての話し合い | 意思決定は，いつもいくつかの選択肢の中からの選択であり，何もしないという選択肢も含まれている．このことは，明確な話し合いなしには，患者にはわからないことがある． | 「新しい薬を試すこともできるし，現在使っているものをそのまま続けることもできます」 |
| 4. 代替手段の良い点（潜在的な利益）と悪い点（リスク）についての話し合い | 私たちは，個々の選択肢の良い点，悪い点の双方を完全に検討するのではなく，1つの選択肢の良い点と，他の選択肢の悪い点を話してしまうことが多い．よりバランスのとれた内容提示をすることで，患者はより詳しい情報を得た上での意思決定をすることができる． | 「新しい薬はより高額ですが，1日1回しか飲まなくてよいのです」「大腸がんのスクリーニングに便潜血は簡便ですが，S状結腸鏡検査の方が，より確実ですよ」 |
| 5. 意思決定に関連する不確かなことについての話し合い | 選択肢についての不確かな点を話し合っておくことは，患者の包括的な理解のために極めて重要である．心のこもった話し合いは，患者の信頼を増し，アドヒアランスを改善する． | 「これが効く可能性があるというのは素晴らしいことです」「この状態の多くの患者さんにはこの薬に良い反応があるのですが，全員ではありません」 |
| 6. 患者がどのように理解しているかについての評価 | 核心的な情報を説明したら，これまで説明したことを患者が納得したかを知る必要がある．患者の理解を深めることがインフォームド・ディシジョン・メイキングの中心的なゴールである． | 「今，あなたに言ったこは納得できますか？」「ここまでの話に，あなたはついて来れていますか？」 |
| 7. 患者の選好を探ること | 患者がある決定に同意しないならば，そのように発言すると，医師は思いがちである．しかし，実際は，患者に意見を求める必要がある場合が多い．同意しないことや結論を出すためにもっと時間がほしいと言っても構わないということが，患者に明瞭になっていなければならない． | 「今の話は理に叶っていますか？」「どう考えますか？」 |

出　典：Braddock CH 3rd, Edwards KA, Hasenberg NM, Laidley TL, Levinson W. Informed decision making in outpatient practice: time to get back to basics. JAMA. 1999 Dec 22-29; 282(24): 2313-2320, page 2314.

　基本的な結論として，患者中心のケアの実践には洗練されたコミュニケーションスキルが必要であるということである．医師は，医師としてのキャリアを積む過程で，これらのスキルを学び，上達させることができる．2007 年に発表された，言語的コミュニケーションを上達させるためにデザインされた 36 の無作為化試験のシステマチッククレビューでは，トレーニングによって，共感の気持ちを表現したり，患者の病気や治療について説明したりすることを含めて，コミュニケーションスキルは上達しうることが示された（Rao et al, 2007; Levinson, Lesser, & Epstein, 2010）．

　しかし，コミュニケーションスキルを教えることと，患者のアウトカムが改善することの関連は，直接的なものではない．新しいスキルは，医師の日々の行動に取り入れられる必要があり，そして順番に，中間的なアウトカム（例えば患者の知識が増えたり，健康的な生活へのつながりなど）や究極的には生物学的なアウトカム（例えば糖尿病のコントロールなど）に影響が及ぼされるようになるのである（**図 4-3**）．

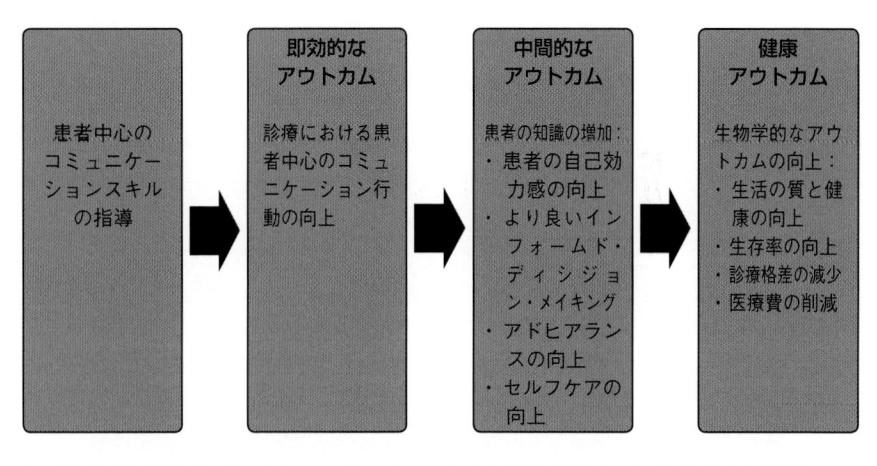

## 図 4-3 患者中心のコミュニケーションスキルとアウトカムとの関連

出　典：Levinson W, Lesser CS, Epstein RM, Developing physician communication skills for patient-centered care. Health Aff (Millwood). 2010 Jul;29(7):1310-1318

## チームの役割 ( THE ROLE OF THE TEAM )

ローテーションの開始直後，医学部 3 年の Samantha は，あるレジデントが腎臓内科のフェローに向かって自分の指導医のことを，悪く言っているのを耳にした．そのレジデントは Samantha の隣のコンピュータの席に座り大声で話していたので，Samantha には容易にその内容が聞こえたのである．そのレジデントは指導医の知性を疑問視し，患者の治療についての提案を馬鹿にする発言をしていた．自分にリーダーシップや指導を求める医学生がそばにいることを知りながら，特に公の場で指導医について小馬鹿にした陰口を言っているこのレジデントを，Samantha は極めて無礼な人であると感じた．もしそのレジデントが指導医に対して問題を感じているのであれば，個人的に直接話すべきなのに．

この医学生は，居心地の悪い場所に居合わせてしまい，この話を聞いて，このレジデントが今後自分については何と言うのだろうかと，思いを巡らせなくてはならなかった．彼女はそのレジデントから直接聞いたことについて絶対に何も言うことはないし，ましてや指導医に伝える可能性も低かった．悲しいことに，このような，チームの他の人に対する軽蔑した発言は稀ではない．

　この例は，チーム行動の鍵を示している．つまり，チーム間でのやり取りには敬意を払うこと，である．チームのメンバーが互いに敬意を払わずに対応したら，ネガティブな労働環境を創り出し，患者を軽蔑する言葉を使うなどして，患者に対してもネガティブな行動をしてしまうだろう．患者中心のケアとは，敬意の上に存在し，チームメンバーが互いに同様の敬意を払いあって行動するときにのみ，醸成されるのである．

　医療チームは，難しい問題についても，互いに敬意をもったコミュニケーションスキルを必要とする．特に，チームメンバーが互いに同意できない事象が起きた時や，長時間労働でストレスを感じている時，互いに同情する気持ちを表すスキルが必要である．例えば，治療の経過の中で医療過誤が起こって患者に実害が及んだ場合，チームメンバーは互いを責める傾向をもち，その医療過誤が原因となって生じる医師や看護師個人の苦悩を，認識したり受け入れたりすることを不可能にする．医療過誤に苦しめられると，チームとしてその過誤について非批判的かつ支援的に話し合うという必要不可欠なスキルを失ってしまう．チーム内での互いに敬意に満ちた，支援的なチームコミュニケーションは，患者に対しても同様の敬意に満ち支援的な医療を実践する環境を創り出す．

　良好に機能している多職種連携のチームであることが，質の高い医療の提供に極めて重要である．近年，良質の医療と安全に対する取り組みとともにチームワークの重要性はますます高まっている．チームメンバー間での効果的なコミュニケーションは，

より良いアウトカムにつながり，医療過誤の減少につながるエビデンスが示されている．この効果的なコミュニケーションの原則は，医療安全の取り組みにおいても，質の高い患者中心のケアの実践に適用できる．(Whynia, Von Kohorn, & Mitchell, 2012; Mitchell et al, 2012)．効果的なチームは，情報の流れを阻害する上下関係がなく，チームメンバー間で考えを自由に話し合うことを促す．例えば，ある看護師は，ある患者が予定されている手術について心配のあまり，家族とともにその手術を受けないことにしようと考えていることを知ったとする．この看護師は外科医に恐れることなく伝えられるだろうか，あるいは権限を越えてこのことに関与できるだろうか．実際，患者のニーズにどう適切に応えられるかを知るには，患者管理のすべてにおいて，チームメンバー全員で関与し，話し合うことが必要である．概して，患者はチームメンバーのうちのある1人に，心配や恐怖を打ち明けているものである．よく機能しているチームの価値観や原則について，**図 4-4** に概説した．

---

### 演習 4-2

1. 患者の治療において，最近あなたのチームが経験した課題を思い浮かべて下さい．
2. チームメンバー間のコミュニケーションや，チームの問題解決の方法，また解決策の出し方について説明してください．
3. そのプロセスを，あなたは個人的にどう感じましたか？
4. チーム内でのコミュニケーションが改善できると思われる点はありますか？
5. そのことについてチーム内で考えを話し合う機会はありますか？

---

## 医療現場の役割 ( THE ROLE OF THE HEALTHCARE SETTING )

私たちが働く病院や診療所は，単に受け身的な場所ではなく，むしろ患者中心のケアを実践する私たちの能力に相当な影響を与える環境である．病院や医療システムは，患者中心のケアの研修の場を提供しているか，どの程度，患者中心のケアが実践されているか，その成果を上げるための動機づけがされているか等の，患者中心のケアに本当に価値がおかれているかということに，特に影響が大きい．

Smith 医師は外科医で，多職種グループ診療所の医長をしている．彼女は地域での他の施設のデータと比較したグループ内の患者の満足度調査を行っていて，全患者の不満を定期的に調査している．自分が通院している診療所を友人にも勧めたいという患者の割合が，この2年間に減っていることに彼女は気づいた．データを分析すると，患者の不満の大半は，医師とのコミュニケーションに関するものである

| チームメンバー間で共有される価値観 | チームを基盤としたケアのための原則 |
| --- | --- |
| **誠実さ** | **役割の明確化** |
| 目的や決定, 不確かな事柄や過誤について, 透明性のある, チーム内での開かれたコミュニケーションに価値を置くこと. | 各メンバーの果たすべき機能, 責任, 説明責任に対して明確な期待を持つこと. |
| **規律** | **互いの信頼** |
| たとえ不都合な時も役割と責任を果たすこと. 気まずい時でも, 改善のために情報を求め共有すること. | 相互扶助の強い規範と達成共有のための, より多くの機会を創り出して, 互いの信頼関係を築くこと. |
| **創造性** | **効果的なコミュニケーション** |
| 過誤や予期しなかった悪い結果を, 学びと向上の潜在的な機会ととらえ, 新規の, あるいは突如生じる問題に取り組むことに積極的であること. | 形式張らず完璧なコミュニケーションのため, 一貫した道筋を用いて, コミュニケーションスキルを優先させ, 継続的に精緻化する. |
| **謙虚さ** | **共通の目標** |
| トレーニングの違いを認識すること. ある1つのトレーニングやものの見方が, いつも優れていると信じるのはやめること. チームメンバーは人間であり, 間違えるものと認識すること. | 明確でわかりやすく, すべてのメンバーから支持される, 患者と家族の優先事項を反映した共通のゴールを達成できるよう働きかけること. |
| **好奇心** | **重要なプロセスとアウトカム** |
| 学びから得られる教訓を見つけ出し, それを省察することを楽しむこと. また, それらの見識を継続的な向上に用いることを楽しむこと. | 全体的なチーム機能および特定のゴールの達成に関する成功と失敗に対する, 信頼性が高く, かつ, タイムリーなフィードバックに合意し, 実行に移すこと. |

## 図 4-4 高機能な医療チームの価値観と原則

出 典：Wynia MK, Von Kohorn I, Mitchell PH, Challenges at the intersection of team-based and patient centered health care: insights from an IOM working group. JAMA. 2012 oct 3; 308(13): 1327-1328.

ことがわかった. 医療スタッフとの話し合いで, リーダーらは, 医師と各チームに, 他チームと比較した患者満足度をフィードバックすること, 最も良いチームには金銭的なボーナスを出すこと, を決定した. Smith 医師は, このプログラムを, 研修としてサポートしなくてはならないと考え, プログラムを効果的に行えるよう情報源を探していた. しかし, どのようにこのプログラムを最も良い形で実行し, どうやって成功を評価すれば良いのかが, わからなかった.

私たちが働く現場は, 私たちがいかに一丸となって患者中心のケアを実践できているかに, 大きな影響を与える. Smith 医師は, グループ内の患者の経験に基づくデータでこれを認識し, 彼女は, 患者からのフィードバック, 臨床スタッフ教育, 金銭的な

インセンティブで，改善戦略を実行しようとしている．これらは将来的にはすべて役立つアプローチである．ある状況によっては，このような変革を導入することは，文化を変えることにつながり，長期にわたり実行される複数の戦略を必要とする場合がある．このような取り組みを行うリーダーたちは，忍耐強く，粘り強くなくてはならない．

　病院や診療所が，患者中心のケアの実践を推進するには，多くのアプローチがある．**表 4-3** は，役立つ可能性のある戦略と，そのゴール，取り組みを支援する国内情報源とその情報源が何をもたらすかを概説したものである．患者中心のケアの質を高めたい医療機関にとって有用な情報源としてデザインされており，コミュニケーショントレーニング，文化能力（Cultural competece）プログラム，患者の意思決定の質を向上させるツール，患者中心のケアを支援するために空間をデザインするための建築学的なアプローチまでの情報が得られる．

　この 10 年の間に，患者中心のケアへの関心の高まりとともに，臨床医に対して患者中心のコミュニケーションスキルを教える研修プログラムが提供され，実施されてきた．様々な団体，例えば，コミュニケーション研修に特別関心の高い学会（例えば，the Society of General Internal Medicine, the American academy of Orthopedic Surgeons など），国立研修機構（the American Academy on Communication in Healthcare），独自のプログラムをつくった大規模医療グループ（Keiser Permanente in Northern California や Park Nicollet in Minneapolis など）がこれらのプログラムを提供している．これらのプログラムを用いることで，医師の自信度や，コミュニケーションスキルについての自己評価，さらには患者満足度が向上した（Brown et al, 1999; Rao et al, 2007; Stein & Kwan, 1999; Stein, Frankel, & Krupat, 2005）．プログラムは通常，半日から 3 日程度の短期間で行われる．多くの場合，医師が同僚に観察されながら，コミュニケーションスキルを練習する機会が含まれている．学習者が医師の立場を「演じて」みて，それに対してフィードバックを受けるというロールプレイでの練習が通常行われる．通常，これらは低コストで効果的であるからである．医師が患者役を練習してみると，医師は患者の感情や体験への理解を深め，次の医師の役割の練習の時に，新しいアプローチを試みるようになる．例えば，患者が自分の頭痛の評価のために，医師が必要ないと説明した MRI の検査をオーダーするように強く主張したという設定で練習するとしよう．このシナリオでは，この医師にとっての課題は，患者の主張の理由を理解すること，診断と治療に関して双方が受け入れられるプランを交渉することである．

## 表 4-3　患者中心のケアを改善する医療戦略

| 方略 | 到達目標 | 情報源 | 例 |
|---|---|---|---|
| 1. コミュニケーションスキル研修 | ・スタッフのコンピテンス向上<br>・患者満足度の向上<br>・チームコミュニケーションの改善 | 1. American Academy on Communication in Healthcare (AACH)<br>2. American Medical Association Ethical Force Program (http://www.ama-assn.org/ama/pub/physicianresources/medical-ethics/the-ethical-force-program/patient-centered-communication.page?).<br>3. DocCom ウェブサイト (http://www.aachonline.org/?page=doccom)<br>4. Institute for Patient- and Family-Centered Care (http://www.ipfcc.org/)<br>5. Medical specialty societies. 例えば American Academy of Orthopedic Surgeons (http://www6.aaos.org/member/pemr/COAP/pcc.cfm) | 1. 出版物と研修のモジュール<br>2. Communication Climate Assessment Toolkit (C-CAT)<br>3. マルチメディアコミュニケーションスキル研修モジュール<br>4. 自己評価ツールとガイダンス文書<br>5. プレゼンテーションと論文 |
| 2. 文化能力<br>(cultural competence) | ・多様な患者集団のニーズに対応する能力の向上 | 1. AMA (http://www.a,a-assn.org)<br>2. Joint Commission cultural competence resources (http://www.jointcommission.org/Advancing_Effective_ Communication/)<br>3. National Center for Cultural Competence (http://nccc.georgetown.edu/rsesources/publicationstype.html)<br>4. U.S. Department of Health and Human Services Office of Minority Health (https://www.thinkculturalhealth.hhs.gov/) | 1. C-CAT; Health Disparities Toolkit<br>2. 組織ツールとベストプラクティス<br>3. 組織の評価, 企画ツール, トレーニングモジュール, ベストプラクティス<br>4. 医療者のための文化能力トレーニングモジュール |
| 3. シェアード・ディシジョン・メイキング支援 | ・がん治療や手術などの複雑な問題に関するインフォームド・ディシジョン・メイキングの向上 | 1. artmouth-Hitchcock Center for Shared Decision Making (http://med.dartmouth-hitchcock.org/csdm_toolkits.html)<br>2. Informed Medical Decisions Foundation (http://informedmedicaldecisions.org/)<br>3. Ottawa Hospital Research Institute Patient Decision Aids (http://decisionaid.ohri.ca/index.html) | 1. 意思決定支援ツールキットとトレーニングモジュール<br>2. 通常の状況下での意思決定支援<br>3. International Patient Decision Aid Standards の格付けに基づく患者の意思決定支援ツールの一覧 |

▶ 次ページに続く

| 方略 | 到達目標 | 情報源 | 例 |
|---|---|---|---|
| 4.患者中心のケアを支持する物理的環境 | ・医療施設デザインを通じた患者アウトカムの向上 | 1. Center for Health Design (http://ripple.healthdesign.org/)) <br> 2. Institute for Patient-Centered Design (http://patientcentereddesign.org/index.html) <br> 3. Planetree (http://planetree.org) | 1.エビデンスに基づいたデザインデータベース，技術支援 <br> 2.医療職，患者，デザイナーのための教材 <br> 3.患者中心のデザイン例，相談サービス |
| 5.患者フィードバックの評価 | ・患者の体験への理解とその向上 | 1. Consumer Assessment of Healthcare Providers and Systems (CAHPS) (http://cahps.ahrq.gov/surveysguidance.htm) <br> 2. NCAHPS (http://www.hcahpsonline.org/home.aspx) <br> 3. NRC Picker (http://www.nrcpicker.com/home/) | 1.最近の受診に関する患者調査，方法と結果に関する情報 <br> 2.病院での医療体験に関する調査，方法と結果に関する情報 <br> 3.患者調査運営，フィードバック |

　模擬患者や，患者役を演じるのにトレーニングされた俳優などを活用することは，これらのプログラムでは一般的である．悪い知らせを告知したり，医療過誤について明らかにしたり，終末期のことについて話し合うことなどの，医師にとって難しい場面でのコミュニケーションスキルを磨くためである．経験のある模擬患者は，「診療の鑑定家」となり，典型的な質問や発言について彼らがどう感じるかを，信頼できる形でフィードバックしてくれる．ワークショップでは，特定のシナリオでのロールプレイと，模擬患者からのフィードバックを通じ，同じシナリオに，再度，別のアプローチで挑戦する機会を，医師に提供する．

　トレーニングプログラムには，熟練した指導者が必要であり，練習とフィードバックを含んだトレーニングプログラム期間が長い方が効果的で，新しいスキルを実践で試す機会を持つことで補強されていく．医師の大半は，コミュニケーションスキルに関してフィードバックを受けることに不慣れである．実際，医学部時代を含めてコミュニケーションについてフィードバックを一度も受けたことがないのが大半である．生物医学的な知識について学ぶことに比べて，このプログラムの価値を疑問視していたり，人前で自分の技術をみせることに居心地の悪さを感じたり，あるいはコミュニケーションに関する専門的知識を自分がすでに習得していると考えていたりして，このようなプログラムへ参加することに抵抗を示す医師もいる．医療のリーダーらは，これを潜在的なバリアとして認識する必要があり，この種の学びを支援する環境を創り出す必要がある．コミュニケーションスキルトレーニングを立ち上げるには，医療機関側の絶大な関与を必要とする．その現場に適合する形での教育プログラムを提供する団体に関する情報を掲載した国内情報源が利用できる（**表4-3**）．

　コミュニケーショントレーニング以外にも他の多くの戦略によって，患者中心のケアは支持されうる．特に文化能力に関するトレーニングは，多文化な患者集団の場においてとりわけ重要である．言語の壁が小さくなるように，翻訳サービスもあるだろう．さらに，患者の意思決定支援ツールも，数年間をかけて育まれてきた．多くの場合，同様の選択を行った過去の患者の観点をもとに，これらのツールは，異なる治療の選択肢の良い点と悪い点とを患者が理解するのに役立つ．The Informed Medical Decisions Foundation は，患者の複雑な意思決定（例えば，前立腺癌や特定のタイプの心臓病にどの治療を選ぶべきかなど）を支援することに焦点をあてた様々なツールを開発してきた．意思決定支援ツールに関する 86 件の無作為化試験をまとめた最近の Cochrane レビューでは，このようなツールは，患者の知識を高め，患者の価値観に合った決定をより気持ち良く行えるようにし，決定できないでいる患者の数を減少させたことが示されている（Stacey et al, 2011）．The Institute for Patient- and Family-Centered Care は，相談業務，学習コース，患者中心のケアモデルの創造に注力する施設間のネットワークを含んだ，多様なサービスを提供している．

　患者中心のケアを発展させるいかなる努力にあっても必要不可欠な要素は，継続的な評価とそのケアの提供者に対してフィードバックを行うことである．最も一般的に使用されるのはCAHPS（Consumer Assessment of Healthcare Providers and Systems）調査であり，これは，患者中心のケアの多くの面を評価でき，その妥当性が認められ，実施しやすい．この調査を多くの施設が利用しているため，特定の状況での結果を相対的かつ簡単に比較できる．患者中心のコミュニケーションを評価できるようデザインされたツール，質問の例，評価に関連する患者のアウトカムを**表 4-4** に示す．


## ▌外部環境の役割 ( ROLE OF THE EXTERNAL ENVIRONMENT )

医療現場，例えば病院や診療所は，行政機関，認証機関，保険支払会社などの外部世界が作り出した環境の中で機能している．これらの力が，患者中心のケアを実践するうえで，医療機関に強く影響を与える．

　Brossard 医師は内科医で，内分泌科医である．彼は大学の医療センターに勤めており，そこでは最近，すべての新任の教職員に，米国専門医認定機構 American Board of Medical Specialties (ABMS ) の MOC プログラム（Maintenance of Certification）＊に参加することを必須とすることを決定した．彼は，その医療センターの新任ではなかったが，自分が例となり，MOC プログラムに入るべきだと考えた．彼は長年試験を受けることに無縁だったので，試験を受けることを非常に

## 表4-4　患者中心のコミュニケーションを評価する妥当性の認められた患者調査法

| 手段の名称<br>（参考） | 概略 | 測定の対象 | 訪問の例 | 測定に関連した<br>アウトカム |
|---|---|---|---|---|
| Clinician and Group Consumer Assessment of Healthcare Providers and Systems（CG-CAHPS）Agency for Healthcare Research and Quality（AHRQ），2012 | AHRQ により開発された患者経験の標準的測定手法で，(1) 医療者間，あるいは (2) 医療提供者内での時間軸に沿った比較ができる．<br><br>すべての CAHPS 調査はパブリックドメインにある．他の外来調査としては，ホームヘルスケア調査，ヘルスプランとセンター内血液透析調査がある | 最近の診療のうち，医療提供者側がいかに患者とコミュニケーションをとっていたか． | 医療者が，<br>・ ものごとをわかりやすく説明したか<br>・ 患者の話をよく聞いたか<br>・ 健康問題や気懸りなことについてわかりやすい情報を提供したか<br>・ 患者の病歴について重要な情報を知っていたか<br>・ 患者の発言に敬意を示したか<br>・ 患者と十分な時間をとったか．<br><br>回答の選択肢<br>・ 一度もなし<br>・ 時々<br>・ 普段は<br>・ 必ずいつも | ・ 患者満足度<br>・ 症状の軽減，紹介件数の少なさ |
| hospital consumer assessment of healthcare providers and systems（HCAHPS），2012 | AHRQ と CMS により開発．病院でのケアに関する全国的な標準化された公表された調査報告．HCAMPS 調査は年4回 Hospital Compare Website（www.hospitalcompare.hhs.gov）に掲載，公表される | 最近の入院期間中，医療提供者側がいかに患者とコミュニケーションをとっていたか． | 入院中，看護師・医師はどれくらいの頻度で，<br>・ 礼儀と敬意をもってあなたの治療にあたったか<br>・ あなたの話をよく聞いたか<br>・ あなたが理解できるようにものごとを説明したか<br>・ その他の医療スタッフも含め，あなたが退院後に必要な支援について話す機会があったか．<br><br>回答の選択肢<br>・ 一度もなし<br>・ 時々<br>・ 普段は<br>・ 必ずいつも | ・ 患者満足度<br>・ 病気と治療プランへの理解<br>・ アドヒアランス |

▶ 次ページに続く

## 表 4-4　患者中心のコミュニケーションを評価する妥当性の認められた患者調査法

| 手段の名称<br>（参考） | 概略 | 測定の対象 | 訪問の例 | 測定に関連した<br>アウトカム |
|---|---|---|---|---|
| NRC Picker survey (NRC Picker, 2013) | 患者の経験調査. もともと Picker Instiutute とハーバード大の研究者が開発したもの；2001 年 NRC が取得.<br><br>結果は販売されているが, パブリックドメインにはない. | 患者中心の医療のうちの 8 つの次元：<br>・ 患者の価値観, 選好, 表出されたニーズの尊重<br>・ 情報提供と教育<br>・ 感情のサポートと恐れと不安の緩和<br>・ 継続性と移行 | 質問は特許（商標）で守られている | ・患者満足度<br>・病気と治療プランへの理解<br>・アドヒアランス |

出典：Agency for Healthcare Research and Quality. Patient Experience Measures From the CAHPS® Clinician & Group urveys. May 1, 2012.

WEB アドレス：http://cahps.ahrq.gov/clinician_group/cgsurvey/patientexpcriencemeasurescgsurveys.pdf

不安に思った．幸運にも彼は合格したが，Brossard 医師にとって MOC の過程の
なかで最も大変だったのは，彼自身の臨床について評価し，改善させる部分であっ
た．その臨床改善プログラムの一環で，自分の患者に調査を行い，患者が直接回答
を機構に送付することが必要であった．Brossard 医師はちょうど今，機構の委員
会からその調査結果を受け取り，驚いた．その患者満足度の項目が，同僚らの評価
よりも低かったのだ．例えば，彼の糖尿病患者の 25％ しか，食事療法と運動療法
についての必要な情報を得ていないと回答した．Brossard 医師は，看護師，患者
教育係，研修生，病院管理責任者で構成される彼のチームの会議に結果を持参し，
どのようにしたら改善できるかを話し合った．

ABMS のような認証機関は，患者からのフィードバックの測定を要求することで，
患者中心のケアに影響を与える．このことは，世間の人にとって重要とされる知識や
スキルを医学教育と医療が改善させる必要があるという，外部環境に関するより広い
認識の 1 つである．この数 10 年間，医学教育は，科学的な情報に関連した知識と技
術の発展に注力してきたが，患者中心のコミュニケーションや地域住民対象の健康，
費用対効果意識，医療安全と医療の質などに対しては重きをおいてこなかった．米国
卒後医学教育認定評議会 the Accreditation Council for Graduate Medical Education
(ACGME) は，これらの領域に関するスキルの向上を保証するよう，認証方法を劇的
に変更した．新しい ACGME 基準は，研修プログラムにおいて患者中心のコミュニ
ケーションに関するトレーニングを強化し，この能力に関する評価を必須とするよう，
影響を与えている（Nasca et al, 2012）．

＊訳注：MOC プログラム（Maintenance of Certification）：専門医の質の担保を目的とし，試
験や自己評価に加え，患者による調査や同僚医師間の調査も行い，診療の質向上に努めるも
の

米国においては，ABMS が 24 の専門領域の委員会を有しており，内科，外科すべ
ての専門領域の認定基準を設けている．プログラムへの参加は任意であるにもかかわ
らず，米国の認証研修プログラムを修了した 90％ 以上の医師が，そのプログラムに
参加することを選択し，その基準をクリアし認定を受けている．ABMS は，日常臨
床を通して最新の知識と技術を維持できるよう保証する Maintenance of Certification
(MOC) と呼ばれる任意プログラムを提供している．MOC プログラムは 4 つのコンポー
ネントから構成されており，うち 1 つは，プロフェッショナリズムに特化したコンポー
ネントである（第 6 章「卓越性への責務」も参照のこと）．
　医師とのコミュニケーションに関する患者の報告を含む患者調査を実施すること
は，MOC プログラムの必須要素である．例えば，米国内科認証機構 American
Board of Internal Medicine は，多くの MOC で臨床能力改善活動において，患者フィー

ドバック調査を含めている．MOC の一部として，糖尿病患者の診療能力を向上させるように設定された演習プログラムを医師は選択できる．その演習の一部では，ケアとコミュニケーションに関して，患者からのフィードバックをもらい，その得点は同僚医師のものと比較される．**図 4-5** に患者調査の一例を示した．キーポイントは，Brossard 医師のように，患者視点のフィードバックを受けることである．ABMS の認証を通して，外部環境が医師の患者中心のケアの実践力を高めることに影響している．

---

## プライマリ・ケア患者調査

最近 12 か月で

1. この医師はどのくらいの頻度で，ものごとをわかりやすく説明してくれましたか？
2. この医師はどのくらいの頻度で，あなたがすべてを理解しているか確認してくれましたか？
3. 時に，医師は従いづらい指示を出すものです．この医師はどれくらいの頻度で，病気の治療やあなたの健康状態に関して，あなたがすべきことを行う上で問題があるかについて，確認してくれましたか？
4. この医師はどれくらいの頻度で，あなたのすべての健康問題や気懸りなことについて話す機会を与えてくれましたか？
5. この医師はどれくらいの頻度で，あなたの話を注意深く聞いてくれましたか？
6. この医師はどれくらいの頻度で，あなたの話を途中で遮りましたか？
7. この医師はどれくらいの頻度で，あなたの健康問題や関心・気懸りなことに対してわかりやすい指示をしてくれましたか？
8. あなたとこの医師は，病気の予防としてあなたができる特定の何かについて話すことはありましたか？
9. この医師はどれくらいの頻度で，あなたの病歴について重要な情報を知っているようでしたか？
10. この医師はどれくらいの頻度で，あなたが言わなくてはならなかったことに対して，敬意を示してくれましたか？
11. この医師はどれくらいの頻度で，あなたと十分な時間をとってくれましたか？
12. あなたはどれくらいの頻度で，この医師が本当に，一人の人間としてあなたのことを心配していたと感じましたか？
13. 治療や健康のための選択肢には，投薬や手術，他の治療といった選択肢が含まれます．この医師は，あなたの治療や健康について，一つ以上の選択肢があることを伝えてくれましたか？
14. この医師は，あなたの治療や健康に関する良い点と悪い点について，あなたと話し合いましたか？
15. この医師は，あなたの治療や健康に関して一つ以上の選択肢があったとき，あなたが一番良いと思った選択肢について，尋ねましたか？

### 図 4-5 患者調査質問票の例

ABIM プライマリ・ケア患者調査．以下のアドレスで入手可能．
著作権 @ 2013 年．ABIM の許可を得て掲載．
http://www.abim.org/sep2/60A1201p/html/survey.pdf.

　患者中心のケアを実践するうえで影響を与えるその他の外部の力は，医療過誤を扱う保険会社である．

　George Tomasson は，医療過誤を扱う大手保険会社の最高経営責任者である．彼は長年その会社に勤務し，医療過誤の多くの訴状が，患者と医師との不幸な関係に起因することを知っている．彼はこのテーマに関する文献を見直し，そのことで自身の経験の確証を得た．患者は，医師が話を聞かなかったり，適切な情報を提供しなかったと感じるときに，訴訟を起こそうと助言をもらいに来る．会社が扱ってきた訴状の多くは，医師がコミュニケーションを改善したら避けることができたものだと彼は考え，医師のトレーニングの可能性について模索している．もし医師がプログラムに参加すれば，保険会社は喜んで医師の医療過誤訴訟保険料を 5% 優遇するというものだ．

　医師のコミュニケーションが医療過誤訴訟と強い関係にあるという George Tomasson の視点は，医学文献によって支持されている．例えば，コロラド州とオレゴン州での 2 つの医療過誤を扱う 2 つの保険会社の研究で，Levinson は，実際の医師（プライマリ・ケア医・外科医）と患者の定期診療時のやり取りを録音した（Levinson et al, 1997）．彼女は，医師のコミュニケーションパターンについて解析を行った．その解析では，過去に医療訴訟を受けたことがある医師らを，受けたことがない医師らと比較し，医師の話している内容と声のトーンに基づいて 2 つのグループの違いを得ることができた．例えば，「訴えられたことのない」プライマリ・ケア医は，過去に訴えられたことのある医師と比較し，診療の中で，患者が行うべきことを教育し，患者の話を促し，患者の意見を求め，患者が問題点や治療について理解しているかを確認する傾向にあった．「訴えられたことのない」プライマリ・ケア医は，訴えられたことのある医師と比較し，定期診療で長い時間（平均，18.3 分対 15.0 分）をかけていた．これらの結果から，医療過誤を扱うある保険会社は，保険に加入している医師に対して，コミュニケーショントレーニングプログラムと保険料の優遇という形での金銭的なインセンティブの両方を提供することにした．このプログラムが診療に与える実際の影響はまだわからないが，保険会社は，このようなトレーニングプログラムを提供することを通じて，患者中心のコミュニケーションの重要性について警鐘を鳴らしている．

　さらに，患者中心のケア改善のために，支払いシステムが報酬金を与えたりインセンティブを与えることができる．このようなタイプの「パフォーマンスに対して支払う」インセンティブは，患者調査の点数に基づいている．例えば，Rodriguez と同僚は，25 の医療グループと 1400 人以上のプライマリ・ケア医を対象にした CAHPS 調査結果に基づく，金銭的なインセンティブの利用について報告している（Rodriguez et al, 2009). この報告によると，医師のCAHPS点数は，インセンティブが与えられる期間中は上昇し，はじめ点数の低かった医師らが最も点数が上がったことが示された．さらに注目すべきは，生産性と効率性に関わる金銭的なインセンティブは，CAHPSのスコアを下げることと関連があることが示された．アドバンスト・ケア・プランニングや，悪い知らせの告知，禁煙カウンセリングなどの複雑な会話に対する追加の支払いを設定することで，保険料の払い戻しをコミュニケーションの支持目的で導入することも可能である．重要な点は，様々なメカニズムを通して，ヘルスケアにおける払い戻しシステムが，患者中心のケア実践に影響を与えることができるし，実際影響を与えているということである．

## ▌結論 （CONCLUSION）

　プロフェッショナリズムの真価は，思いやりのある患者中心のケアの実践である．患者は，診療時に気懸りなことに耳を傾け，共感を示し，情報を与え，治療法を選択するときに支援してくれる医師を，高く評価する．医療チームのすべての当事者，つまり医師個人，チーム，医療現場，またより広義での環境は，患者中心のケア実践のために重要な役割を果たす．医療のこの領域は，患者の期待に及ばないことが多く，かなり改善の余地があるといえる．

### 困難事例

Rodriguez医師は難しい場面におかれていた．彼女は内科のレジデント2年目で，夜勤の真っただ中であった．昨夕，彼女は，体重減少，意識障害，発熱の高齢男性を入院させた．患者の胸部X線では肺に巨大な腫瘍が認められ，血中カルシウム濃度は15.0であった．抗菌薬と補液を開始したにも関わらず，血圧が下がり，呼吸状態が悪化した．彼女は患者を集中治療室（ICU）に移そうと試みたが，この先3時間はベッドが用意できない，とICUのレジデントに言われたので，仕方なく現在の病棟で治療を行う必要に迫られた．

　何とかその敗血症の患者の状態を安定化させようとしている間に，彼女は幾度となく他の患者のことで呼ばれた．少し時間が取れた時にRodriguez医師が連絡すると，鎮痛薬をもっと出してほしいと繰り返し要求する慢性疼痛の患者を診療してほしいのに，なぜ彼女が上がって来ないのかとWalter Burnsという他のフロアの男性看護師が怒っており，その看護師は麻薬増量の口頭指示を求めた．Rodriguez医師が，申し送り記録を確認したところ，患者の診察をせずにこれ以上の鎮痛薬を使用することはよくないという患者の担当チームの記録が残っていたので，「口頭指示は出せないし，しばらくしたら上がります」と伝えたところ，WalterはこのことをRodriguez医師のプログラム責任者に報告する，と脅してきた．

### どのようなプロフェッショナリズムに関する課題がこのやり取りに存在するか？

このレジデントは，複数のプロフェッショナリズムの課題に直面している．ある患者に完璧な治療を提供することと，また別の患者に思いやりのある治療を提供することの間の葛藤である．彼女は，もっと鎮痛剤を追加した方がよいという看護師の判断と要求を尊重するか，患者の治療にあたっている担当チームの判断を尊重するかの，両者に引き裂かれていた．彼女にはほかに個人的な課題も多くあった．彼女は疑いもなく疲れていたし，おそらく空腹で，患者のことも心配であったし，他で大変なことが起きていることを知らないで怒鳴っている看護師のことも心配であった．

### この状況下で，システムが果たしている役割は何か？

多くの点でRodriguez医師がプロフェッショナリズムの価値観に沿った行動をとることが困難になっている．使用可能なICUのベッドがなかったことで，本来なら専門ユニットの専門チームで治療にあたるべきところを，一人で対応せざるを得なくなったので，大きな負荷となった．また，うまくデザインされていない病棟の構造のために簡単に隣の病棟に行って別の患者を診ることができなかったし，その病棟の問題の看護師と関係を築くことが難しかった．真夜中で，対応できる医師も看護師も少なく，その結果，このレジデントと看護師双方をバックアップしてくれるスタッフがいなかった．

### レジデントは何をするであろうか？

働きすぎだと感じるのは，臨床医にとってよくあることで，残念ながらその他の医療従事者（どの分野であっても皆）もストレスに対応し，怒りと脅威と戦うこともよくあることである．一般的な対応は，闘争か逃走か，つまり看護師を罵って，怒りで応戦するか，受話器を投げて，その後の呼び出しを無視するか，である．

### このレジデントはどうすべきなのか？

状況分析：Rodriguez医師は，働きすぎの，ストレスにさらされたレジデントで，仲間の医療従事者からの怒りと脅威の矛先となったとしても，成熟した大人の対応を求められている．

　ジレンマを抱えながら働く際に有用なテンプレートが，第2章の「プロフェッショナリズムへの挑戦に向き合うレジリエンス」の**表2-2**にある．そのテンプレートによると，この状況は以下のことを必要とする：

#### 自己認識（個人的な感情や誘因を認識する，個人的なスキルや知識の限界を理解する）

■ Rodriguez医師は，ストレスが溜まり，プロフェッショナリズムからの逸脱に陥りやすい状況下に置かれていることを，認識すべきである．そのとき，彼女はWalterに対してプロフェッショナルに対応できる専門技能を持っているか自問するであろう．

#### 自己規制（強い感情をコントロールし，難しい課題への支援を求める）

■ Rodriguez医師は，対応する前に考える時間を持つために，まずできることをすべきである．こうすることによって，自動的な闘争・逃走反応ではなく，より思慮に満ちたプロフェッショナリズム行動へつながるための時間がとれる．

#### 社会的認識（全ての関係者のニーズと状態を考えることの重要性を認識する）

■ もし彼女に考える時間があれば，電話で質問してきた看護師は患者を心配しながら，患者にイライラさせられていて，患者の要求のエスカレートが止められなければ，自分が懲戒処分にされるかもしれないと，心配していることを認識するだろう．

社会的規制（行動に対して2つ以上の選択肢を同定し，他者の行動を理解する際に肯定的な意図を想定し，危機的コミュニケーション戦略と交渉技術を構築し，他者を指導するようエンパワーされる）

■ Rodriguez 医師は，この環境で全員を満足させるためには，彼らの懸念に対して感謝し，彼らの優先事項を尊重し，状況を乗り切るために助けを求める必要があることを認識する必要がある．究極的には，彼女はこの状況から生じる感情を抑えようとする必要がある．関わるすべての人が，患者にとって最善を求めていると考えれば，彼らの行動を理解し，彼らとの緊張関係を軽減させることができる．

アクション：

Rodriguez 医師は，リーダーシップ研修時にもらった助言を思い出した．その場の感情を認め，他者を責めるコミュニケーションから問題解決型のコミュニケーションへの移行を試みれば，このような状況を収めることができると助言されたのだ．さらに，対処前に落ち着くために深呼吸を深呼吸を数回すると良い，と指導者らが言っていたことも思い出した．

「コールバックをお待たせしてすみません．あなたが患者さんをどれほど心配しているかは聞いているし，この患者さんがちゃんと評価されるべきであることも分かっています．今私は ICU に行く必要のある患者さんの対応をしているので，Johnson さんのところに行って評価してくれる別の医師を探します．別の医師がそちらに行くまでに，彼に麻薬を処方する以外に何かできないか，ちょっとアイデアを出し合いませんか？」

この2人は，一緒に考えて，この状況を助けることのできる第三者を見つけることにした．Rodriguez 医師は，即時対応チームが対応してくれる状況であると気づいた．Burns 看護師も，他の患者に対応してくれる誰かを探せないかと，夜間のスーパーバイザーに連絡すると申し出た．

システムで対処する事柄：

Rodriguez 医師はこの症例を振り返ることで多くのことを学んだ．朝の報告で彼女が行った提案は，レジデントのうち誰かが助けを求めた時には，即座に対応するということについて事前に全員が同意しておくことだ．時に仕事が増えることになるとしても，遠くのユニットまで患者を移送することを仕事とするチームに彼女は参加することにした．

## 学習のキーポイント

1. プロフェッショナリズムの構成要素の1つは，思いやりのある，敬意をこめた患者中心のケアを実践できる能力である．「患者中心のケア」は米国医学研究所によると「個々の患者の選好，ニーズ価値観を尊重し，それに対応するケアを提供すること．そして，患者の価値観がすべての臨床的決定を導くことを保証すること」と定義される．

2. 患者中心のケアの実践は，学習によって習得しうる一連の特定のコミュニケーションスキルにかかっている．患者中心のコミュニケーションは，特に慢性疾患患者の良好なアウトカムと関連する．

3. 個々の臨床スタッフは，共感を示しながら信頼関係を構築する洗練されたコミュニケーションスキルと，インフォームド・ディシジョン・メイキングへつながる会話を身につけておく必要がある．

4. 医療チームは，例えば医療過誤などの特に難しい状況でこそ，チームメンバーに敬意を払い，チームメンバー間での開かれたコミュニケーションを涵養する文化を築かなくてはならない.

5. 医療現場は，患者中心のケアの実践に影響を与え，コミュニケーショントレーニング，文化的能力プログラム，インフォームド・ディシジョン・メイキングのツールを提供することで，ケアの質を高めることができる.

6. 認定基準や患者調査に基づく効果的なコミュニケーションに対する報酬の基準を設定することで，外部環境も患者中心のケアの実践を涵養する.

## 文献（REFERENCES）

1) ABIM Primary Care Patient Survey. Available at: http://www.abim.org/sep2/60A1201p/html/survey.pdf

2) Agency for Healthcare Research and Quality. Patient Experience Measures From the CAHPS@Clinician & Group Surveys. May 1, 2012. Available at: http://cahps.ahrq.gov/clinician_group/cgsurvey/patientexperiencemeasurescgsurveys.pdf

3) Barry MJ, Edgman-Levitan S. Shared decision making—pinnacle of patient-centered care. N Engl J Med. 2012 Mar 1 ; 366 (9) : 780-781.

4) Beckman HB, Frankel RM. The effect of physician behavior on the collection of data. Ann Intern Med. 1984 Nov; 101 (5) : 692-696.

5) Braddock CH 3rd, Edwards KA, Hasenberg NM, Laidley TL, Levinson W. Informed decision making in outpatient practice: time to get back to basics. JAMA. 1999 Dec 22-29 ; 282 (24) : 2313-2320.

6) Brown JB, Boles M, Mullooly JP, Levinson W. Effect of clinician communication skills training on patient satisfaction: a randomized, controlled trial. Ann Intern Med. 1999 Dec 7 ; 131 (11) :822-829.

7) Epstein RM, Street RL. Patient-centered communication in cancer care: promoting healing and reducing suffering. Bethesda, MD: National Cancer Institute; 2007.

8) Institute of Medicine. Crossing the Quality Chasm: A New Health System for the 21 st Century. Washington, DC: National Academies Press; 2001.

9)  Lautrette A, Darmon M, Megarbane B, Joly LM, Chevret S, Adrie C, Barnoud D, Bleichner G, Bruel C, Choukroun G, Curtis JR, Fieux F, Galliot R, Garrouste-orgeas M, Georges H, Goldgran-Toledano D, Jourdain M, Loubert G, Reignier J, Saidi F Souweine B, Vincent F, Barnes NK, Pochard F, Schlemmer B, Azoulay E. A comunication strategy and brochure for relatives of patients dying in the ICU. N EnglJ Med. 2007 Feb 1 ; 356 (5) : 469-478.

10) Levinson W, Gorawara-Bhat R, Lamb J. A study of patient clues and physician responses in primary care and surgical settings. JAMA. 2000 Aug 23-30 ; 284 (8) : 1021-1027.

11) Levinson W, Lesser CS, Epstein RM. Developing physician communication skills for patient-centered care. Health Aff (Millwood). 2010 Jul ; 29 (7) : 1310-1318.

12) Levinson W, Roter DL, Mullooly JP, Dull VT, Frankel RM. Physician-patient communication. The relationship with malpractice claims among primary care physicians and surgeons. JAMA. 1997 Feb 19 ; 277 (7) : 553-559.

13) Levinson W, Shojania KG. Bad experiences in the hospital: the stories keep coming. BMJ Qual saf. 2011 Nov ; 20 (11) : 911-913.

14) Mead N, Bower P. Patient-centred consultations and outcomes in primary care: a review of the literature. Patient Educ Couns. 2002 Sep ; 48 (1) : 51-61.

15) Meterko M, Wright S, Lin H, Lowy E, Cleary PD. Mortality among patients with acute myocardial infarction: the influences of patient-centered care and evidencebased medicine. Health Serv Res. 2010 Oct ; 45 (5 Pt 1) : 1188-1204.

16) Mitchell P, wynia M, Golden R, McNcllis B, Okun S, Webb CE, Rohrbach V, von Kohorn I. Core Principles and Values Effective Team-Based Health Care: 2012. Discussion paper. Institute of Medicine. Available at: http://www.iom.edu/tbc

17) Nasca TJ, Philibert I, Brigham T, Flynn TC. The next GME accreditation system-rationale and benefits. N Eng/ J Med. Mar 15 ; 366 (11) : 1051-1056.

18) Rao JK, Anderson LA, Inui TS, Frankel RM. Communication interventions make a difference in conversations between physicians and patients: a systematic review of the evidence. Med Care. 2007 Apr ; 45 (4) : 340-349.

19) Rathert C, Wyrwich MD, Boren SA. Patient-centered care and outcomes: a systematic review of the literature. Med Care Res Rev. 2012 Nov 20. [Epub ahead of print]

20) Rocco N, Scher K, Basberg B, Yalamanchi S, Baker-Genaw K. Patient-centered plan-of-care tool for improving clinical outcomes. Qual Manag Health Care. 2011 Apr-Jun ; 20 (2) : 89-97.

21) Rodriguez HP von Glahn T, Elliott MN, Rogers WH, Safran DG. The effect of performance-based financial incentives on improving patient care experiences: a statewide evaluation. J Gen Intern Med. 2009 Dec ; 24 (12) : 1281-1288.

22) Stacey D, Bennett CL, Barry MJ, col NF, Eden KB, Holmes-Rovner M, LlewellynThomas H, Lyddiatt A, Légaré F, Thomson R. Decision aids for people facing health treatment or screening decisions. Cochrane Database Syst Rev. 2011 Oct 5 ; (10).

23) Stein T, Frankel RM, Krupat E. Enhancing clinician communication skills in a large healthcare organization: a longitudinal case study. Patient Educ Couns. 2005 Jul ; 58 (1) : 4-12.

24) Stein TS, Kwan J. Thriving in a busy practice: physician-patient communication training. Eff Clin Pract. 1999 Mar-Apr ; 2 (2) : 63-70.

25) Wright AA, Zhang B, Ray A, Mack JW, Trice E, Balboni T, Mitchell SL, Jackson VA, Block SD, Maciejewski PK, Prigerson HG. Associations between end-of-life discussions, patient mental health, medical care near death, and caregiver bereavement adjustment. JAMA. 2008 Oct 8 ; 300 (14) : 1665-1673.

26) Wynia MK, Von Kohorn I, Mitchell PH. Challenges at the intersection of team-based and patient-centered health care: insights from an IOM working group. JAMA. 2012 Oct 3 ; 308 (13) : 1327-1328.

27) Zhang B, Wright AA, Huskamp HA, Nilsson ME, Maciejewski ML, Earle CC, Block SD, Maciejewski PK, Prigerson HG. Health care costs in the last week of life: associations with end-of-life conversations. Arch Intern Med. 2009 Mar 9 ; 169 (5) : 480-488.

# 誠実さと説明責任
## INTEGRITY AND ACCOUNTABILITY

**5**

## 学習目標

1. 医療の実践に関連して，誠実さと説明責任を定義する．
2. プロフェッショナル集団と社会との間の社会契約の中核要素としての，誠実さと説明責任の重要性を説明する．
3. 誠実さと説明責任を示す行動について概説する．
4. 誠実さと説明責任に対するチームとシステムの貢献を説明する．

Dr. Porter は突然，とんでもない考えに襲われた．彼は，救急外来で患者に書いた処方箋で，ミスをしたことに気がついたのだ．それはとても忙しいシフトの終わりにさしかかり，彼が最後に診察した典型的な蜂窩織炎の患者の時のことだ．これまでに何度もしてきたように，彼はクロキサシリンの処方箋を書き，患者にそれを手渡し，次の仕事に移った．シフトの終わりに診療録を見返していた際に，彼は突然，その患者にはペニシリンアレルギーが記録されていることに気がついた．パニックになりながら，彼は看護師に，患者がもう帰宅したかを尋ねた．一人の看護師が，その患者が薬局に向かっているのを見たというので，Dr. Porter は見に行った．彼は患者が薬剤師と話しているのを見つけた．二人はミスに気がつき，ちょうど Dr. Porter に電話で問い合わせるところだった．彼がどれだけほっとしたことか！彼は薬剤師に感謝を述べ，患者にミスを謝罪した．彼らは一緒に患者のアレルギー歴を見返し，他の安全な抗菌薬を選択した．患者は，最初はかなり怒っていたが，薬剤師と医師のこの問題への対応方法に本当に満足し，Dr. Porter の謝罪をありがたく思った．

## 誠実さと説明責任とは何か？( WHAT ARE INTEGRITY AND ACCOUNTABILITY? )

**誠実さ（Integrity）**とは次のように定義される．「道徳的な原則と人格の健全性とそれらへの忠実性から成り立ち，それらが脅かされたり攻撃されたりするときに防御してくれる美徳のことである．これには，一貫した判断と行動をとり続け，一貫した習慣的な正直さを持つこと，理に叶った安定した正当な道徳的価値観を統合することが含まれる．」(Miller-Keane & O'Toole, 2003)．医療現場での誠実さとは，そうすることが難しい場面であっても，正直さを保つこと，約束を守ること，一貫してプロ

フェッショナリズムの原則を守ること，と定義できる．**説明責任（Accountability）**とは一般的には，信頼性と，患者，同僚，社会一般など，私たちを信頼してくれる人々に応答することを指す．Dr. Porter は過誤に責任を持ち，それを修正して患者に謝罪した際に，このような属性があることを示した．

## 誠実さと説明責任がなぜ重要か？
## ( WHY DO INTEGRITY AND ACCOUNTABILITY MATTER? )

誠実さと説明責任は，公衆と医療プロフェッショナルの間で信頼関係を確立するための基本である．医師が誠実さを持つことで，患者の信頼を生み，治癒を促進させる健康的な治療関係が構築される．誠実さと説明責任は，医師と社会との"社会契約（Social contract）"の基礎を構築し，それがプロフェッショナルに自己規制を行う特権を与える．確かに，歴史が示すように，この社会契約は脆いものである．もし私たちが信用を維持できなければ，この契約は取り消されてしまう．おそらく，医療での社会契約の脆さを示す最も有名な例は，1980 年代終盤にイギリスのブリストルで起き，それにより医療プロフェッショナル集団の自己権能に大きな制限がかかることとなった事例である．**図 5-1** にそのケースの要約を示す．

> 「1980 年代終盤に，Bristol Royal Infirmary（病院）の診療スタッフの数人，特に Stephen Bolsin という最近赴任した上級専門医である麻酔科医が，成人と小児両方の心臓手術を担当する 2 人の外科医が行う小児心臓外科手術の質について疑問を抱くようになった．端的に言えば，彼らの小児心臓手術の結果がイギリスの他の同等な専門部門よりも劣っていたことが示唆されたのである．そして，特にある術式では死亡率が有意に高かった．1989 年から 1994 年にかけて，この件に関しては病院の外科医，麻酔科医，循環器医，病院管理者との間で対立が続いていた．英国外科医師会（The Royal College of Surgeons）と保健省（Department of Health）の両方が加わり，ますます激しい論争に発展し，この問題にメディアも気がついた．最終的には，新しい小児外科専門医を配置することと，それまでの間は，特定の手技については一時停止して観察すべきとの合意に達した．1995 年 1 月，新しい外科医が着手する前に，麻酔科医，一部の外科医，保健省の忠告に反して，Joshua Loveday という小児の手術が予定された．患者は死亡し，これによりその後の手術は中止され，ロンドンの Great Ormond Street Hospital for Children からの専門家による外部調査が依頼され，さらに地域や全国メディアからの注目を集めることになった．
> 英国医事委員会（General Medical Council (GMC)）に何人かの子供の親が訴えたことで，1997 年にブリストルでの事例の調査が開始され，特に 53 人の小児（うち 29 人が死亡，4 人に重篤な脳の後遺症）の事例を検証した．GMC の調査は，手術に関わった心臓外科医である James Wisheart と Janardan Dhasmana と，当時病院の最高責任者だった放射線科医の John Roylance の 3 人の医師を，深刻な職務上の過誤で有罪と 1998 年に結論づけた．Wisheart 氏と Roylance 氏は，医師登録簿から抹消された．

▶ 次ページに続く

保健大臣は，ロンドン大学の保健法，倫理学，および政策学の教授である Ian Kennedy 教授を委員長として，直ちに全面的な公開調査を行った．調査には 1400 万ポンドを要し，1998 年 10 月に聴取を開始し，最終的には NHS への 200 近くに上る勧告を含む報告書を 2001 年 7 月に提出した.」

## 図5-1　ブリストル病院小児心臓外科での出来事の概要

Walshe K, Offen N. A very public failure: lessons for quality improvement in healthcare organisations from the Bristol Royal Infirmary. Qual Health Care.2001 December;10(4):250-256.

　ブリストル事件として知られるこの出来事から学ぶことは多く，多くの問題が解決されていないままである．後から考えると，行動が起きるまでこれほど時間がかかった理由を想像するのは難しい．子供たちが亡くなったときにどうして誰も何も言わなかったのか，あるいは，これほど転帰の悪い部署に，なぜ小児科医たちが患者を紹介し続けたのか，と思うことだろう．これには，個々の医師の問題に加えて，多くの保健システムの問題が関与していた（調査には，109 件の改善勧告が含まれていた）．さらに，データ収集と報告は，今ほど広範でもしっかりしたものでもなかった．ブリストルで起きたことの全てを探ることは本章の範囲を超えるが，重要な教訓は，医療プロフェッショナル集団が自己規制の義務を怠ったことにより監査を受けることになったことである．ブリストル事件はイギリスでのプロフェッショナル集団を大きく変化させることに大きく貢献した．重要な変更点は，医療プロフェッショナル集団の主要な規制機関であった GMC 自体が，保健専門職の規制評議会によって監督されるようになったことである．評議会は，社会の関心に対応していないと感じた場合や，医師に課された制裁があまりに寛容であると感じた場合には，介入する権限を持つ．つまり，プロフェッショナル集団にはその業務を監督する規制機関がつくようになった．プロフェッショナル集団はそのプロセスに関わるものの，評議会（GMC の統治機関）のメンバーの半分は一般社会から構成されるようになった．

　ブリストルでの残念な結果には多くの医療従事者が関わっていたが，社会からの怒りの多くは外科医たちに向けられ，看護師など他のチームメンバーや病院にではなかった．これは，伝統的に医師や外科医がどのように見られてきたか−ヒエラルキーのトップ，あるいはチームリーダーとして−を反映しているものかもしれない．過去には，ほとんどの患者は，彼らが受けるケアの責任は，患者への説明責任の"所有権"を持った個々の医師にあると考えていた．しかし，患者ケアにはチームが責任を持つ傾向が強くなってきた．患者ケアに対して，医師は"最も責任ある"立場ではあるが，総合的に"所有権"を持つ統合された多分野チームが責任を持つ（Park et al, 2007）．個人個人は，よりチームに頼って専門性と継続性を提供することができるようになるが，一方で，個人はそれぞれが所属するチームやシステムの中での行動や活動に責任

を持つ必要がある．つまり，チームまたはシステムは，各プロフェッショナルが患者に対して負うべき責任を薄めるものではない．

　この章では，個々の医師，医療現場，プロフェッショナル組織が，誠実さと説明責任という価値観を高めることができるような行動について議論する．個々の医師についてのセクションでは，いくつかの例を挙げて，それぞれの医師の行動がどのように誠実さと説明責任という価値観をサポートできるかを説明する．トピックとして，機密保持，インターネットの使用，患者との不適切な関係，医療過誤，および利益相反のマネジメントを扱う．

## 個々の医師の行動とスキル
## ( BEHAVIORS AND SKILLS OF INDIVIDUAL CLINICIANS )

### 機密保持 (Confidetiality)

機密保持は，患者ケアにおいて最も重要なものである．患者は，医師や医療プロフェッショナルと話した情報が安全に守られることを完全に信頼した上で，デリケートな情報を含む人生のあらゆる情報について自由に話すことができなければならない．私たちは，患者たちが自分と共有した情報を保持する責任を患者たちに負っており，実際これは法律で明文化されている（例えばアメリカの健康保険の携帯性と説明責任に関する法律（Health Insurance Portability and Accountability Act）や，カナダの個人情報保護と電子文書法（Personal Information Protection and Electronic Documents Act）など）．しかし，患者の機密性を保持することの重要性を概説することと同じくらい簡単に，違反がどのように起きるかを理解することができる．以下のシナリオを考えてみよう．

　外科チームがエレベーターの中でその日の患者リストについて話している．はじめは，乗っているのは彼らだけだったが，ある階で別の3人が乗ってきた．シニアレジデントは話している途中だったので，彼は以下のように話し続けた．「ただ腹の中に入っていって，腸をたたき切ってしまおう．それが Dr. Roberts が好きなやり方だろう，とにかくたたき切る．後で人工肛門が必要になるけど，大した問題じゃないだろう」他の2人のレジデントがケラケラと笑い，残りの3人の傍観者は沈黙して見ている．

このシナリオには，プライバシーや機密保持の問題が含まれているだろうか？特定の患者名や具体的な疾患名は示されていないため，第一印象としては問題ないと思われ

るかもしれない．しかし，もしエレベーターに乗っていた誰かが，これから腸の手術を受ける患者の見舞いに来た友人や親戚だったらどうだろうか？あるいは，Dr. Robert の名前を知っていたり，これから彼と面談の予定だったりしたらどうだろうか？訪問者は，自分の大事な人のことを話しているのではないか，と当然ながら考えるだろうし，人工肛門などの詳細についてはまだ何も知らない（あるいは知ろうと思わない）かもしれない．しかし，もし彼らが手術を受ける予定の人の知り合いでなかったとしても，医師たちが無邪気に患者のことについて笑いながら話している姿を見てどう思うだろうか？彼らは，もしかしたら全ての医師がこのように患者のことを話すのではないか，もしくは，自分のかかりつけ医もそんな風に話しているのではないか，と不安に思うかもしれない．このような行動がアンプロフェッショナルであるのは，個人情報保護違反の可能性があるだけでなく，患者の医療従事者への信頼を損なうためである．そしてこのような行動は，教育システムや組織の評判を下げることになる．

　不注意による患者の機密保持違反は，他にも様々な方法で起きる可能性がある．たとえば，患者リストが食堂のテーブルにそのままになっていたり，患者名が見える形でポケットから飛び出していたりしているのを見たことがあるだろう．また，コーヒー待ちの列で患者に関することを議論していたり，混雑した救急外来の廊下で患者のコンサルトをしていたりする場面は，誰でも見たことがあるだろう．このセクションは個人の行動について扱っているが，ここではチームも役割を担っていることに注意する必要がある（例えば，会話を中断する，患者に関する説明や議論の際には十分なプライバシーを確保する，気をつけて患者受け渡し情報リストを追跡管理するなど）．組織もこのような違反が起こりにくくするような方針を作成し，サポートをすることができる．例えば，全ての患者の診療，診察がプライバシーの守られた環境で実施できるよう保証することや，患者リストを安全でないパソコンからメールしたり印刷したりすることを禁止するなどである．要するに，これらも責任の共有なのである．

### インターネットの使用 ( Use of the Internet )

Karen は最初の臨床実習を始めたばかりの医学部３年生である．彼女は元々活発な社会生活を送っていたが，オンコールや長時間労働のため，今までのように友人とつきあうことが難しいことが徐々に明らかになってきた．彼女は Facebook ページでの活動は維持しており，自分の考えや感情を友人やフォロワーとしばしば共有していた．救急医療部での特に大変なシフトからの帰宅後，彼女はそのことについて投稿した．「今夜の ER はまるで動物園！人があちこちの方向から入ってくるの．それも，全然，本当の救急じゃないような色々な問題でよ．あの人たちは，何年も喫煙や飲酒をして，自分たちの身体に気を遣わないで，それでいて，私たちに何とかしてもらうことを期待しているの．こんな人たちがシステムの負担になっているのは，本当にイライラするわ．」

| 演習 5-1 |
| --- |
| 1. あなたが最近目撃した（または参加した）守秘義務違反を思い出してください. |
| 2. そこで何が起きたか説明してください. 誰が関わっていたでしょうか？違反となった情報の性質はどのようなものだったでしょうか？ |
| 3. その違反が起きることを中断したり止めさせたりするための行動や声かけはありましたか？今，考えて，あなたに何かできたことはありましたか？ |
| 4. その出来事の後に，逸脱をした個人またはその他の人に対して，何かが行われましたか，あるいは言われましたか？ |
| 5. このような逸脱の発生を減らすために，あなたの組織ではどのような戦略を講じることができますか？ |

Karen は何かアンプロフェッショナルと判断されるようなことをしただろうか？機密保持という観点からは，彼女は具体的な患者や医療従事者を特定できる個人名や具体的な情報は挙げていない．しかし，彼女がどの病院または医療機関のことを言っているのかを推測することは難しくないだろう．これは誠実さの問題である．過去の時代－インターネット以前の時代－であれば，彼女は同じ言葉を，電話で友人や家族に話しただろう．上の世代であれば，誰でも大変なシフトの後に同じようなことをぶちまけたことを思い出して動揺するかも知れない．しかし，ここには2つの重要な違いがある．一つ目は，インターネットの公共性である．設定で“友達”だけが投稿を見られるように制限することは可能なものの，最近の研究ではこの設定を有効にしている医学生は 2/3 に留まると報告されている（MacDonald, Sohn, & Ellis, 2010）．さらに，“友達”のコンセプトがあまりにも緩いため，プロフェッショナル集団ではない家族や知り合いが投稿を閲覧し，それを彼らの“友達”に再投稿することができる．そのため，投稿された情報は，真にプライベートに扱われたとは言い切れないのである．もう一つの重要な問題は，オンラインに投稿された情報は，潜在的に永遠にそこに残る可能性があるという永続性の問題である．たとえば，ツイートは，たとえ後からユーザーアカウントやタイムラインから削除されたとしても，すべて議会図書館にアーカイブされている．電話で友達に愚痴を言うことは，プロフェッショナリズムに多少は違反しているかもしれないが（例えば患者に対して軽蔑的な表現を用いるなど），オンラインで同様の暴言を吐く場合のような存続力（または潜在的な危険性）はなかった．

　医学生についての研究によると，ほとんどの学生とレジデントはオンラインの活動をしており，忙しい臨床のローテーションの中でも彼らの社会生活を維持するために必須であると考えている．中には2つのオンラインの顔－一つがプライベート，もう一つがプロフェッショナル－を持つことによりこれを解決しようとする者もいるが，これは負担が大きく，混乱を招く可能性がある．また，両者を取り違えてしまうこともよくある（個人メールを送ろうとして，いとも簡単に“全員に返信”を押す間違い

をしてしまうように). 学生は専門職としてのアイデンティティ形成の際に, 元の自分の感覚を維持しようともがき, 拘束感を感じると報告している. そして, この緊迫感がプロフェッショナリズムからの逸脱につながりうる. ある研究では, ガイドラインがあれば, 境界, 守秘義務, オンライン・プロフェッショナリズム*に関連するその他の問題について学ぶのに役立つ, と医学生たちは感じているという. しかし彼らは, "ルール" という考え方には拒否的で, 彼らの社会生活を規制しようとすることが公正だとは考えていなかった (Chretien et al, 2010). 彼らの視点は, 患者の世話をすることに関して学生を信頼するのであれば, ソーシャルネットワークに関しても善悪の判断ができる, と学生を信頼すべきだというものである. "デジタル・プロフェッショナリズム" のガイドラインの多くは, この精神を念頭において作成されている. これは, 医療プロフェッショナルがオンラインでできることとできないことを制限や規制することを目指すのではなく, オンラインの使用に関する情報とガイドラインを提供している (**図 5-2**). 考え方としてはこのようなガイドラインは, 関係するすべての人々に教育的であるべきだということである.

*訳注:オンライン・プロフェッショナリズム;SNSなどの使用にまつわる
　プロフェッショナリズムのこと

---

1.　自分の関心事について表明する際にも, 自分の責任に見合ったオンラインでのプロフェッショナルとしての存在を確立し維持する.

2.　プライバシー管理を利用して, 自分の個人的なプロフィールを管理し, 法廷で "プロフェッショナルとして適切" であると弁解しづらいことは公表しないようにする.

3.　自分の言動が他者からどのように受け取られるかを注意深く批判的に考え, オンライン中は適切な抑制を持って行動する.

4.　自分の言動が他者 (個人や組織) にどう影響するかについて注意深く批判的に考え, それに応じて行動する.

5.　自分の言動が将来にわたりどのように受け取られるかについて注意深く批判的に考える. オンラインでの全ての行動は永続的に残るものであると考える.

6.　攻撃や偽装の可能性に用心する. 自分のオンライン上の評判を守る方法や, そのような事象の際に活用できるリソースを知っておく.

7.　オンラインのコミュニティもコミュニティの一つであり, その中にいても自分はそこでのプロフェッショナルである.

## 図 5-2　医学におけるオンライン・プロフェッショナリズムの原則

Ellaway R. Digital Professionalism. Med Teach 2010;32(8):705-7.

　前述の例は，オンライン上で患者に対して軽蔑的な表現を使った医学生の例であったが，医学生が自分自身の個人的な内容について投稿する場合にも同様の問題が起こる．研究によると，医療系学生や専門職は，旅行，パーティーや社会的行事など，自分たちの個人的な情報や写真を投稿することが多い．学生は酔っているか，部分的に服を脱いでいるように見えたりする．先述のように，誰がこの投稿を見るかの点や情報が永続する可能性の他にも，このことは"個人"と"プロフェッショナル"との間の緊張という別の問題を提起する．医療プロフェッショナルとしての新しいアイデンティティを構築する際，学生は悪戦苦闘し，新しいルールや行動への制約に逆らうことがある．しかし医療機関や認可機関はこの区別をしていないことに注意することが重要である．医療現場の外での行動に対して，公的に制裁や懲戒を受けた前例がある（例えば，"運転中の激昂"や，個人の所得税の脱税など）．

　このように，私たち教育者の義務は，医学生やレジデントを教育して導き，彼らがプロフェッショナルとして成長していくにつれ期待される事柄について，彼らが完全に認識していることを確認することである．米国内科学会と医事審議会連合から最近公表された政策声明には，医師や研修生に役立つ一覧が含まれている（**表 5-1**）．(Farnan et al, 2013)

## 表 5-1　医師のオンライン活動：利点，危険性，推奨される防衛措置

| 活動 | 潜在的利益 | 潜在的危険性 | 推奨される防衛措置 |
|---|---|---|---|
| ・ 電子メール，テキスト，インスタントメッセージを用いた患者とのコミュニケーション | ・ アクセスの向上<br>・ 急がない問題に対しても即時に回答できる | ・ 機密保持に関する懸念<br>・ 対面あるいは電話でのやりとりに取って代わる<br>・ デジタルでのやりとりによるあいまいさや誤解 | ・ デジタルでのコミュニケーションにふさわしい問題の種類についてのガイドラインを作成する．<br>・ デジタルでのコミュニケーションを，対面でのフォローアップを維持できる患者に限定する． |
| ・ 患者情報収集のためのソーシャルメディアサイトの利用 | ・ リスクのある，または健康を害する行動をとる患者を観察し相談を受ける<br>・ 救急の際には介入する | ・ 情報源に関して要注意のことがある<br>・ 医師患者関係において信頼を損なう可能性がある | ・ 調査する目的と調査結果の適用について考える．<br>・ 現在提供しているケアに対する意味合いを考える． |

▶ 次ページに続く

| 活動 | 潜在的利益 | 潜在的危険性 | 推奨される防衛措置 |
|---|---|---|---|
| ・ オンラインの教育源や関連情報の患者との利用 | ・ 自己学習を通じて患者のエンパワメントを促進する<br>・ 情報源が乏しい環境を補完する | ・ ピアレビューされていない教材による不正確な情報提供<br>・ 虚偽の治療や効果を示す偽"患者"サイト | ・ 内容の正確性を綿密に調べる.<br>・ 評判の良いサイトや情報源のみを患者に紹介する. |
| ・ 医師によるブログ, マイクロブログ, 他の人のコメントに対する医師の投稿 | ・ 患者擁護と公衆の健康増進<br>・ インターネット上の会話に医師の"声"を反映させる | ・ 患者や同僚を誹謗するオンラインのネガティブな内容, 例えば「うさ晴らし」やわめきちらし | ・ 「投稿する前にひと呼吸置く」<br>・ その内容とメッセージが, 個人およびプロフェッショナル集団としての医師についてどのようなメッセージを送ることになるかを考える. |
| ・ 公共のソーシャルメディアサイトへの医師自身の個人情報の掲載 | ・ ネットワーキングとコミュニケーションができる | ・ プロフェッショナルと個人との境界が不鮮明になる<br>・ 個人としての, あるいはプロフェッショナルとしてのあり方に影響する | ・ オンラインでの社会的行動においては, 個人とプロフェッショナルとで異なる人格を維持する.<br>・ 公共で利用可能なツールはよく吟味して使用する. |
| ・ 患者ケアに関して同僚に相談するために医師によるデジタルツール(例:テキストやウェブ)の利用 | ・ 同僚とのコミュニケーションを円滑にする | ・ 守秘義務に関する問題<br>・ ネットワークの安全性と保護されるべき医療情報へのアクセスの問題 | ・ 安全な発信・共有のための医療情報技術を導入する.<br>・ 保護されるべき医療情報への遠隔およびモバイルアクセスについて, 組織のやり方とポリシーに従う. |

出　典：Faman JM. Snyder Sulmasy L, Worster BK, Chaudhry HJ. Rhyne JA, Arora VM: American College of Physicians Ethics, Professionalism and Human Rights Committee; American College of Physicians Council of Associates; Federation of State Medical Boards Special Committee on Ethics and Professionalism*. Online medical professionalism: patient and public relationships: policy statement from the American College of Physicians and the Federation of State Medical Boards. Ann Intern Med. 2013 Apr 16; 158(8):620-622.

### 患者との関係 ( Relationship with Patients )

医療者には，患者との関係の中で誠実さと説明責任を示す機会が沢山ある．適切な境界線を維持することは，全ての医療プロフェッショナルが習得すべき必須のスキルであり，この領域で逸脱が起きると特に深刻で有害となる可能性がある．医師が自分の患者と性的関係を持ったという事例は，誰でも見聞きしたことがあるだろう．幸いなことに，このような事例は全体では比較的少数であるが，このことは未だに医師免許を剥奪される原因の一つである（Alam et al, 2011）．患者に暴行を加えるような行動が明らかに間違いであることは，全ての医療プロフェッショナルが認識することであろうが，その他の境界的な問題には議論を呼ぶものもある．

　例えば，患者と友人関係や社会的な関係を持つことは望ましくない，と通常は考えられるが，問題となるのはその文脈である．もしあなたが小さい集落や過疎地域の唯一の医師であり，患者と友人関係になることが避けられないとしたら，その関係を否定するとあなたは完全に孤立してしまう．しかし，手引きとなるルールや方針もあり，患者のニーズを最優先に保つことが重要である（米国医師会，2013a）．興味深いことに，そのような関係への医師の支持率は，特定の文脈上の要因により変化することが明らかになっている．1600人以上の医師を対象とした調査では，社会的およびビジネス上の患者との関係を潜在的に支持する者は，それぞれ91%，65%だったが，女性，非白人，海外の卒業生からの支持率は低かった（Regan, Ferris, & Campbell, 2010）．

　境界線の侵害と交差とを区別する著者もいる．境界線を交差することは，より軽度で無実なものに思われるが，時間と共に侵害に発展する可能性がある．よく引用される交差の一例は，高齢の患者が自分の家庭医に手作りクッキーを渡す場合である．そのような贈り物を拒否することは，患者に恥ずかしい思いをさせ，彼女の自尊心を傷つける可能性があり，害の方が大きいかもしれない．代わりに，患者に贈り物は不要であることを伝えた上で感謝を述べ，贈り物が少しでも個人的なものにならないよう，クッキーをオフィス全体で分けることができるかもしれない．しかし，もし患者が毎回の診察のたびに贈り物を持ってきたり，贈り物がより高価で個人的な物だったりしたら話は別である．そのような贈り物を受け取ることは，医師患者関係を変えるリスクがあり，客観性を損なうことにつながるため，望ましくないと自覚する必要がある．このことにより，意識的（または無意識的）に患者の症状を軽く，または重くとらえたり，不必要な検査や治療に応じたりするなど，患者ケアに影響を及ぼす可能性がある．

　患者から贈り物を受け取ることは，全ての診療において起こりうる日常的な境界線への挑戦である．このような挑戦を避けることは望ましいが，それが難しい場合もある．ここでの目標は，そのような場合にプロフェッショナルなやり方で対応することを修得することである．このような挑戦への対応を補助するための自己評価ツールの例を**図 5-3** に示す．

この自己評価ツールは27個の質問からなる。このツールを使用する目的は，プロフェッショナルとして患者との境界を保つことに関して認識を高めるのに役立てること，自己省察を促すこと，および医師間でオープンな議論を推進することである．

質問に回答する際には，以下に述べられていることが起きる頻度（つまり，まれに，日常的に，時々，頻繁になど）について考えてみよう．回答後，オンタリオ医師会のウェブサイト（欄外参照）で議論のポイントを復習してみよう．議論のポイントでは，質問の背景にある論旨と，それがどのように境界を保つことの問題と関係しているかが示されている．

1. ある患者が自分の診療から去ったらどう思うか？またなぜそのように感じるのか？
2. 恩知らずに思える患者に対して，診療を継続したくないと感じるか？
3. 自分に感情的に依存している患者に対して，医師患者関係を終了させることを避けようとするか？
4. 自分の勧めに応じる患者を好意的に感じるか？
5. 期待される治療効果が上がっているのに文句を言う患者に対して，自分はどのように感じ，行動しているか？
6. 自分が考える効果的な治療法と衝突する文化的なタブーを，自分はどのように扱っているか？
7. 特定の患者について考えることに，不均等な量の時間を費やしていないか？
8. 意識的あるいは無意識的に，言葉，声のトーン，態度で患者が自身の診療に関する意思決定プロセスに参加しにくくなるようにしてはいないか？
9. 患者からの不適切な贈り物を受け取っていないか？
10. 診療現場で出会った患者に，個人的な利益のための助言を求めていないか？
11. 特定の患者を診察すると知って，自分の容姿により注意を払うことはないか？
12. 患者の個人的な生活について知るために，診療上必要とされる以上に患者の個人情報の詳細を聞こうとしていないか？
13. 特定の患者に対して，日常的に好意的な行動をとったり，特別な手配（時間外や診療外の予約，通常の予約時間の延長など）をしたりしていないか？それはなぜか？
14. 患者が魅力的だったり，重要人物だったりした場合に，その患者に異なる対応をしていないか？
15. 自分の個人的な問題を患者と共有していないか？
16. 特定の患者と個人的な関わりを持つことについて，考えたり想像したりすることがあるか？
17. 診療上予定された訪問以外に，特定の患者と社会的な接触を持とうとすることがあるか？もしそうなら，それはなぜか？
18. 患者に良い印象を与えるために，自分の個人的な事柄を伝えることがあるか？もしそうなら，それはなぜか？
19. 特定の患者のことを考えたり，その患者の診療を準備したりするとき，興奮と情熱の感覚を持つことがあるか？
20. 患者が自分を誘惑してきた場合，自分の性的魅力への喜ばしいサインだと思うか？
21. 自分の社会的な知り合いに薬の処方・診断をすることがあるか？
22. 患者に対して，自分に個人的な便宜を図るように頼むことがあるか？
23. 患者とビジネスの取引をすることがあるか？
24. 通常診察や，緊密な接触を伴う診察をする前に，自分がこれから行う診療行為について説明しているか？
25. 患者が脱衣する際には，適切にカーテンをかけたり，退室するなどして，患者の快適性とプライバシーの保護に努めているか？
26. 緊密な接触を伴う手技や診察の際に，患者の快適性を確保しているか？
27. そうすることが適切な状況下で，診察の際に第三者に同席してもらいたいかを患者に確認しているか？

## 図 5-3　自己評価ツール

出　典：College of Physicians and Surgeons of Ontario. Members Dialogue: Maintaining Boundaries with Patients. September/October 2004.

WEB サイトアドレス：http://www.cpso.on.ca/uploadedFiles/downloads/cpsodocuments/members/Maintaining%20Boundaries.pdf

### 利益相反の管理 ( Managing Conflicts of Interest )

米国医学研究所は，利益相反（COI）を「主要な利益に関わる専門的判断や行動が副次的利益により不当に影響されるリスクを伴う一連の状況」と定義した（Lo & Field, 2009）．主要な利益とは，通常，患者に関することを指すが，研究の完全性の保持や，医学教育の質のことも指す．副次的利益とは，金銭的利益を指すことが多いが，専門家としての昇進，個人的成功の承認，友人や家族への好意的行為，などを意味することもある．医学部3年生の精神科研修での以下の例を示す．

著名な客員教授が大学を訪問しており，近くの素敵なレストランで勤務時間後に話をしてくれることになった．研修管理者が学生グループも一緒にどうかと誘った．他の学生は，特にそのテーマに興味がなかったことと，"薬の話"が医学生と企業との関係に関する学校のガイドラインに違反するかもしれないと心配だったため断った．しかしLisaはキャリアとして精神科に興味があり，これは勉強になり，研修管理者や他の教員と交流する（そして彼女の興味を示す）良い機会かもしれないと考えている．さらに，もし断る人が彼女だけだったら，否定的な注意を引くのではないかと心配している．

これは利益相反にあたるだろうか？誰の利益相反だろうか？ Lisa に注目すると，学校の規則に違反しないことと，バイアスのかかっている可能性のある情報にさらされないことに対して，影響力のある人たちと知り合いになるまたとない機会であるという競合する欲求が読み取れる．言うまでもなく，もし彼女が招待を断ったら悪く思われるかもしれないという彼女の不安もある．少なくともここまでで，彼女は何も悪いことはしていない．全ての利益相反を回避することは不可能である－この一連の状況は，学生たちとは独立して生じている－しかし，彼女は今難しい立場に立たされている．私たちのプロフェッショナルとしての責任とは，このような利益相反に対して，主要な利益を守り，副次的な利益に不当に影響されないように調整することである．この場合の主要な利益とは，医学教育の質であり，Lisa は影響力のあるリーダーたちからバイアスのある臨床情報が示されるかもしれない．しかし，彼女は同時に，専門家としての昇進や承認への欲求に不当に影響される危険にもさらされている．他の学生は，学校の規則に違反する可能性については正しいかもしれないが，実際にはこの夕食会で企業がどのような役割を担っているかは不明である．Lisaは決断する前に，まずこの点についてはっきりさせるべきかもしれない．また，企業を全く介さずにこの教授や他の教員と会える他の機会があるかについても聞くこともできるだろう．

　システムの観点からは，このような状況が起きるにあたり，他のメンバーがどのような役割を果たしたかを検討することが重要である．この場合は，講演者を招き，夕

食会を企画した部門や，会に学生グループを招待した教員などである．

　教育活動を継続するために食事や資金などの贈り物を受け取ることが，医師に影響するというエビデンスがある．例えば，処方コストの増加やエビデンスに基づかない処方などである（Wazana,2000）．小さな贈り物でも影響があるが，残念ながら贈り物の平均額は決して小さくない－近年の研究では，医師一人あたりへの支払額は約5000ドルであった（Kesselheim et al, 2013）．このような問題のため，多くの大学や教育医療機関では，学生および教員向けに，企業との関わり方についてのガイドラインを作成している．幸い，このような規則は有効なようである（Ehringhaus et al, 2008）．最近の研究では，製薬会社の関与についてのより厳しい規則（例えば贈り物を制限する）を設定した学校では，卒業生のよりよい処方行動につながっていた（King et al, 2013）．米国医学生協会（American Medical Student Association）（2012）は，各医科大学のCOIに関する規則を評価するスコアカードを発表している．2012年には，A評価を得た学校は18％で，B評価が49％であり，企業とのかかわりに関するポリシーの存在は良好な診療につながっていることが示唆された．規則がない，またはガイドラインに違反するような規則のために落第となった学校はほとんどなかった．Institute on Medicine as a Profession（IMAP）は医科大学のCOI規則の例やカリキュラムの材料をウェブに挙げている（http://www.imapny.org/）．

Daniels医師は大きな総合クリニックに勤務する内科医で，彼女はそこで勤務する6人の心臓専門医のうちの1人に，自分の患者をよく紹介する．彼女は，他の心臓専門医だと様々な治療法が用いられているのに，自分の患者がDr. Wellsの診察を受けるとそのほとんどがステント治療を受ける結果になることに気がついた．初めは，これは偶然か，彼女がどういうわけかより具合の悪い患者をDr. Wellsに紹介しているのかもしれない，と考えた．しかしある時，彼女の同僚が何気なく次のようなコメントをした．「Dr. Wellsのそのことについてだったら，みんな知っているよ．」Dr. Wellsは，1人で血管造影検査を実施して解釈し，その患者にステント治療が必要か（そして何本か）について判断し，その手技を1人で実施する．他の誰も，画像すら確認していない．Dr. Danielsはさらに，心臓専門医がステント治療によって賃金を支払われることを知って驚愕した．彼女は，自分の患者が過剰な治療とリスクを負ったかもしれないこと，Dr. Wellsが患者を第一に考えない行動をしているかもしれないことを心配している．

この場合，Dr. Wellsにとっては金銭的COIが発生している可能性が高いと考えられる．彼は確かに，金銭的利益という副次的利益に影響されて，彼の患者たちの最善の利益のためには行動していないかもしれない．このような利益相反の可能性を知った今，Dr. Danielsはどうすべきだろうか？残念ながら，"みんな知っている"とはいえ，

誰も Dr. Wells あるいはクリニックの医長にこの問題について持ちかけていない．Dr. Daniels は，第一歩として，これ以上 Dr. Wells に自分の患者を紹介しないことを決めた．しかし，彼女は次にどうするかについて悩んでいた．この懸念について誰かに話すべきだとは分かっていたが，クリニックは一致団結した組織であり，その状態を揺るがすことを不安に感じた．もし彼女が間違っていたら，彼女は自分の人間関係や評判に傷を付けるかもしれない．しかしもし彼女が正しかったとしたら，患者たち－そしてシステム－にとってはよりよいことになるだろう．さらに，もしこの問題が明るみに出て，医師たちは知っていたのに行動をしなかったことが公となれば，医療システムに対する信用を落とすことになることも彼女は分かっている．彼女は，この問題は誠実さと説明責任に関連する重要な問題であることを認識する．大変な仕事ではあったが，彼女はこの問題を親しい同僚の何人かと話し合うことを決めた．驚いたことに，彼らもやっと誰かがこの問題について話題にしたことに安堵していた．彼らは自分たちの患者の情報やデータを集め，グループとしてクリニックの医長に持ちかけた．彼らにとって大変な作業ではあったが，潜在的な問題があることを医長に警告することができた．これに対して，医長はグループ内の侵襲的手技をする全ての心臓専門医から関連情報の収集を開始し，Wells 医師に対処するためのより綿密な文書と証拠を用意した．

　要約すると，COI は不可避かもしれないが，同定して対処することは可能である．IMAP のウェブサイトは医師にとって最適な情報源であり，COI について学び対処するためのツールキットやオンライン講義などの資料が含まれている（Institute of Medicine as a Profession, 2012）．

| 演習 5-2 |
| --- |
| 1. 潜在的な利益相反はどこにでもある．あなたが学生，レジデント，あるいは医師として潜在的な利益相反を経験した時のことを思い出してください． |
| 2. 主要な利益を判別できますか？全ての副次的な利益はどうですか？ |
| 3. 当時，どのように相反を解決しましたか？ |
| 4. 今なら何か別の行動を取りますか（もしあれば）？それはなぜですか？ |

## 誠実さと説明責任におけるチームの役割
## ( THE ROLE OF THE TEAM IN INTEGRITY AND ACCOUNTABILITY )

誠実さと説明責任について，チームメンバーはどのような役割を担っているのだろうか？前述のように，個人の行動についても，チーム内の他の人たちが担う役割があるが，この章では特に，チームに課せられる主要な4つのプロフェッショナルとしての課題に注目する．それらは，健康上の問題のある，あるいは能力に問題のある同僚についての報告，ピアレビューと多面的フィードバックへの参加，医療過誤の開示および調査，患者引き継ぎと紹介，である．

### 健康上の問題のある，あるいは能力に問題のある同僚についての報告
### ( Reporting an Impaired or Incompetent Colleague )

3年目の臨床実習中の医学生3人が，内科実習コーディネーターに相談に来た．彼らは，同級生の Mark が苦労している様子であることを心配していた．彼らは，特に，Mark が非常に不安そうでうまく物事に対処できていないと感じていて，Mark の安全だけではなく，彼の医療提供者としての能力についても心配していた．彼らは，実習コーディネーターにどうすれば良いか相談した．コーディネーターは，彼らが相談に訪れたことは簡単ではなかったことに感謝し，さらに具体的な情報収集を行った．それから彼女は Mark と面談し，他の学生が，彼がうまくやっていないことを少し心配していると伝えた．はじめ，Mark は恥ずかしいと思ったが，数分後，同級生たちが実際に自分の問題を認識して力になりたいと思ってくれていることに，安堵の気持ちを表明した．彼は，個人的な大きなストレスを負っていて，前の実習で苦労したことを打ち明けた．そして，休養が必要かもしれないと提案した．実習コーディネーターは，学生課や学生健康管理課などと連絡を取り，Mark は実習への復帰まで適切なケアを受けることができた．

この状況では，声を上げた学生たちの洞察力と勇気が注目に値する．内科医を対象とした最近の研究によると，苦悩している同僚は，無視，あるいは回避されたりすることが多い．この研究では，仮想シナリオへの対応で，内科医たちは明らかな問題を抱えた同僚に接することを嫌がり，一線を越えることに懸念を示し，自分たちの疑惑が不確実または間違っているのだと感じ，他の人たち（または「システム」）が対処するだろうと感じている（DesRoches et al, 2010 ; Ginsburg et al, 2012）．さらに，問題が精神的疾患や中毒の場合は，癌のような身体的疾患の場合と異なり，より回避的であった．このような状況で前向きに取り組むことは難しいが，学生や同僚が潜在的に彼ら自身，さらには彼らの患者に害を与えることを回避するためには必要である．

　米国医師会は，健康上の問題がある，あるいは能力に問題のある同僚について報告する義務に関する指針を提示している（AMA，2013b）．これは，公衆を保護するための倫理的義務であると考えられている．健康上の問題がある状態とは,「プロフェッショナルとしての活動を行うための医師としての能力に支障を来す」状態，とおおまかに定義されている．法的要件は裁判管轄区によって異なる可能性があるが，基本的な前提として，医師は，健康上の問題や能力に問題のあるために危険なケアが提供される可能性がある場合には介入する立場にあり，それによって，問題となっている医師が必要に応じて助けや治療を受けるのを助けることができる．これは中毒や精神疾患の診断と治療，具体的なスキルの矯正，あるいは改善が困難な場合には診療停止をも含む可能性がある．

### ピアレビューと多面的フィードバック ( Peer Review and Multisource Feedback )

多くの場合，評価は一方向的であり，ほとんど必ずトップダウンで行われている．通常，医学生はレジデントやスタッフから，看護学生は管理者から，レジデントはスタッフとプログラムディレクターから評価される．しかし，同僚や他のプロフェッショナルのメンバーもパフォーマンスについて貴重なフィードバックを提供できるという重要なエビデンスも示されている．医学生を対象とした研究では，学生は，自分たちのニーズと懸念が満たされるのであれば，同僚からの評価に参加したいと考えていた．ある研究では，匿名で，すぐにフィードバックや行動が行われ，肯定的な行動だけでなく否定的な行動にも注目する場合に，学生たちは同僚からの評価に参加する可能性が高くなった．学生たちは発達を促すフィードバックをより好み，支持的な雰囲気が不可欠であると強調している（Arnold et al, 2007）．他の研究では,同僚からの評価は,教員からの評価（Kovach,2009），学生たちの良心の指標（Finn,2009）など，他の指標と相関していた．

　同僚と同様に，他の医療プロフェッショナルもパフォーマンスについて，特に教員には見えない，あるいは分かりにくい態度について，非常に貴重なフィードバックを提供することができる．そして，これは特にヒューマニズム的なケアについてのフィードバックについて言えることである（Woolliscroft 他，1994）．多様な状況で幅広い行動を観察する多くの人たちからの評価を集めることで，形成的評価が豊かなものになる．しかし，このようなフィードバックの有用性が明らかであるにも関わらず，医療プロフェッショナルは，教員であってもピアフィードバックを提供することを嫌がることも示されている．

　ある手技で合併症が増えることが示されたために他の外科医全員が使用を中止したある特定の外科器具を，先輩であり信頼されている外科医の Rasul 医師が使用し続けていることに，外科の看護師とレジデントは気がついた．誰がこのことを廊下で

の立ち話でしたのか，Rasul 医師しかその器具を使用していないことを本人が知っていたのかについて，チームはよくわかっていない．また，誰かがそのことを指摘すべきか，あるいは誰がそうすべきか，もわからない．病院では多くの外科的手技について基準を作成してきたが，この手技については作成されていない．

チームメンバーは，このことに対処することに気が進まず，完全に回避するかもしれない．しかし，これは患者にとって有害であり，患者を不要なリスクにさらすかもしれない．また，その外科医自身にも有害になる可能性がある．もし Rasul 医師が他の医師とは異なる器具を使用していることを認識していなかったとしたら，このようなフィードバックがないと，彼女は前向きに自分の診療を変えることができなくなる．彼女はまた，なぜそのような診療をしているのかについて皆が知らない理由があるなら，そのことについてチームに説明する機会を失ってしまう．もしこのチームで多面的フィードバックのシステムが機能していれば，問題の提起，適切なフィードバックの提供と受け取り，の安全な機会が提供できる．多くの場合，権力の差やヒエラルキーが存在するので，チームメンバーが自分たちのフィードバックを安心して表明できるためには，匿名のシステムが望ましいかもしれない．

　フィードバックを受取り，それに基づき行動することは，プロフェッショナリズムと非常に関連性の強いスキルである．ある研究では，フィードバックに抵抗することは，診療でのアンプロフェッショナルな行動と関連する特に重要な危険信号だと示されている（Teherani et al, 2005）．プロフェッショナルな態度でフィードバックを提供し，受けとることは，学習と成長のための鍵であるが，もちろんネガティブなフィードバックを受けることは当然苦しいことでもある．ある研究では，学生たちは過去に自分が受けた肯定的，否定的両方のフィードバックの詳細について思い出し，強い感情の反応があったと報告した（Nofziger et al, 2010）．しかし学生たちは，同僚から受けたフィードバックによって自分たちの行動が変化したとも報告しており，ほとんど全ての学生が，それは貴重なプロセスだったと述べている．他の研究でも同様に指摘されているが，フィードバックが最も役立つのは，具体的で，信頼できる情報源からのもので，複数の評価者間でも一貫しており（さらに信頼性と妥当性が増す），その内容について信頼できる助言者と議論する機会がある場合である．

　私たちがプロフェッショナルとしてフィードバックを前向きに受け入れ，それを行動に移せば，それは私たちの卓越性の追求を示すこと，社会及び私たちの患者への説明責任を示すことになる．その確立された一例は，カナダのアルバータ内科・外科医会（College of Physicians and Surgeons of Alberta）の Physician Achievement Review (PAR) プログラムである．医師は 5 年ごとに患者や医療専門職たちから，自身のパフォーマンスについての評価を集めなければいけない（Physician Achievement Review, 2011）．同様に，アメリカ整形外科委員会など，認定委員会のいくつかでも，このような多方

面からのレビューを認定更新の一部として義務づけ始めている．このような"360度"評価はビジネスの世界では何年も前から使われていたが，医療の分野でも徐々に文化の一つになってきている．**図5-4**にPAR同僚医師調査表を示す．PARプログラムでは，同僚調査票，患者調査票，自己評価調査票も作成している．詳細は以下を参照：http://www.par-program.org/information/survey-instruments.html

　前述のPARでも見られるように，多面的フィードバックによる評価システムの多くには，患者の満足度評価も含まれている．米国内科専門医機構（ABIM）の，患者による医師の患者中心性，コミュニケーション，近接性，その他の要因についての評価もその一例である（第4章，患者中心のケアを涵養するには　を参照）．専門医認定を維持するためには，内科医は患者評価を集めることを求められる．委員会はそのフィードバックを集計して提供し，医師はそれを元に質改善を行うことができる．多くの病院は，患者からのフィードバックを集めるための何らかのプログラムに参加しているが，その全てが個々の医師に具体的なフィードバックを返している訳ではない．

　"私の主治医を評価しよう"というようなウェブサイトなど，より非公式な患者からのフィードバックに馴染みのある医師も多いだろう．ここに挙げられている意見は，明らかに厳密に集められたものではない．このサイトについて知り，ログインし，評価やコメントを記入するかは，個々の患者や家族次第である．多くの医師はこのようなサイトを閲覧することを嫌がり，科学的ではないと無視するが，このような評価が他の指標，例えば学生による教員評価，と同様の側面で相関することを示す研究もある（Young et al, 2012）．このようなサイトに掲載されている評価は不満のある患者からのものが多いと懸念されているが，それを支持する証拠はない．実際，これらのウェブサイトに掲載されている評価は比較的肯定的であり，医師は，自分が患者からどのように見られているかを見ることで，何かしら学ぶことができる（Jain, 2010;Gao et al, 2012）．たとえコメントが否定的であったり批判的であったりしても，自分たち医師が（たとえ一部の患者からだけだとしても）どのように認識されているかを知ることは，自分たちの行動を改善し続けるために重要である．

　要約すると，他者にフィードバックを提供すること，および自分へのフィードバックを求めてそれを行動に移すことは，プロフェッショナルとしての責任である．私たちはフィードバックを通して省察し，自分たちの行動を改善することができ，それが同時に社会に対して私たちのプロフェッショナリズムと説明責任を示すことにつながるのである．

## アルバータ内科・外科医会　同僚医師調査票　PAR

| | |
|---|---|
| 評価対象医師名：Dr.<br>あなたの名前：Dr. | 記入方法　○を次のようにマークしてください：●<br>ダメな例：⊗や✓ |

あなたと評価対象の医師の関係は以下のどれですか？（1つ選択）
○同僚（同じ診療所）
○相談上級専門医
○紹介元医師

**評価スケールの解釈**

この評価表は様々な医師の同僚に対して用いられるため、あなたに関連しない質問項目も含まれている可能性があります。あなたに関連しない質問項目は、「**評価不能(UA)**」を選択してください。

スケールに従って、挙げられている項目について同僚を評価してください。

あなたは評価対象の医師のことをどの程度よく知っていますか？（1つ選択）
○全く知らない　　○あまり知らない　　○ある程度知っている
　　○よく知っている　　○とてもよく知っている

私が知る他の医師に比べて、評価対象の医師は：

| | 最もひどい | 下位半分 | 平均的 | 上位半分 | 最も多い | 評価不能 |
|---|:---:|:---:|:---:|:---:|:---:|:---:|
| | 1 | 2 | 3 | 4 | 5 | UA |
| 1. 患者と効果的に話す. | ○ | ○ | ○ | ○ | ○ | ○ |
| 2. 患者の家族と効果的に話す. | ○ | ○ | ○ | ○ | ○ | ○ |
| 3. 他の医療プロフェッショナルと効果的に話す. | ○ | ○ | ○ | ○ | ○ | ○ |
| 4. この医師が提供する医療サービスの範囲内で，この医師は技術的な手技を巧みに実行する. | ○ | ○ | ○ | ○ | ○ | ○ |
| 5. この医師が提供する医療サービスの範囲内で，この医師は適切な判断を下す. | ○ | ○ | ○ | ○ | ○ | ○ |
| 6. 診断のための検査を適切に選択する. | ○ | ○ | ○ | ○ | ○ | ○ |
| 7. 診断のための情報を批判的に評価する. | ○ | ○ | ○ | ○ | ○ | ○ |
| 8. タイムリーに正しい診断を下す. | ○ | ○ | ○ | ○ | ○ | ○ |
| 9. 適切な治療を選択する. | ○ | ○ | ○ | ○ | ○ | ○ |
| 10. 質の高い医療記録を残している. | ○ | ○ | ○ | ○ | ○ | ○ |
| 11. ケアの移行を適切に行う. | ○ | ○ | ○ | ○ | ○ | ○ |
| 12. 適切な方法で患者を紹介する. | ○ | ○ | ○ | ○ | ○ | ○ |
| 13. 継続的なケアのために，相談上級専門医から患者を戻されて受け入れることを進んで行っている. | ○ | ○ | ○ | ○ | ○ | ○ |
| 14. 患者に継続的なケアを提供する責任が誰にあるのかについて，明確な理解を提供している. | ○ | ○ | ○ | ○ | ○ | ○ |
| 15. 紹介情報について患者に話している. | ○ | ○ | ○ | ○ | ○ | ○ |
| 16. 病の心理社会的側面について認識している. | ○ | ○ | ○ | ○ | ○ | ○ |
| 17. ケアの心理社会的側面のための社会的資源を適切に利用している. | ○ | ○ | ○ | ○ | ○ | ○ |
| 18. 病の心理社会的側面のための適切な紹介をしている. | ○ | ○ | ○ | ○ | ○ | ○ |
| 19. 複雑な心理社会的問題を抱えた患者をマネジメントしている. | ○ | ○ | ○ | ○ | ○ | ○ |
| 20. 複雑な医学的問題を抱えた患者をマネジメントしている. | ○ | ○ | ○ | ○ | ○ | ○ |
| 21. 他の医療プロフェッショナルや医師と協同して，患者のための効果的なケアを提供している. | ○ | ○ | ○ | ○ | ○ | ○ |
| 22. 患者と家族に対して思いやりを持って接している. | ○ | ○ | ○ | ○ | ○ | ○ |
| 23. 患者と家族の機密を保持している. | ○ | ○ | ○ | ○ | ○ | ○ |
| 24. 患者の権利を尊重している. | ○ | ○ | ○ | ○ | ○ | ○ |
| 25. 同僚医師と協力している. | ○ | ○ | ○ | ○ | ○ | ○ |
| 26. 専門能力向上に関わっている. | ○ | ○ | ○ | ○ | ○ | ○ |
| 27. 自分のプロフェッショナルとしての行動に責任を持っている. | ○ | ○ | ○ | ○ | ○ | ○ |
| 28. 医療資源を効率的に管理している. | ○ | ○ | ○ | ○ | ○ | ○ |
| 29. 個人のストレスを管理できている. | ○ | ○ | ○ | ○ | ○ | ○ |

## 図5-4　360度フィードバックの例

出典：Physician Achievement Review (PAR). PAR Survey Instruments.
http://www.par-program.org/information/survey-instruments.html

## 引き継ぎと引き渡し ( Handoffs and Sign-Outs )

レジデントの勤務時間減少*の時代において，患者の引き継ぎは，より頻繁に行われるようになっており,引き継ぎと引き渡しに関する革新的な手法も広がってきている．これは新しい課題だと思われるかもしれないが，あらゆる医療提供者は常に患者の診療の引き継ぎの課題と戦ってきた．シフトの変わり目，ローテーション終了時，休暇取得時，あるいは単に日常の勤務終了時など，医療プロフェッショナルには，自分の患者への診療がスムーズに移行することを保証する義務がある．この移行をどのように扱うかは説明責任の問題である．

> Ahmed は 1 ヶ月間の血液内科研修の最終日にあり，その間，彼は骨髄生検を実施すること以外の全ての学習目標に到達し，最終日を迎えていた．彼は他の人が骨髄生検を実施するところを数件見学したが，自分では実施していなかった．夜間に彼が入院させた患者は急性白血病が疑われ，緊急の生検が必要であった．これが彼にとって最終日だと知って，先輩レジデントは Ahmed に手技をするよう提案した．Ahmed はついに手技をする機会を得たことに興奮していた．しかし，Ahmed は当直後であり，夜中ほとんど起きていた．彼はその患者をよく知り，彼との絆もあるため，その手技をとてもやりたいと思った．彼は，自分は手技をできる状態にあると思ったが，厳密には彼は誰か他の人に引き継ぐべきである．

この場合，Ahmed の選択肢は何で，彼は誰に対して説明責任を負っているだろうか？彼はローテーションでの学習目標の全てにまだ到達しておらず，とても実行したい素晴らしい学習の機会を提示されている．これは彼の完璧さへの追求であり，おそらく彼の未来の患者たちへの説明責任でもあろう．しかし，彼の第一の説明責任は目の前の患者に対して負うべきであり，Ahmed は疲労している．このことは彼の運動および認知機能に影響を及ぼし，患者に追加のリスクを負わせる可能性がある．さらに，彼は勤務時間外で働くべきではなく，もし残るならどのようにこの追加時間を記録すべきかもよく分からない．この場合，彼は自分の所属するプログラムにも責任を負っている．この患者がどうしたいかについても考えてみよう．もし患者が，手技と予想される診断に対して恐怖心を持っていたら，彼は絆と信頼関係を構築しているからといって疲れたインターンに手技を実施してもらいたいと思うだろうか？あるいは，彼は，より元気ではあるが見知らぬ人に実施してもらいたいだろうか？もし別の人が手技を行うとしても，Ahmed は患者の不安を軽減させるために残って手伝うべきだろうか？

＊訳注：勤務時間減少；米国ではレジデントの勤務時間制限が行われている．

　レジデント教育において，引き継ぎの課題は今注目を集めている．教育機関の中には，1週間あたりの勤務時間制限がある機関や，連続勤務時間の制限を設けている機関もある（例：米国卒後教育認定評議会 (ACGME) 認定プログラムのインターンは16時間，あるカナダのプログラムでは24時間など）．しかし，レジデントはこのような制限に従うことで，教育や患者ケアのニーズと相反するという難しい立場に立たされることが多い．勤務時間は終了しているが状態が，不安定な患者を治療している場合や，強い信頼関係を構築している患者・家族が人生の終末期の決断をしている最中の場合，長時間にわたり大変な分娩経過にあった妊婦が今まさに出産しようとしている場合，のレジデントの選択肢を考えてみよう．"去るか，嘘をつくか"と適切に表現されたように，ある研究では，内科や外科のレジデントは"盲目的に"勤務時間制限（duty hour）に従うことと，報告せずにこっそりと長時間勤務することの間での葛藤を表明している（Szymczak et al, 2010）．勤務時間制限以上に職場に残りたい理由は，学習への欲求，患者を助けるため，そして終わっていない仕事を他人に残さないためなどである．さらにレジデントが勤務時間を偽って報告することがある理由として，仕事が遅いとか効率が悪いと思われたくないことや，自分たちの所属するプログラムが（訳注：罰則を適用され研修助成の）資金を失う可能性を避けたいと思うことなどを挙げている．

　外科のトレーニングに関するある研究では，患者への責任を共有し，よりチームやチームリークに頼るような，"新たな"プロフェッショナリズムを構築する必要性があると提案している．しかし，最近の研究では，外科レジデントは未だに長時間勤務が"よりプロフェッショナルである"と考えることが多く，夜勤チームに仕事を引き渡す事を容認する者は少数であった（Coberdill et al, 2010）．これらの研究や他の研究では，レジデントは，このような難しい判断をどのように下すべきかについて，適切な指針や教育を受けていないと述べている．さらに，もし彼らが研修中にこのような状況への対応方法を学ばなければ，その後勤務時間制限がない診療現場に行った際にどうすればよいか分からないのではないか，という懸念もある．だからこそ，このような状況が発生した際には，レジデントおよび教員に対する教育と，オープンな議論が必要なのである．

　今の主治医の多くは，厳しい勤務時間制限のないシステムでトレーニングを受けてきたために，このような葛藤は深刻化する可能性がある．このことにより，もし教員が規制について理解して了解しなければ，誤解，さらには憤慨を生じる可能性もある．教員はこの課題について学ぶ必要がある（Ginsburg, 2013）．

## 医療現場の役割 ( THE ROLE OF THE HEALTHCARE SETTING )

医療現場は，誠実さと説明責任を推進するための鍵を握っている．例えば，説明責任の部分で，医療機関は患者の医療情報保護を維持するための技術や戦略を構築できる．これは，例えば，電子メールや外部保存機器を暗号化する規則や，近くにいる人が解読できないようなコンピューター画面などである．しかし，さらに発展して，医療機関は，誠実さと説明責任が，コアとなる価値観として具体化されるような文化を構築することができる．医療機関の方針は，文書および実践を通して，その組織で働く医師及びその他のプロフェッショナルに重要な枠組みを形成し，適切な行動の指針となる．医療過誤の開示と分析を支持することに関する医療現場の状況の役割というのは，医療機関が誠実さと説明責任の文化をどのように形成するかの良い例である．

Chow 医師は胃に気持ち悪さを感じ，暗いオフィスの中で座っていた．電話が鳴っていたが，彼にはほとんど聞こえていなかった．この 1 時間に起きた事を頭の中で繰り返し考えていたからだ．彼はその症例が難しいことは分かっていたが，手術台の上で患者が死亡するとは予測していなかった．彼はこれまでに同じ手術を難なく何度も実施してきた．今回は何が違ったというのか？彼は別に疲れすぎても，空腹でも，病気でもなかった．翌日が締切りの助成金申請書のことで多少注意は散漫だったが，それはいつもと変わったことではなかった．彼はもしかしたらただの悪い外科医で，これまではただ運が良かっただけかもしれないと考え始めた．彼は，周囲の人たちが"知る"ことになり，他の患者たちの手術をしてほしくないと思うだろうと考えた．彼は罪悪感にさいなまれ，恥ずかしさを感じた．あの異常な血管を避けて，時間を巻き戻して手術をやり直せるならどんなに良いだろうと考えた．彼は，患者の家族にどう対面して，起きたことをどう説明したら良いのだろうか？彼はこの患者とその家族と真に絆を築き，彼らは自分のことを完全に信頼していた．もし彼らが自分を訴えたら？同僚たちにどう向き合ったら良いのか？何年にもわたり外科医として一生懸命働いてきたというのに，もし彼らが自分の特権を取り消したら？彼は，帰宅して自分の家族と顔を合わせることすら考えられなかった．

Chow 医師は患者の転帰と自分が行ったことを惨めに感じている．今，彼は，悲嘆に暮れている患者の家族に彼の犯した過誤を開示するという難しい課題に直面している．どのような過誤でも開示することは難しいが，深刻な被害（または死亡）につながるものの場合には，たとえ経験豊富な医師であっても特に難しい．医師が明確なコミュニケーションの手順に従いながら，過誤について上手に開示する方法の教育には，多くの努力がなされている（Stroud et al, 2013；Chan et al, 2005）．しかし，これが

臨床医にとってどれだけ大変かについては，広くは認識されていない．20年以上前に，過誤を起こすことが医療従事者にもたらす致命的な影響について報告されている（Christensen, Levinson, & Dunn, 1992）．医師やその他の医療プロフェッショナルは，過誤を犯すと自分たちが"第2の犠牲者"になりうる．Wu（2000）はこれを次のようにうまく説明している：「事実上，全ての医師は，ひどい過誤を犯した際の辛辣な現実を知っている．見つけだされて人目にさらされるように感じる．本能的に誰かがこれに気付いたかどうかを知ろうとする衝動に駆られる．あなたは何をするか，誰かに伝えるべきか，何を言うべきかで苦しむ．その後に，あなたの頭の中でその場面が繰り返し再現される．あなたは自分の能力を疑うが，能力のなさが判明することを恐れる．告白すべきだとは分かっているが，懲罰の可能性と患者の怒りを恐れる．」

　10年以上前に発行された「人は誰でも間違える（To Err Is Human）」の中で，米国医学研究所は，プロフェッショナル集団と社会に対して医療過誤に関する問題提起をした．以来，医療過誤の患者，家族への開示と，将来，他の患者に過誤が起きないように過誤から学ぶための，個々の医療プロフェッショナル，チーム，および医療現場の役割が認識されるようになった．開示するためのサポートとなるガイドラインは，世界中の国々で発行されている．**表5-2**にその文例を示す．

　これらのすべてのガイドラインで，過誤についてチームメンバーと話し合い，過誤の開示と分析をすることの必要性を強調している．このようなオープンな議論を許容し推進するようなサポーティブな環境を構築し，過誤の分析を行い，予防システムを構築するにあたり，鍵を握るのは医療機関である．さらに規制機関は，施設による過誤への対応がどのように行われているか評価するメカニズムを使っている．アメリカの全国品質フォーラムは「安全な診療（Safe Practice）」ガイドラインを明示した．これには過誤の開示をサポートするために医療現場が持つべき具体的な方針と方法が含まれている（**表5-2**参照）．昔は，過誤への対応は個々の医師に委ねられており，隠蔽システムの改善につなげられなかったが，この10年間に劇的に変化した．これは誠実さと説明責任がシステム内の全ての利害関係者に共有された素晴らしい例である．

## 演習5-2

1. あなたのチームの誰かがミスをした最近の事例を思い出してください．
2. 何が起きたかを説明してください．あなたはどのようにそのことを知りましたか？あなたの反応はどうでしたか？もしあれば，その際または後日，あなたは同僚とどう話しましたか？
3. あなたの同僚は何らかのサポートやカウンセリングを受けましたか？もしそうなら，それは効果的で十分でしたか？そうでなければ，どうであれば役に立ったと思いますか？
4. もしあなたが過誤をおかしたら，どのようなサポートまたは資源があなたに役立つでしょうか？

## 表5-2　世界の医療開示

| 機関 | 説明 |
|---|---|
| カナダ患者安全研究所<br>Canadian Patient Safety Institute | カナダ開示ガイドライン（Canadian Disclosure Guidelines）（2008年発行，2011年改定）は，有害事象の開示に関する国内ガイドラインである．この中では，開示の原則，開示のための財団組織の設立，開示のステージ，特別な状況における推奨が示されている．<br>（http://www.patientsafetyinstitute.ca/English/toolsResources/disclosure/Documents/CPSI%20Canadian%20Disclosure%20Guidelines.pdf） |
| Harvard関連病院<br>Harvard-affiliated hospitals | 2004-2005年に，Harvard関連病院のリスクマネージャーと医師からなる作業グループは，有害事象について議論し対処するために，自分たちの施設のためのエビデンスに基づいた指針を作成した．この指針では，患者と家族の経験，介護者の経験，および有害事象に対する組織としてのマネジメントについて述べられている．<br>（http://www.macoalition.org/documents/respondingToAdverseEvents.pdf） |
| 全国品質フォーラム<br>National Quality Forum | 「よりよい医療のための安全な実践－2009年改訂（Safe Practices for Better Healthcare － 2009 Update）」は，医療現場（病院，外来センター，救急外来ほか）での開示を補助するためのガイドラインである．Safe Practiceには，患者への開示，医療プロフェッショナルへの教育，24時間の助言サポート，提供者への心理的サポート，および転帰，経過，構造，患者中心の方法に関する要素の具体が明示されている．<br>（http://www.qualityforum.org/Publications/2009/03/Safe_Practices_2009_full(2).aspx） |
| 国家保険サービス（U.K.）<br>National Health Service (U.K.) | 英国患者安全機構（National Patient Safety Agency）（NPSA）は医療機関においてオープンで誠実な環境を構築するためのベストプラクティスを作成した．<br>（http://www.nrls.npsa.nhs.uk/resources/collections/being-open/?entryid45=83726） |

## 組織の役割 ( THE ROLE OF ORGANIZATIONS )

　この章のはじめに述べたように，医療プロフェッショナルは社会と社会契約を結んでおり，とりわけ医師には自己規制の権利が与えられている．プロフェッショナル集団が自律的でありながら透明性を維持するための構造が整えられている．患者および社会一般は，プロフェッショナル集団に対して大きな信頼を寄せている．医師には実践するための能力があり，継続的に自分たちの能力を積極的に維持していると，患者，社会は思っている．多くの一般の人たちは，医師は，航空機のパイロットのように，そのキャリアの中で自分たちの知識をテストするための再確認試験を受けていると思っており，全ての医師が試験を受けることを求められていないことを知ると驚く．実際，患者たちは何か認識が変わるような事が起こらない限り，自分の医師は全てがうまくいっていると大まかに思っている．

　Amelia は 32 歳女性で，美容手技に特化した自由診療のクリニックで脂肪吸引を受けた．Binden 医師がそのクリニックの脂肪吸引の"スペシャリスト"であり，これまでにも同様の手技を多く実施してきた．悲惨なことに，患者に急性の副作用が発生し，彼女は救急車の到着を待っている間に心停止した．彼女の蘇生は成功したが，退院できるまでに何週間も集中治療室（ICU）で過ごした．Binden 医師は，家族が思っていたとおりの形成外科医ではなかった．彼女は美容手技について追加のトレーニングをいくらか受けた一般診療医であった．詳しく調べたところ，Binden 医師のトレーニングというのは 1 週間のコースで証明書を受け取れるものであった．

実例を元に作成されたこのケースは，自己規制の仕組みにおける透明性の重要性に焦点を当てている．Binden 医師は承認されている診療の範囲外で働く医師であった．彼女が脂肪吸引手技を"認定されている"という表現は誤解を招くが，それを Amelia やその家族はどうして知り得ただろうか？壁には彼女の修了証書と認定証がかけられ，州の規制当局に適正な方法で登録されていた．実際，同様の例が多くの裁判管轄区で挙がり，それが（制度の）変化につながった．ある管轄区では，規制当局は，医師が診療範囲を変更するには正式に申し込むことを求めており，大きな変更の場合には，事前に委員会によって評価された新規の有効なトレーニングを行った証明を提示する必要がある．このようなプロセスは，社会への説明責任を果たす一助となっている．

　医師の免許機関の多くは，公に検索可能なデータベースを公開している．誰でも医師を検索し，彼らの専門性や資格，および診療への制限に関する情報，彼らへの苦情などについて閲覧することができる．このようなデータベースにより，医師が診療で直面する懲戒処分の種類や，どのようなリスク因子やレッド・フラッグが重要かにつ

いて調べることができる．このような情報は，医学校，レジデントカリキュラムへの
フィードバックや，ファカルティ・ディベラップメント，および生涯教育企画のため
にも重要である．

　ブリストルの例で前述したように，医師の社会との契約関係は脆弱であり，取り消
されたり，無効にされたりすることもあり，プロフェッショナル集団が自律する能力
を失う可能性もある．

## 結論（CONCLUSIONS）

　誠実さと説明責任は，医師とプロフェッショナル集団に対する公衆からの信頼のた
めに必須のものである．自己規制する特権は，私たちが社会に対して説明責任を全う
することによって与えられている．この特権がプロフェッショナル集団に与えられる
ことを当然だと思ってはならない．なぜならば，一度違反すると医師はその特権を失
うことになる．実際，それがイギリスでの例なのである．

### 困難事例

Shu 医師は，つきあいの長い Mr. Habib という患者を診察している．彼は複数の疾患を持っている
ため，複数のスペシャリストに紹介しないといけない．Mr. Habib はとてもきちんとした人で，自身
の診察記録や検査結果のコピーを毎回の診察に持参していた．今回は，彼は Larkin 医師という，非
常に経験豊富な呼吸器科医で同じクリニックの廊下の先で診療する医師からの紹介に対する回答書
を見せてくれた．Mr. Habib は呼吸困難の症状のために Larkin 医師を受診したのだが，その手紙に
は，Mr. Habib は "詐病" であり，「何度も医療機関を受診して，医療システムを乱用している」と
あり，彼はかなり憤慨していた．Mr. Habib には喘息があり，肺塞栓の既往があったが，Larkin 医師
は何も医学的な問題はないと考えていた．Shu 医師は紹介状の語気の強さに衝撃を受けた．彼女は，
Mr. Habib に対して，このように決めつけるのではなく，呼吸困難の原因を検討してくれるような，
良い医師を紹介すると保証した．Mr. Habib はその言葉に安堵したものの，Shu 医師がその手紙につ
いて "何かしてくれる" のだろうかと疑問に思った．残念なことに，Shu 医師は過去にも Dr. Larkin
医師について，彼を "ぶっきらぼう" とか不親切だと考える患者から苦情を聞いたことがあった．
しかし，このような書面を見たのは初めてであった．

#### この場合，どのようなプロフェッショナルとしての課題があるか？

ここでの最も懸念すべき問題は，患者の呼吸困難の原因への認識不足は言うまでもなく，Larkin 医
師が使用したアンプロフェッショナルな言葉遣いである．この問題は患者に臨床的および心理的に
負の影響を及ぼした．さらに，このような行動は Mr. Habib の医師および医療システムへの信頼を
損なう可能性がある．特に Larkin 医師が彼の行動に対して説明責任を問われなければなおさらであ
る．

　一つの課題は，Mr. Habib をサポートし，彼は医療システムを乱用しているわけではなく，何も悪いことはしていないと言って安心させることであろう．実際，彼は自分の診療記録を完璧に保管していることを賞賛されるべきである．

　もう一つの課題は，Mr. Habib が投げかけた質問である．つまり，この状況で，Shu 医師はどうすべきなのか？彼女は Larkin 医師と直接話すことも考えたが，彼女はスタッフとして新入りで，彼は彼女がレジデントだった際の上司の一人であった．そのため，この選択肢は余りにも彼女をたじろがせることであった．彼女は Larkin 医師のことを病院での彼の上司に報告することも考えた．彼女は，このような行動パターンは他にもあり，自分たちの診療記録に何が書かれているかさえ知らない他の患者たちにも影響を与えるのではないかと心配したからである．しかし，彼女は Larkin 医師と廊下をはさんで勤務しているため，彼女の行動が彼との同僚関係を損ない，さらには彼の部門内で内部告発者あるいはおしゃべり者と烙印を押されるのではないかと心配した．

## この状況でシステムが担う役割は何か？

この状況に至るには，医療システムも影響していた可能性がある．Larkin 医師の部門ではまだ電子診療記録 (EHR；電子カルテ ) を導入していなかった．そのため紹介状は手書きでのみ存在し，チームの他のメンバーは閲覧できなかった．Shu 医師は，もし電子カルテがあったなら，Larkin 医師が患者の手紙にあのような表現を用いてそのままでいられるはずがないと考えた．さらに彼女は，他の医師たちも同じように自分の患者から苦情を聞いたことがあるはずだと考えたが，どうして何も介入しなかったのだろう，と不思議に思った．あるいは，もしかしたら彼らは行動したのかもしれないが，何も変わらなかったのかもしれない．Shu 医師は，自身の病院の規則とプロフェッショナルとしての問題を持つ医師への対処法について，もっとよく知る必要があることに気がついた．

## Shu 医師にできることは何か？

前述の通り，Shu 医師は Larkin 医師と直接話し，患者が"アンプロフェッショナル"な表現を用いた手紙を彼女に見せたことを知らせることができるかもしれない．ただし，"アンプロフェッショナル"という表現を和らげて"疑問がある"程度にして，追求的な態度で切り出さないようにするのがよい．さらに，患者がその手紙で傷ついたことと，彼を診察する他の医師たちもその手紙を見た可能性が高いことを伝えることもできる．また，Larkin 医師の部署の主任の元を訪れ，助言を求めることも考えてもよいだろう．別の選択肢としては，単に Larkin 医師に患者を紹介することをやめることだが，それでは彼女の患者はよくても，他の患者を守れないことに気がついた．

## Shu 医師がすべきことは何か？

難しいかもしれないが，Shu 医師は Larkin 医師に患者を紹介する事を止めてこの状況をただ回避すべきではない．Larkin 医師と対話を始めるのが一つの良い選択肢である．準備として，Shu 医師は対話の目的を明らかにする必要がある．すなわち，彼女は何を達成したいと思っているかを頭の中ではっきりさせる必要がある（患者の要求を尊重することとは別に）．懲罰的であったり，怒ったりするよりも，彼女はこの問題に注目を集めることにより，同じような行動が繰り返されることを阻止したいと願っていた．従って，彼女は具体的な行動（軽蔑的な言葉使い）とその影響（患者にだけでなく，Larkin 医師自身に対しての）に焦点を当てるべきである．Larkin 医師への影響には，同僚たちの間での評判が傷つけられることと，それが彼の診療と生活に影響し，さらには懲戒処分につながる可能性がある．Shu 医師は Larkin 医師と一対一で面談する約束をとるべきで，手紙を持参するのがよいだろう．彼女は Larkin 医師が取りうる反応（彼は心を入れ替えて謝罪するかもしれないが，一方で怒って Shu 医師に八つ当たりするかもしれない）に準備をしておく必要がある．最後に，面談は簡潔に，可能な限り中立的にすべきである．

　ジレンマへの対応に関する有用なひな形を，第2章「プロフェッショナリズムへの挑戦に向き合うレジリエンス」表2-2に示している．ひな形にしたがい，この状況では以下のことが求められる．

## 自己認識（個人的な感情や誘因を認識する，個人的なスキルや知識の限界を理解する）

■ Shu医師は自身の動機を知り，患者のことで傷つくと同時に，同僚との難しいやりとりを脅威に感じていることを認識すべきである．

## 自己規制（強い感情をコントロールし，難しい課題への支援を求める）

■ Shu医師は自分の感情を振り返る時間を持つべきであり，動揺している状態でLarkin医師（あるいは誰でも）に話しに押しかけるべきではない．

## 社会的認識（全ての関係者のニーズと状態を考えることの重要性を認識する）

■ 想像するのは難しいかもしれないが，Shu医師はLarkin医師の視点に立って考えてみようとすべきである．もしかしたら，彼は特に嫌な1日を過ごしていたのかもしれない．あるいは，彼が思いやりのあるケアを提供する能力を低下させるような別の何かがあったのかもしれない．それでも彼の行動が正当化されるわけではないが，このような事情も考慮に入れることは助けにはなる．

## 社会的規制（行動に対して2つ以上の選択肢を同定し，他者の行動を理解する際に肯定的な意図を想定し，危機的コミュニケーション戦略と交渉技術を構築し，他者を指導するようエンパワーされる）

■ Shu医師は，誰もがこの状況から離れて平穏でいられるわけではないという，難しい現実に直面する必要がある．彼女は，黙っているか声を上げるかという2つの可能性についてはすでに分かっており，最終的にはより多くの人に最善の結果をもたらすよう何をするか決断する必要がある．感情を鎮め，Larkin医師は自分が他人にどのように思われているのかを知らないのかもしれないので，フィードバックを受けることを非常に感謝するかもしれないと考えてのアプローチを取る必要があると，彼女は考えた．

## アクション

注意深く省察した後でも，Shu医師は，自分が新しい教員であるため，Larkin医師に脅威を感じ，同僚関係を損なうことを心配していた．そこで，彼女はLarkin医師に直接対面しないことを選択した．その代わり，彼女はすでにあるシステムを活用することにした．彼女はMr. Habibに病院にある患者関係のための専用オフィスを紹介した．彼はそこに手紙を持って行き，正式な苦情を伝えることができる．Shu医師は彼に，そのプロセスは医師に対して教育的なものであり，処罰的なものではないことと，この過程でLarkin医師と直接のやりとりは不要であることも伝えた．オフィスではそのようなあらゆる問題を真剣に受け止めて問題行動の修正に取り組み，きちんと記録している．彼女はさらに，病院のスタッフ長にアポイントを取り，どうすれば良いか相談した．Shu医師は安易な抜け道を選んだことに罪悪感を持った（そして将来はよりエンパワーされているように感じたいと思った）が，その時は，このプロフェッショナリズムからの逸脱は行動パターンの一部であり，それをやめるために少なくとも何らかなことはしている，とも感じていた．

**システムの問題と取り組む**

この事例を通して，Shu 医師はシステムと自分自身についての理解が深まった．一つには，自分が孤独ではないことを知った．信頼する同僚との何気ない会話で，彼女が認識していなかったプロフェッショナルとしての実践についての他の問題が挙がってきたのである．彼女は親しい同僚と集まり，それぞれに懸念事項を持ち寄り，難しい問題に対処するためにお互いに協力し合う会を月1回始めることを決めた．

## 学習のキーポイント

1. 誠実さと説明責任は，プロフェッショナル集団に対する公衆からの信頼を維持するために不可欠である．それがなければプロフェッショナル集団は自己規制する能力を失うことになる．

2. 個々の学生，レジデント，医師は，この信頼にふさわしい行動を取る義務がある．具体的には，患者の機密情報を保持すること；プロフェッショナル，個人，およびオンラインでの生活において責任ある行動を取ること；患者と適切な境界を維持すること；利益相反を回避しマネジメントすることである．

3. 健康に問題のある，あるいは能力のない同僚に気付き報告すること，ピアレビューや多面的フィードバックに参加すること，医療過誤を開示し調査すること，そして安全で効果的なケアの引き継ぎを保証すること，にチームは責任を持つ．

4. 医療の現場は，過誤の予防，検知，調査，および事後に医師にサポートを提供するという重要な役割を担う．

5. 公衆に対して透明性と説明責任を保証して，プロフェッショナル集団が自律的であり続けられるような構造を，プロフェッショナル組織は提供する．

## 文献（REFERENCES）

1) Alam A, Klemensberg J, Griesman J, Bell CM. The characteristics of physicians disciplined by professional colleges in Canada. Open Med. 2011 ; 5 (4) : e166-e172.

2) American Medical Association (AMA). American College of Physicians—The physician and the Patient. 2013a. Available at: http://www.ama-assn.org/ama/pub/physician-resources/medical-ethics/about-ethics-group/ethics-resource-center/educational-resources/federation-repository-ethics-documents-online/american-college-physicians/acp-physician-and-patient.page#genetic

3) American Medical Association (AMA). Opinion 9.031—Reporting Impaired, Incompetent, or Unethical Colleagues. 2013b. Available at: http://www.ama-assn.org/ama/pub/physician-resources/medical-ethics/code-medical-ethics/opinion9031.page

4) American Medical Student Association (AMSA). Conflict of Interest Policies at Academic Medical Centers. 2012. Available at: http://www.amsascorecard.org/

5) Arnold L, Shue CK, Kalishman S, Prislin M, Pohl C, Pohl H, Stern DT. Can there be a single system for peer assessment of professionalism among medical students? A multi-institutional study. Acad Med. 2007 Jun ; 82 (6) : 578-586.

6) Chan DK, Gallagher TH, Reznick R, Levinson W. How surgeons disclose medical errors to patients: a study using standardized patients. Surgery. 2005 Nov; 138 (5) : 851-858.

7) Chretien KC, Goldman EF Beckman L, Kind T. It's your own risk: medical students' perspectives on online professionalism. Acad Med. 2010 Oct ; 85 (10 Suppl) : S68-S71.

8) Christensen JF, Levinson W, Dunn PM. The heart of darkness: the impact of perceived mistakes on physicians. J Gen Intern Med. 1992 Jul-Aug ; 7 (4) : 424-431.

9) College of Physicians and Surgeons of Ontario. Members Dialogue: Maintaining Boundaries with Patients. September/October 2004. Available at: http://www.cpso.on.ca/uploadedFiles/downloads/cpsodocuments/members/Maintaining%20 Boundaries.pdf

10) Coverdill JE, Carbonell AM, Fryer J, Fuhrman GM, Harold KL, Hiatt JR, Jarman BT, Moore RA, Nakayama DK, Nelson MT, Schlatter M, Sidwell RA, Tarpley JL, Termuhlen PM, Wohltmann C, Mellinger JD. A new professionalism? Surgical residents, duty hours restrictions, and shift transitions. Acad Med. 2010 Oct ; 85 (10 Suppl) : S72-S75.

11) DesRoches CM, Rao SR, Fromson JA, Birnbaum RJ, lezzoni L, Vogeli C, Campbell EG. Physicians' perceptions, preparedness for reporting, and experiences related to impaired and incompetent colleagues. JAMA. 2010 Jul 14 ; 304 (2) : 187-193.

12) Ehringhaus SH, Weissman JS, Sears JL, Goold SD, Feibelmann S, Campbell EG. Responses of medical schools to institutional conflicts of interest. JAMA. 2008 Feb 13 ; 299 (6) : 665-671.

13) Ellaway R. Digital professionalism. Med Teach. 2010 ; 32 (8) : 705-707.

14) Farnan JM, Snyder Sulmasy L, Worster BK, Chaudhry HJ, Rhyne JA, Arora VM; for the American College of Physicians Ethics, Professionalism and Human Rights Committee; the American College of Physicians Council of Associates, the Federation of State Medical Boards Special Committee on Ethics and Professionalism. Online medical professionalism: patient and public relationships: policy statement from the American College of Physicians and the Federation of State Medical Boards. Ann Intern Med. 2013 Apr 16 ; 158 (8) : 620-622.

15) Finn G. Sawdon M. Clipsham L, McLachlan J, Peer estimation of lack of professionalism correlates with low Conscientiousness Index scores. Med Educ. 2009 Oct ; 43 (10) : 960-967.

16) Gao GG, McCullough JS, Agarwal R, Jha AK. A changing landscape of physician quality reporting: analysis of patients' online ratings of their physicians over a 5-year period. J Med Internet Res. 2012 Feb 24 ; 14 (1) : e38.

17) Ginsburg S. Duty hours as viewed through a professionalism lens. BMC Med Educ. 2013 ; (BMC Medical Education).

18) Ginsburg S, Bernabeo E, Ross KM, Holmboe ES. "It depends" : results of a qualitative study investigating how practicing internists approach professional dilemmas. Acad Med. 2012 Dec ; 87 (12) : 1685-1693.

19) Institute on Medicine as a Profession. Conflicts of Interest Overview. 2012. Available at: http://www.imapny.org/conflicts_of_interest/conflicts-of-interest-overview

20) Jain S. Googling ourselves—what physicians can learn from online rating sites. N Engl J Med. 2010 Jan 7 ; 362 (1) : 6-7.

21) Kesselheim AS, Robertson CT, Siri K, Batra P, Franklin JM. Distributions of industry payments to Massachusetts physicians. N Engl J Med. 2013 May 30 ; 368 (22) : 2049-2052.

22) King M, Essick C, Bearman P, Ross JS. Medical school gift restriction policies and physician prescribing of newly marketed psychotropic medications: difference-in-differences analysis. BMJ. 2013 Jan 30 ; 346 : f264.

23) Kovach RA, Resch DS, Verhulst SJ. Peer assessment of professionalism: a five-year experience in medical clerkship. J Gen Intern Med. 2009 Jun ; 24 (6) : 742-746.

24) Lo B, Field MJ. Conflict of Interest in Medical Research, Education and Practice. Ist edition. Washington, DC: National Academies Press; 2009.

25) MacDonald J, Sohn S, Ellis P. Privacy, professionalism and Facebook: a dilemma for young doctors. Med Educ. 2010 Aug ; 44 (8) : 805-813.

26) Miller-Keane, O'Toole M. Miller-Keane Encyclopedia & Dictionary of Medicine, Nursing & Allied Health. 7th edition. Philadelphia, PA: Saunders; 2003.

27) Nofziger AC, Naumburg EH, Davis BJ, Mooney CJ, Epstein RM. Impact of peer assessment on the professional development of medical students: a qualitative study. Acad Med. 2010 Jan ; 85 (1) : 140-147.

28) Park J, Woodrow SI, Reznick RK, Beales J, MacRae HM. Patient care is a collective responsibility: perceptions of professional responsibility in surgery. Surgery. 2007 Jul ; 142 (1) : 111-118.

29) Physician Achievement Review (PAR). 2011. Available at: http://www.par-program.org/

30) Physician Achievement Review (PAR). PAR Survey Instruments. Available at: http://www.par-program.org/information/survey-instruments.html

31) Regan S, Ferris TG, Campbell EG. Physician attitudes toward personal relationships with patients. Med Care. 2010 Jun ; 48 (6) : 547-552.

32) Stroud L, Wong BM, Hollenberg E, Levinson W. Teaching medical error disclosure to physicians-in-training: a scoping review. Acad Med. 2013 Jun ; 88 (6) : 884-892.

33) Szymczak JE, Brooks JV, Volpp KG, Bosk CL. To leave or to lie? Are concerns about a s hift-work mentality and eroding professionalism as a result of duty-hour rules justified? Milbank Q. 2010 Sep ; 88 (3) : 350-381.

34) Teherani A, Hodgson CS, Banach M, Papadakis MA. Domains of unprofessional behavior during medical school associated with future disciplinary action by a state medical board. Acad Med. 2005 Oct ; 80 (10 Suppl) : S17-S20.

35) Walshe K, Offen N. A very public failure: lessons for quality improvement in health care organisations from the Bristol Royal Infirmary. Qual Health Care. 2001 Dec; 10 (4) : 250-256.

36) Wazana A. Physicians and the pharmaceutical industry. is a gift ever just a gift? JAMA. 2000 Jan 19 ; 283 (3) : 373-380.

37) Woolliscroft JO, Howell JD, Patel BP, Swanson DB. resident-patient interactions: the humanistic qualities of internal medicine residents assessed by patients, attending physicians, program supervisors, and nurses. Acad Med. 1994 Mar ; 69 (3) : 216-224.

38) Wu AW. Medical error: the second victim. The doctor who makes the mistake needs help too. BMJ. 2000 Mar 18 ; 320 (7237) : 726-727.

39) Young M, Cruess SR, Cruess RL, SteinertY. Do students and patients agree? Is a good clinician teacher seen as a good clinician? Med Educ. 2012 ; 46 (Suppl. 1) : 61.

# 卓越性への責務
## COMMITMENT TO EXCELLENCE

**6**

### 学習目標

1. 医師が生涯を通じてプロフェッショナルとしてのキャリアにおける卓越性を維持するうえで直面する課題を説明する.
2. 生涯にわたる学習に成功裏に取り組むうえで医師が従うべき最良の実践（ベストプラクティス）を特定する.
3. 優れた患者アウトカムを達成するために，チーム内でリーダーシップを発揮し，一緒に働くに当たっての医師の役割について述べる.
4. 医師が自身の実臨床において卓越性を達成することを確実にするために様々な組織や認定団体が取っている役割について説明する.

Amineh 医師はプライマリ・ケアの診察室で忙しい 1 日を終えた． 彼女の患者のほとんどはいつもどおりのことを訴えていただけだったが，何人かの患者については文献を調べる必要のある疑問が頭に浮かんだ． 彼女が特定できなかった皮膚科の問題が一つあった．また，患者の 1 人は，内分泌科専門医によって新しいインスリン療法が開始されており，Amineh 医師はこのアプローチについて言及していた生涯教育プログラム（CME）を受講していたが，その用量調節方法や生じる可能性のある薬物相互作用の詳細を思い出せなかった． 彼女は，これらの疑問を解消できるように，カルテ記載を完成した後，1 日の終わりに数分間の時間を取りたいと思った.

インターネット上の医療情報へのアクセスが広範囲に普及しているにもかかわらず，病気ではないかと心配している人たちは，知識と知恵とさらには思いやりを求めて信頼できる医師になおも頼っている． 人々が私たちに置く信頼は，患者の治療に必要な最新の知識とスキルを維持するという卓越性へのプロフェッショナルとしての責務をすべての医師が守っているという前提に基づいている． 一般市民は，医師が医学士の学位を取得できるまでの非常に専門的で厳格な教育過程を通過してきたことによって，医師がそのキャリアにわたって卓越性を維持する能力と意欲を身に付けていると信じている． 全ての医師はこの責務にしたがって行動することを目指している． そこそこの医師になりたいとは誰も考えてもいない． 私たちは皆，患者にとっての最高の医師になりたいと考えている.

　卓越性を目指して邁進する責務は，プロフェッショナリズムの重要な要素の一つである． 第3章「現代医学におけるプロフェッショナリズム運動略史」で述べたように，体系的な専門知識に熟達していることがプロフェッショナル集団の中核であり，公衆およびプロフェッショナル集団との間の社会契約は，医師がこのコンピテンシーを維

持することを求めている．医学部教育で基礎的な社会科学，生物医科学，行動科学の原理をマスターすることからこの義務を果たすことが始まる．そしてこのことは，患者ケアにおける意思決定をするために利用可能な最良の科学的知見およびエビデンスを探し出し，分析し，適応することを継続的に行う責務，手技的および臨床的スキルの更新を継続的に行う責務，個人的な限界を理解する責務，そういった責務を果たしながら臨床を実践していくことに続いていく．今日的な意味での卓越性とは，医師としてのキャリアのスタート時点だけではなく，医師としての全キャリアを通して，正式なコンピテンシー評価と患者ケアのプロセスとアウトカムの測定に積極的に参加することによって説明責任を示すことを意味しており，このことに留意するのが重要である（Cassel & Holmboe, 2006; Weiss, 2010）．

　卓越性への責務は，また，自分の身近な医療環境や自分が診療しているより大きな機関（すなわち，病院や包括医療システム）の内において，医療提供の安全性，質や患者満足度，価値の向上を追求するために他者と協働することも意味する．また，苦痛や病気の重荷を軽減するための私たちの能力を拡大する生物医学的進歩は，慎重に実施された科学的研究とその成果を広めてきた教育プログラムの数十年間の結果であることを優れた医師は認識しているので，彼らは適切な設定で研究と教育を支援する．最後に，卓越性とは，医師と医療機関の質を担保する任を負う組織がさまざまのかたちで存在することを理解し，これらの組織と協働することを意味している．

　卓越性とは希求的目標（aspirational goal）の一つであるということを私たちは知っている．つまり，医学の知識ベースは非常に大きいために，私たちにできることは，私たちの実践現場における情報を最新に保つためにただ最善を尽くすことのみなのである．しかし，そのように励むことがプロフェッショナリズムを実践することにつながるのである．


## 卓越性と個々の医師（ excellence and the individual physician ）

### 卓越性の維持への挑戦　（ The Challenge of Maintaining Excellence ）

今から臨床に入る医師は，30 年，40 年，または 50 年後も臨床をしていることが予想される．このように長期間にわたって卓越性を維持することは，今日のダイナミックに変化する科学的環境においては極めて大きな挑戦である．科学的進歩は，予防，診断，治療，および手技の基準の劇的な変化をもたらしており，このことは診療を常にアップデートすることを医師に求めている．例えば，1980 年代には，消化性潰瘍は機械的病変と考えられており，制酸薬や手術で治療されていたが，2000 年には抗菌薬で治療する感染症として認識された．表 6-1 に，過去 40 年間の標準治療の劇的な変化の例を概説している．

**表 6-1　過去４０年間における医学的治療の劇的な変化の概略**

| 病態 | 1973 年 | 2013 年 |
|---|---|---|
| 関節リウマチ | 金製剤と高用量アスピリン | 生物学的製剤 |
| 消化性潰瘍 | 制酸薬と外科手術 | 抗菌薬とプロトンポンプ阻害薬 |
| 進行した心不全 | ジゴキシンと利尿薬 | アンギオテンシン転換酵素（ACE）阻害薬, アンギオテンシン受容体拮抗薬（ARBs）<br>限外濾過<br>左室補助デバイス<br>移植 |
| 急性胆嚢炎 | 数週間の「クーリングオフ」後の開腹胆嚢摘出術 | 数日内の腹腔鏡下胆嚢摘出術 |
| 虫垂炎の疑い | 試験的開腹術 | 超音波診断 |
| 早期乳がん | 非定型的乳房切除術 | 乳房温存術およびアジュバント化学療法併用放射線療法 |
| 入院患者の糖尿病 | スライディングスケールによるインスリン | 基礎インスリン療法プラス食前追加 |
| 赤血球輸血 | 十分に | 控えめに |
| HIV | 疾患の存在が知られていない | 著効する抗レトロウイルス療法 |

　疾病や治療法についての科学的理解の進歩に加えて，医師が自分のキャリアの生涯にわたって専門知識をどのように向上させ，維持するかについての私たちの理解も変わった．過去には，医師にとっての生涯学習とは，毎日最新の医学雑誌に目を通す時間を取っておくことであると考えらえていた．臨床での進歩のペースを考えると，今やこれだけでは継続的な習熟につながらないであろうことを私たちは知っている．例えば，内科学分野で進歩に取り残されないためには，1 日に 33 本の論文を読む必要があると推定されている（Sackett, 2002）．専門知識は，臨床経験を積んで時間とともに向上するという考えもまた，時代遅れの見解であるように思える．　最近の文献によると，実際，経験の長い医師ほど，新しいエビデンスに基づくガイドラインを患者の医療に採用しようとする傾向が低い（Choudhry, Fletcher, & Soumerai, 2005）．自己主導型学習のパラダイムに挑戦する文献すらある（Davis et al, 2006; Eva & Regehr, 2005）．　他の多くの人々と同様，医師も自らの理解や能力のギャップを特定することが非常に苦手である．私たちは，最も興味深いと思った医学の側面を学ぶことに集中する傾向があるが，そのテーマはすでにマスターしたものであることが多い．私たちは，難しいかあるいは興味を持てない内容を避けるというかなり強い傾向がある（Eva and Regehr, 2008）．

　医学生の生涯教育のエキスパートは，医師が医学知識をアップデートするのを手助

けするための包括的なプログラムをデザインし実行するために，以下に述べるいくつかの段階的プロセスを概説してきた（Hager et al, 2008）．医師は，このフレームワークを使用して独自の学習経験を構築することができる．学習の機会や必要性を認識すること，学習のためのリソースを検索すること，学習に取り掛かること，学んだことを試してみること，学んだことを日常の診療実践に取り入れること，といったことがこれらのステップに含まれる．

---

### 演習 6-1

知識と臨床問題解決の分野における専門家としての卓越性を維持するための，あなたのアプローチを振り返ってみてください．

1. どのジャーナルを定期的に読んでいますか？なぜそれを読んでいるのですか？あなたのキャリアの人生の中で読むジャーナルは変わりましたか？ あなたは正式な方法（ジャーナルクラブなど）で同僚と論文について議論していますか？

2. どの論文を読むかはどのように決めますか？ 自分の臨床で遭遇する問題に対して異なるアプローチを概説する論文を読んだ場合，その研究に基づいて自分の診療を変更するかどうかをどのように決定しますか？ あなたの診療に変更が必要だと思ったなら，この新しいアプローチの恩恵を受ける可能性のある患者を，あなたの診療の中でどのようにして見つけ出しますか？

3. 勤務時間内に患者を診ているとき，患者が診察室にいる間どのくらい頻繁に情報を調べますか？何か情報を探す必要があるときに，どんなリソースを使いますか？ これらが信頼できるリソースであることをどのようにして確認しますか？ 特定のアプローチについて相反する報告があるときはどうしますか？

4. 例えば，ゲノミクスやシステム生物学のような基礎科学の新しい知見を詳述する論文を，どのくらいの頻度で読みますか？

---

### 1. 学習の機会を認識する （ Recognizing Opportunities for Learning ）

医学雑誌の論文に目を通したり，正式な生涯学習コースに出席したりして，自分の診療に関連する臨床的トピックスについて新しい情報を利用できると認識したときが，学習の機会である．次のような患者診療の中で, 医師は学習する機会を認識することが多い:

- ■ 答えることができない質問を患者がしてきたときや，これまでに見たことがないインターネット情報を患者が持ってきたとき
- ■ 通常の治療を行っていて患者が良くならないとき
- ■ 自分が今まで知らなかった治療法を専門家が推奨するとき
- ■ おそらく初期診断が間違っていたために患者が不調になっているとき

医師自身または外部団体（例えば，医療保険や病院）によって行われた医師の診療についてのパフォーマンス監査で，アウトカムが至適なレベルより劣っていることが示された時も学習の機会となる．

Kevan 医師は自分が見ていたことが信じられなかった．彼はちょうど5年前に見事に外科専門医試験に合格していたが，現在は大都市の郊外で評判の良い小グループ診療の仕事に就いていた．彼は，医学文献に遅れを取らないように一生懸命に取り組み，最新の外科技術を完璧に身につけるために地域の医科大学のシミュレーションセンターで熱心に練習した．卓越性に対する彼の個人的な取り組みにもかかわらず，病院での彼の担当症例の手術部位感染および30日間の再入院率に関する最新の報告はひどく悪いものであった．彼の最初の反応は結果を無視することだった．結局のところ，彼は最年少の外科医の一人として，より多くの救急症例の治療をしており，彼の患者は他の誰よりも重症であったのである．彼にできたことは本当に何もなかったのだろうか？

個々の医師のパフォーマンスデータは，患者の満足度のようなアウトカム尺度，糖尿病性足病変の診察実施頻度などのプロセス尺度，手術チェックリストの記入などの安全尺度，創傷感染や再入院などの合併症尺度でみることができる．前述の例では，この外科医は米国外科学会手術の改善プログラム the American College of Surgeons National Surgical Quality Improvement Program （NSQIP）（http://site.acsnsqip.org/）に参加することが可能であった．個々の医師や医師グループは，定期的にパフォーマンスに関するフィードバックを受けている．たとえば，個々の医師の報告書を**図 6-1** に示す．この報告書の目標は手術の質を向上させることに取り組むために働くよう医師を動機付けることである．

　私たちのパフォーマンスが期待していたほどは良くないことを示唆するデータは，学びと改善の機会とみなすべきである．しかし，多くの医師はまず防御的に対応してしまうのが現実である．Kevan 医師のように，医師たちはデータ収集の仕方を批判したり（「このデータにはレジデントが診た患者が入っているに違いない．私の記録はこのパフォーマンスレベルとは一致しない」），ベンチマークの選択を批判したり（「それは症例の混在を適切に調整していない，私の患者はより重症である」），基準の妥当性を批判したり（「私はそれらのガイドラインに同意しない」）するかもしれない（Ofri, 2010）．さらに，質を測定し公表することは，医師が自分の成績表を良くしたいがために重症の患者の担当を避けるようにしてしまうなど，意図しない結果をもたらす可能性があることを警告する者もいる（Ofri, 2010; Werner & Ash, 2005）．これらのことを考慮するのは重要であるが，卓越性を追究する医師は，自身の最大の学習機会の優先順位を決め，それに焦点を当てるのに役立てるため，定期的なパフォーマンス測定の価値を認識している．

## 医師診療の質報告書の例

| | | | |
|---|---|---|---|
| 医師の氏名： | | John Doe, MD | |
| グループ名： | | ABC ファミリーメディシン | |
| 専門： | | 家庭医療 | |
| | | | |
| レポート期間： | | 01/1/11-12/31/11 | |
| 提出日： | | 03/31/12 | |

| | 得点 | 専門領域の平均点 | 組織の平均点 |
|---|---|---|---|
| **組織管理的指標** | | | |
| ミーティング出席 | 90 | 50 | 60 |
| 電子カルテ（EHR*）利用 | 100 | 75 | 80 |
| **臨床的指標** | | | |
| 小児のワクチン接種 | 80 | 95 | 9 |
| マンモグラフィー検診 | 70 | 80 | 55 |
| 大腸癌検診 | 95 | 65 | 75 |
| うつ病検診 | 45 | 55 | 40 |
| **利用率指標 - 支払い可能患者について** | | | |
| 入院数 /1000 人あたり | 180 | 165 | 146 |
| 30 日以内の再入院 | 4 | 13 | 18 |
| 平均在院日数（急性期） | 5.6 | 4.4 | 4.1 |
| 救急受診 /1000 人あたり | 538 | 477 | 420 |
| **疾患管理プログラム支援** | | | |
| 参加中の疾患管理数 | 15 | 25 | 19 |
| 参加適応の患者割合% | 65% | 80% | 68% |
| 疾患管理への参加 | C | B | C |
| **症例管理プログラム支援** | | | |
| 参加中の症例管理数 | 4 | 15 | n.a. |
| 症例管理への参加 | C | B | C |

( 訳者注　*EHR:Electric Health Record（日本の一般的な電子カルテと異なり地域やグループで共有可能な仕組みを持つ） )

## 図 6-1　医師診療の質報告書の例

　これらの学習の手掛かりに呼応して，医師が自身の知識をアップデートするための機会は来る日も来る日も非常に多くあることは明らかである．　学習機会の見逃しを避けるために，今日では，医師が自分のポートフォリオを作ってこれらの学習の手掛かりを追跡し，少なくとも疑問のうちのいくつかについて間違いなく学習を継続していることを定期的にチェックすることを多くの人が提唱している（D'Alessandro, 2011; Van Tartwijk & Driessen, 2009）．

## 演習 6-2

1.  直近の免許試験または認定試験の結果以外に，医師としてのパフォーマンスに関するデータを受け取ったことがありますか？（もしパフォーマンスデータを受け取っていない場合は，どのデータを得たいですか？誰がそれを提供すべきですか？これに関する情報を探すことはできますか？）

2.  受け取ったことがある場合，パフォーマンスのどの側面が測定されていましたか？ 管理方針（請求など）の順守についてですか？ 患者数？ 患者の満足度？ 患者の受診しやすさ？ エビデンスに基づく予防ガイドラインへの準拠？ 感染率？

3.  これらのデータを受け取ったとき，あなたが最も驚いたことは何でしたか？

4.  自分で期待していたほどあなたのデータがよくなかった場合，どう対応したら良いか知っていましたか？

### 2. 学習のためのリソースを見つける（ Finding Resources for Learning ）

Web ベースの情報源が普及したことで，学習のための情報源は簡単に見つけることができるようになったが，反面，質の低い情報と高い情報を区別することは難しくなってしまった． 医師は，患者の目の前で，その患者に最も有効なエビデンスを認識する方法を開発しなければならない． Sackett（2002）は，医師がこの責任を果たすことができるさまざまな方法について書いている． ある医師は，文献レビューを行い，ＥＢＭの質の基準を文献に適用することによって，一次文献の質を特定し，個人的な評価を行うことを選択している． 他にも，コクラン・コラボレーション（http://www.cochrane.org/），BMJ エビデンスセンター（http://group.bmj.com/products/evidence-centre），ACP 臨床実践ガイドライン（http://www.acponline.org/clinical_information/guidelines/guidelines/），あるいは UpToDate（http://www.uptodate.com/）などの信頼できるＥＢＭジャーナルで情報を検索することで，批判的な吟味の専門知識を持つ第3者によって批判的に評価されたエビデンスを探すことを選択したり，臨床診療ガイドラインの検索と適用によってエキスパートの診療を再現したりすることを選択する医師もいる．

Sarah Parelly 医師は，アメリカ心臓病学会（ACC）の心房細動アブレーション治療ガイドライン作成委員会に参加するまでは，臨床ガイドラインについて懐疑的だった． 彼女は，文献に追いついていけない能力の低い医師のための料理本や松葉杖のようなものとしてガイドラインをいつも捉えていた． しかし，その委員会が採用したプロセスは驚くほど素晴らしかったのである． 彼らは文献をよく吟味し，どの研究が組み入れるに足るほど十分にしっかりしているかを議論し，ガイドラインの適用が適切でないと予想される臨床状況について議論した． このプロセスにより，彼女の臨床のどの側面が確かなエビデンスに基づいているか，あるいは，

強力なエビデンスを欠いていてエキスパートの意見に基づいているか，を内省する機会になった．彼女の診療現場に新しく導入された電子カルテに，いくつかの診療ガイドラインを組み込むことが実現可能かもしれない，と彼女は考えた.

最良のエビデンスを特定するための戦略として第3者が吟味した文献を使用することを選択する際には，信頼しているエキスパートにできるだけ利益相反がないこと，また，その推奨されたエビデンスが目の前の患者に関連していること，が確信できなければならない．過去10年間にわたって，卒後医学教育認定評議会は，生涯教育の単位が付与された教育講演が商業的影響を受けないようにするために取り組んできた(Steinman, Landefeld, & Baron, 2012).

　入手可能なエビデンスが，ある特定の患者にとっては適切でない，または，有効でないということがある．この時が，理にかなったマネジメント法を開発するために医師が基礎科学の知識を使用しなければならない場合である．患者が標準治療に躊躇していたり，標準治療を実施することができなくなったりしたとき，科学とエビデンスの知識があれば，医師は治療のための異なる選択肢を特定し，評価し，構築することができる．特定の患者の状態の治療につながる決定的なエビデンスがない場合，国内のエキスパートから意見を求め，信頼できる臨床試験への参加を検討するように，医師は患者に促すべきである（Institute of Medicine, 2011).

### 3. 学習に取り組む（ Engaging in Learning ）

学習に取り組むことが，生涯教育の枠組みの重要な要素である．標準的なグランド・ラウンドにおける講義のような受動的な経験よりも，双方向的学習経験のほうが行動変化をもたらす可能性がより高いことが調査研究により一貫して示されている(Hager et al, 2008).　個々の医師が学習を双方向的にする方法はたくさんある．　患者についての臨床的な不確実性を回答可能なエビデンスに基づく医学的質問に変換し，その答えを探す医師は，双方向的学習経験を生み出している．　他の方法としては，教材を読んでから学習を評価するための多肢選択式質問に解答したり，ウェブセミナーや随時実施されるチャットグループに参加して，提示されたコンテンツの適用について話し合ったりすることなどがある．　もう1つの方法として，同僚のグループと一緒に論文を読み，議論し，それらをどのように臨床に適用するか検討するというものもある．これらの方法にはすべて双方向的学習が必要である.

Robiak医師は，婦人科医として20年間診療してきた．　過去1年間，彼女は婦人科および泌尿器科でのロボット手術の進歩について論文で学んできた．　2か月前，

定期的に出席する全国学術集会の1つで，彼女はデモンストレーションを見た．彼女が勤務する病院は，最近，婦人科手術のためのロボットを購入していた．昨日，彼女は地元の医科大学に電話をかけ，来月，そこでロボット手術のシミュレーションコースが提供されることを知った．仕事を1週間休むことが必要だが，スキルを習得するためにはリスクの低い環境で実際に練習すべきだと，Robiak医師は感じている．地域の同僚の一人が最初にその機器を使用し始めたときに深刻な合併症を起こしたことを，彼女は知っていた．そのため，彼女はシミュレーション教育を受け，合併症を起こさないようにすることを望んでいる．

卓越性は，医師の知識に関連するだけではない．レジデントのときに学んだ臨床的および手技的スキルは新たな機器や技法にとって代わられるので，医師はスキルを絶えずアップデートしなければならない．ここでも，また，教育の進歩が手技的なコンピテンシーの考え方を変えた．「見てみて，やってみて，教えてみる（"see one, do one, teach one."）」という古い戦略に頼るのではなく，今や私たちは，医師が新しい手技を患者に試す前には，模擬環境で練習し手技を向上させるという機会を求めている．シミュレーションセンターでは，タスクトレーナーやバーチャルリアリティプログラムによる，侵襲的な手技のスキル，現実の生理学的反応に近い洗練されたコンピュータマネキンによる臨床推論，アクティブ・ラーニングの機会が提供されている．専門に特化したセンターでは，防腐処置前の死体と慎重に管理された動物を使用しての手技の訓練を行うこともできる．最新の文献によると，シミュレーションを使用してトレーニングされた医師は，患者で練習するという伝統的な方法でトレーニングされた医師よりも合併症が少なく，より良い成績を示すことが示されている（Barsuk et al, 2012; Buchs et al, 2013; McGaghie et al, 2011; Wayne et al, 2008）．シミュレーションは，また，新しい病院での資格認定の申請や新しい手技の申請の際に，医師の能力を評価する機会を提供する．標準模擬患者は，また，シェアード・ディシジョン・メーキングのような患者中心のコミュニケーション技術を臨床医が習得するのを支援するために利用されることがある．ただし，これは医師の生涯教育において，まだあまり活用されていない方法である．

## 4. 学んだことを試し，組み込む
### （ Trying Out and Incorporating What was learned ）

医学は応用科学である．したがって，医師が新しい概念を学んだと宣言するだけでは不十分であり，患者の利益のために新しい概念を実践に適用しなければならない．医師または医師のグループが新しい情報を実践する最初の試行は，しばしば困難な課題

である．それは，古い習慣を変更しなければならないからである．求められる変更点を医師に思い出させるためには，電子カルテに組み込まれたガイドライン（Ebell, 2010）やチェックリストなどの認知ツール（Spector et al, 2012; Weiser et al, 2010）などの意思決定支援ツールの使用が役立つ．時間の経過と共に，"新しい"情報は標準的な操作手順になるため，リマインダーの利用頻度は減少するだろう．学習の初期の期間が過ぎても，非常に重要な情報を強化するために，上記の戦略を継続的に使用することが有益だと，多くの者が考えている．

Smith-Barnes 医師は，最近，インスリンのベーサル - ボーラス管理に関する生涯学習プログラムに参加したホスピタリストである．彼は病院に戻った際，地域の内分泌専門医と協力して，内科医や家庭医をなどの同僚がインスリン治療戦略に関する知識（多くの医師はまだスライディングスケールのインスリンを使用している）をアップデートするためのトレーニングプログラムを開発した．学習内容を思い出せるポケットカードを個々に配布することに加えて，彼の病院の電子カルテの専門担当者と協力して，成人患者用に，古いインスリンスライディングスケールの指示を新しいベーサル - ボーラスインスリン用量計算機に置き換えた．

### 5. 個人の限界を理解し，不確実性に耐える
（ Understanding Personal Limitations and Tolerating Uncertainty ）

Nakano 医師は躊躇した．彼が長年担当している患者の 1 人である Johansen 夫人は，彼女の息子，Jan が，進行した HIV 感染症と診断され，彼女と一緒に暮らすために家に帰ってくることになると彼に語ったのだ．Johansen 夫人は，息子が帰ってきた時には Jan の担当医になってくれないかと Nakano 医師に頼んだ．Nakano 医師が最後に HIV 感染患者の診療をしていたのは 10 年前であり，最新の抗レトロウイルス薬の知識をアップデートしていなかった．彼は診療のコーディネートを継続したいと思うが支援してくれる HIV 専門医からの専門知識を Jan ももらえるようにしておくことが重要である，と Johansen 夫人に話した．また，適切な治療を行うに当たって自分も HIV 専門医を支援できるように HIV 管理の変化について彼自身の知識をアップデートしておこうと思うと伝えた．

あなたが自分の専門分野で現在も遅れを取らないよう努力していたとしても，ある特定の患者にとって自分は適切な医師ではないことを認めることも，卓越性の意味するところである．あなたは管理方法がわからない患者をケアするように依頼されるかもしれない．自分が実施できるかもしれないが，あなたの同僚のほうがより効果的に行

えることがわかっている手技が患者に必要かもしれない．別の状況をあげると，あなたが24時間ずっと働き続けた後，ある患者がケアを必要としており，あなたはその患者のことを知っているが，もっと休息の取れている誰かほかの医師の方がより良い判断をするかもしれないということもある．担当の患者に自分の限界を認めることや，別の専門知識を持つ医師に紹介しなければならないことを患者に伝えることは，困難なことかもしれない．患者は，自分にとってあなたは"十分に良い"医者であると力づけたり，あなたの知識やスキルがこのような状況には適していない可能性があるというあなたの懸念を消し去ったり，といったようなことを試みようとさえするかもしれない．このような状況で，卓越性，利他主義，賢明さの価値を実践するということは，Nakano医師がこのケースで示したように，患者のケアに関わり続けるが，その一方で，最適なケアプランの管理を他の人が主導できるようにすることを意味する．

卓越性を追及するには，不確実性に耐える能力も必要である．患者が教科書に書かれた所見を呈し，すべてが完全に教科書に一致することはほとんどない．情報が不完全であるか矛盾している状況の方がずっとより一般的だが，それにもかかわらず，治療計画を立て，明確に伝えなければならない．例えば，臨床医は予後にかかわる不確実性を十分に知っている（Smith, White, & Arnold, 2013）．良好なデータが存在する場合（例えば，特定の悪性腫瘍で記載されている1年生存率が75％であったとき）でさえ，個人差は非常に大きいわけであるから，患者が1年後に生存している75％群なのか，生存できない25％の群なのかはわからない．さらによく見られるのは，多くの患者は複数の疾患と病態を有し，それぞれが生存に影響を及ぼすので，予後予測は困難であるということである．患者と医師の双方にとって，この不確実性の程度を扱うのは非常に困難なことである．

曖昧さと不確定性に耐えるというこの概念は，現在，医師のコンピテンスに明確に必要とされる側面として認識されつつある（Smith, White, & Arnold, 2013; Epstein & Hundert, 2002）．このタイプの不確実性に対処する能力は，人によって大きく異なり，ある人たちは，グレーな部分があっても他の人たちよりもはるかに不安が少ないように見える．キャリアとして外科を選択した学生と比較して，精神医学を選んだ学生は，不確実性に対する耐性が高かった(Geller, Faden, & Levine, 1990)．標準模擬患者に対して，より積極的に自らの不確実性を明らかにしようとした医学生は，ヒューマニズムに関してより高く評価された（Rogers & Coutts, 2000）．このように，不確実性により良く耐え，伝える方法を学ぶことは重要である．実際のところ，この能力は非常に重要なので，医学部入試委員会で考慮されるべきであると考えている人もいる（Geller, 2013）．

不確実性や曖昧さに対する自分自身の耐性を測定することは，より大きな自己認識につながり，また不確実性に耐える能力を開発する助けになる．最も頻繁に引用される尺度は1962年に発表され，今日もなお医学部で使用されている（Budner, 1962）．これは実施が容易で，自己採点と省察を行うのに適している．

### 認定の維持：医師の卓越性に対する根拠に基づくアプローチを支援する
（ Maintenance of Certification: Supporting an Evidence-Based Approach to Physician Excellence ）

素晴らしい一日だった． McNamara 医師は，再認定試験の合格通知をちょうど受け取ったところだった．彼女は 30 年前に最初の試験に合格したときと同じように，自分が今日も興奮していることに驚いた．彼女は認定維持のプログラムに参加する必要はなかったが，新しい医師すべてに再認定を必要とする診療グループのディレクターとして，良い例になるべきだと決意したのだった．その保証試験（Secure Examination）に彼女は神経質になっていたが，試験の準備をしている間に多くのことを学んでいた．実際，うっ血性心不全や糖尿病などのいくつかの一般的な病態についての自分の治療法を変更する必要があることに，彼女は気づいた．そのように勉強することで患者の診療が改善すると思われた．

過去数十年間，評判の良い医科大学を卒業し，認定プログラムでトレーニングを受け，認定試験に合格することが，医師が生涯卓越していることを意味していた．"一度よければ，生涯にわたって良い"というのは，医学教育についての一般的な考え方だった（Klass, 2007）．現在では，卓越性を示すためには，医師のキャリアが続く間にわたっての評価と継続的な改善が求められる．生涯学習における課題とベストプラクティスの両方を認識し，米国専門医認定機構とそのメンバーである専門医会は，認定維持のための包括的なプログラムを策定し，実施している．このプログラムにより，医師は自分の専門分野の幅広い領域において定期的に知識をアップデートするように動機付けられる．
　単に適切な知識を持っていることを示すだけでは，もはや優れた医師であるという十分な証拠とは考えられていない．**表 6-2** に要約されている認定維持管理（Maintenance of Certification: MOC）プログラムの構成要素は，質の高い生涯教育に必要なステップを取り入れている．自己評価モジュールには，アクティブ・ラーニングの仕組みが提供されており，医師は自分の診療に最も関連するコンテンツを選択でき，コンテンツの習熟度を自分で測定するのに役立つ質問が提供されている．このことによって，医師の専門分野の全領域にわたって学習する意欲につながり，それによって，専門分野内の興味ある領域のみに焦点を当てることを防ぐことが担保されている．パフォーマンス改善モジュールは，医師が学習機会を認識する，アクティブ・ラーニングに取り組む，新しい戦略を臨床実践に組み込む，これらのための手段を示している．これらの包括的なプログラムに参加している医師が担当する患者は，より良好な健康アウトカムを示す，と最近の研究で示されている（Holmboe et al, 2008; Simpkins et al, 2007; Turchin et al, 2008）．患者のために医師が継続的な学習に献身することは，卓越性への責務の指標である．

## 表 6-2　認証維持の構成要素

**パートⅠ- 免許とプロフェッショナルとしての身分**

スペシャリスト医師は，米国，その領土，またはカナダの少なくとも１州または管轄区域で，有効で制限のない医師免許を保有していなければならない.

**パートⅡ- 生涯学習と自己評価**

医師は，専門委員会によって定められた専門領域特有の基準を満たす教育および自己評価プログラムに参加する.

**パートⅢ - 認知的専門知識**

医師は，自らの専門分野で質の高いケアを提供するために，基本的で，実臨床に関連しており，実践環境に関連した知識を持っていることを，正式な試験を通じて証明する.

**パートⅣ- 診療パフォーマンス評価**

医師は，患者ケアのための専門領域特有の基準に従って臨床診療を評価される. 医師は，同僚や国内ベンチマークと比較して提供するケアの質を評価できることと，フォローアップの評価を通じてそのケアを改善するための最良のエビデンスやコンセンサス勧告を適用できることを示すよう求められる.

米国専門医認定機構，認定維持管理コンピテンシーと基準（英語）より引用
http://www.abms.org/Maintenance_of_Certification/MOC_competencies.aspx.

## 卓越性とチーム（ EXCELLENCE AND TEAMS ）

### 臨床マイクロシステムにおけるチームと卓越性の追求
（ Teams and the pursuit of Excellence in Clinical Microsystems ）

医学部３年生の Kendall Rivera は，新しい臨床実習先で見たことに驚いた. 彼女はプライマリ・ケア外来診療をローテートしていた. この実習は，打ち合わせ会議 ― すなわち，医師，看護師，医療アシスタント，さらには電話のトリアージスタッフも含む，診療に関わるすべての人々の集まり―で，毎日が始まった. 医師の一人ではなく，現場の看護師がこの会議を主導していた. 彼らは最初に，当日外来に来る患者のリストを概観し，医師が患者との診察に必要なすべての情報を持っていることを確かめた. そして，外来診療の患者満足度を見直し，改善が必要であることを確認した. リーダーの看護師が，素早いブレーンストーミングセッションを主導し，患者の満足度を向上させるためのアイデアを出し合った. 彼らは，他の誰かに電子カルテの文書管理を担当させることによって，医師が患者と話す時間をより多く作るという戦略を決定した. 改善の過程に乗っているかどうかを確認するために，２週間後に再度データをレビューすることに合意して，打ち合わせ会議は終了した. Kendall はチームワークを見られると期待していたが，これこそが本当にチームワークだと思った. そこでは，教育的背景にかかわらず，皆の意見は重要であり，

**誰もがそこの外来で最高の診療を実現にすることに全力を尽くしていた.**

21世紀には，医師の卓越性が不可欠な知識とスキルを医師が個人的に習得していることのみに依存しているのではなく，ケアを提供するために必要な複雑なシステム内で働く際の医師の有効性にも依存していることに注意することが重要である．慢性疾患の有病率の増加と，予防，診断，治療の選択肢の増加は，医療実践の複雑さを劇的に増加させた．伝統的な医師中心の診療モデルで実践すると，標準的なプライマリ・ケア診療患者数にエビデンスに基づく予防ガイドラインを適用するだけで，毎日10時間以上かかる，とエキスパートは推定している．慢性疾患が安定していて管理できている患者全員をケアするにはさらに3.5時間かかり，コントロールできていない慢性疾患の患者を管理するにはさらに7時間を要する（Østbye, et al, 2005; Yarnall, et al, 2003）．明らかに，これは持続不可能なモデルである．今日の医療の世界ではこのモデルが不適切であるということは，医療ケアに受診できている大人も子供もエビデンスに基づくケアや治療の50％未満しか受けられていないという観察結果の主な原因となっている（McGlynn, et al, 2003）．

　卓越性のためには，新たな医科学の進歩とともに新しいケアのモデルを採用する必要がある．医師は，患者ケアにおけるすべての関連アウトカムを改善するためのチームベースの活動を立ち上げ，主導し，そこへ参加する必要がある．そこには患者のケア体験に関連するものも含まれる．実地診療は，医療プロフェッショナル，プロセス，技術，およびそれらが奉仕する患者を含む臨床マイクロシステムとして知られている．Kendallが学んでいるような高機能マイクロシステムは，継続的な質向上のためのベストプラクティスのガイドラインに従っている．彼らは日々の活動の中に品質改善活動を組み込んでいる（Mohr & Batalden, 2002; Nelson, Batalden, & Godfrey, 2007）．彼らは，誰もが問題の特定，解決策の提案，実践を改善するのに役立つ戦略の実施に彼らが主体的に参加することを期待している．データは，これらの臨床マイクロシステムにおいて極めて重要である．理想的な診療では，継続的なケアの改善に使用するために，診療や個人のパフォーマンスに関するデータを収集，分析，比較するためのテクノロジーをどう用いるかということが考え出されている．データを使用し，チームのすべてが重要な問題を解決するためのコンピテンシーの向上に取り組んでいることを保証するには，多くの医師にとって新しいスキルが必要である．これらの新しいスキルを学ぶことの利点は，患者に奉仕するために行われた作業を多くの人の間で共有できることである．文献によると，これらの高度機能臨床マイクロシステムにおいては，患者アウトカムが良好であり，チームのメンバーの満足度が高いことが示唆されている.

## チームと患者安全を改善する作業
（ Teams and the Work of Improving Patient Safety ）

Gorgas 医師は外科のチーフと手術症例のために手洗いをしていた．4年目レジデントの彼女は，レジデンシーを修了後は肝胆道外科のフェローシップに留まることに関心があった．彼女にとって，Laver 医師に良い印象を与えることは重要だった．肝臓移植手術が始まって 20 分経過したところで，彼女は医学生が誤って Laver 医師の袖を汚染してしまったのを見た．彼女は声に出して言うことに戸惑ったが，手術開始時のタイムアウトの間に，安全でない何かに気づいた場合は声に出して言うように，と Laver 医師が促していたのを思い出した．いくらかためらいがちに彼女は言った．「Laver 先生，あなたの袖が不潔になってしまいました．ガウンを着け直す必要があると思います．」Laver 医師は，マスクの背後で険しい表情を見せたが，すぐに手術台から下がって，ガウンを脱いだ．「ありがとう！この患者には感染の危険性を高めることは一切許すことはできません．私は，あなた方全員が Gorgas 医師と同じように，警戒し，指摘して欲しいと思っています」と Laver 医師は言った．

1999 年に医学研究所（Institute of Medicine：ＩＯＭ）は，「人は誰でも間違える（To Err is Human)」と題する報告を行い，実地医療における過誤という重大な問題に注意を喚起した（Institute of Medicine, 2000）（第5章，誠実と説明責任，参照）．彼らは，すべての人間（医師さえも）は誤りを犯しがちであり，このような誤りを免れられない傾向から脆弱な患者を保護する集合的な責任を負っていることを認識し，誤りを防止するためのシステムに基づいたアプローチをとるようプロフェッショナル集団に求めた．可能な限り最も安全なケアを患者に提供するという卓越性の目的の一つを医師が行えるようにする際に，チームは絶対不可欠な役割を果たす．

　安全をサポートする上で最大の効果を得るには，チームは良い安全文化を持つ必要がある（Halligan & Zecevic, 2011; Pronovost et al, 2003）．強力な安全文化の特徴としては，安定したチームメンバーシップ，すべての役割の尊重，効果的なコミュニケーション，チーム階層の平坦などがあり，これらによって，患者の利益のための提案を誰でもすることができる．Laver 医師のチームは，平坦化した階層内で見られる1つの行動を示しており，部下がチームリーダーに問題を指摘したり訂正したりすることが賞賛されている．ハーバードビジネススクールで行われた調査では，トップに"大ボスの外科医"がいる従来型の垂直階層とは対照的に，平坦な階層を持つチームは，より迅速かつ少ないエラーで新しい外科手術手技を行う方法を学んでいた（Gawande, 2010）．

　チームワークは，手術室の外で協働する人々にまで同様に及んでいる．研究では，

診療のグループにおける「関係的協調 "relational coordination"」と，このグループの質とアウトカムとの関連性を評価した調査がある．関係的協調とは，異なる役割のプロフェッショナル集団が目標を共有し，知識を共有し，相互尊重し，頻繁にタイムリーかつ正確な内容でコミュニケーションするありかたのことである（Gittell, Seidner, & Wimbush, 2010）．関係的協調の高いグループは，一緒に問題を解決し，医療における過誤やギャップの責任を共有している．関係的協調に関する最近の研究によると，入院中の患者に関わる全員（医師，看護師，薬剤師，理学療法士，社会福祉士など）の間の関係的協調の程度が高い状況では，患者の満足度が高く，創傷感染および再入院率が低いことがわかっている．今日の世界において，チームベースの卓越性には，リスクコミュニケーション，チーム開発，および関係的協調におけるスキルを学び実践することに尽力する医師が必要とされている（Mitchell et al, 2012）．

### 教育と研究の支援におけるチームワーク
（ Teamwork in Support of Education and Research ）

Halima 医師は，たった今受け取った電話にどのように対応するか考えていた．彼女の診療所の近くの医科大学の医師は，伝統的な 1 か月をブロックとするのとは対照的な，3 年生の新たな長期にわたるクラークシップ・モデルのための指導者を探していた．彼らの希望では，1 年半の間，週に 1 回，半日の学生を受け持ってもらい，その学生が 1 年以上にわたって追跡できるように小さな患者群と連携するのを支援して欲しいということだった．Halima 医師は教えることが大好きだったが，毎月異なる医学生を受け持つことにより，彼女の外来診療の効率は悪くなっていた．おそらく，この新しいモデルにより，彼女は教え続けられるだろう．

ヒポクラテスの時代から，プロフェッショナル集団の中の医師は，次世代の医師を教育する責任を担ってきた．私たちが習得しなければならない内容の幅と複雑さ，そして科学を人間の文脈に適用するために相当量の判断が必要となるため，独りで診療するのに必要な能力をいつ身につけるのか，をまだ医師ではない者に理解させることは困難である．実際，プロフェッショナル集団と一般事務職との重要な違いは，プロフェッショナル集団によって習得されなければならない知識が非常に専門的であるため，すでにプロフェッショナル集団の中にいる者だけが習得が達成されたかどうかを判断できるということである．私たちの卓越性への責務の一部は，全ての医師が次世代の医師に教育の機会を提供するように取り組むという期待に応えることである．教育の第一義的責任は，私たち医科大学や大学病院にあるが，地域に根ざした医師もまた重要な役割を果たす．地域に根ざした指導法により，学生とレジデントは診療医の

実践知から恩恵を受け，教育プログラムをコーディネートする大学病院での教育に限られた場合よりも多彩な患者を診ることが可能になる．これは小さな義務ではない．臨床現場の学習体験において学習者を監督することに同意することは，学生が患者やスタッフとかかわりを持つことを認め，彼らの改善のための観察と指導の時間をなんとか見つけて，ローテーション終了時のパフォーマンスを評価することに同意することを意味する．これらの活動はすべて時間がかかる．Halima 医師が参加するように求められているような長期にわたるローテーション配属は，学生が，患者，スタッフ，医師との強い関係を形成するため，より良い学習機会を提供することになると思われる．そのことで，学生とその能力をよく知ることができるので，学生が診療の邪魔になるのではなく，診察室で円滑に機能して，貢献する方法を見つけられる（Poncelet et al, 2011; Teherani et al, 2009）．

> Kiminyo 医師は，地域の医療施設で複数の同僚と協力して臨床をしている腫瘍専門医であった．彼は，国立衛生研究所（NIH）がサポートしている地域密着型のある大きな共同研究に参加していて，特定の臨床状況のために利用可能なエビデンスに基づいた治療法がない場合に，十分に構築された臨床試験に癌患者を登録している．彼は，最近，多発性骨髄腫で標準化学療法が改善をもたらさなかった患者を，臨床試験のために紹介した．彼は同僚達にとってもこれらの試験に全面的に参加することは良いことだと思っていたが，彼らは "手間" と間接経費について懸念している．彼は，グループに毎月の会議の１つをそのトピックに関する議論に割り振って研究に参加することを協同で検討することができないかを尋ねる．彼らは非常に忙しい診療をしているが，研究に参加することでこの実験的治療の恩恵を受ける可能性がある骨髄腫患者のサブグループに適合する患者に利益をもたらすことができ，また，文献では明らかにされていないことに対処するということに貢献もできるかもしれない．

今日，医師が利用できる診断と治療の戦略は膨大にのぼるが，医学について知るべきことがすべてわかっているという誤った感覚に，時として簡単に陥る．しかし，臨床研究が HIV ウイルスに感染した患者の生存を延長し，関節リウマチ患者の運動障害を最小限にし，ヒトパピローマウイルスに感染した患者の癌を予防し，白血病と悪性リンパ腫の治癒を達成することに役立ってくるようになったのは，このほんの過去30 年間のことである．同時に，私たちは，急性および慢性疾患を有する多くの患者の発症を予防する，または最適に治療するための，最良の方法を知るために奮闘し続けている．医学の継続的な進歩のためには，病気や治療の仕組みを解明し，予防，ケア，治癒のための新しい方略を提案し，検証するために，継続的な基礎科学と臨床試験が必要なことは明らかである．研究医（Physician Scientist）は，間違いなくこの

卓越性の領域のリーダーとなるであろう．解決すべき問題を特定し，臨床試験の倫理的実施に参加し，健康関連研究に対する地域と政府の支援を訴えるために，臨床医は研究医の同僚と積極的に協働しなければならない．（Institute of Medicine, 2011）．

## 卓越性と医療システム（EXCELLENCE AND HEALTHCARE SYSTEMS）

### ケアの安全性と質を向上させるシステムソリューション
（Systems Solutions to Enhance Safety and Quality of Care）

Bartok 医師は，3 か月前に Manassett Valley 病院でホスピタリストとして働き始めた際，医療の質協議会（Quality Council）に参加することを希望した．レジデンシープログラムにいた間，彼は米国医療の質改善研究所（Institute for Healthcare Improvement；IHI）を通じて教育プログラムに参加していた．最初の協議会の会合で，彼は深刻な輸血エラーの根本原因分析に参加するよう割り当てられた．IHI のツールを使用しながら，Bartok 医師とその他の根本原因分析チームは，是正のためには施設投資を必要とするような複数の問題を特定した．今日，彼は調査結果を発表し，バーコードシステムを提唱する予定であった．システムは高価だったが，これは極めて重要であった．

### 演習 6-3

1. あなたの施設内での重要な質に関する取り組みを挙げることができますか？ 手洗いの遵守，中心静脈カテーテル感染症を低減させること，再入院の最小化という点で，あなたの施設がどのようにそれらを実施しているのか知っていますか？

2. あなたの診療所や病院で，あなたは診療プロトコルの開発と適用にどのように関わっていますか？

3. あなたの施設の文化をどのように表現しますか？ あなたの同僚は診療プロセスの標準化を歓迎するでしょうか？

卓越した患者診療の為に努力するには，医師の専門知識，高機能チーム，およびそれらの医師およびチームを支援する組織システムが必要である（Bodenheimer, 1999）．医療過誤に関する文献によると，次の2つのカテゴリーの誤りがある．すなわち，人間の過ちの結果であるアクティブエラーと，人為的ミスを引き起こし，人的ミスから患者を守ることができなかったマネジメント上または管理上の決断にかかわる潜在的エラーである（Reason, 2000）．全国の施設では，システムエンジニアリングとヒューマンファクター科学から学んだ教訓を利用して，潜在的エラーを最小限に抑え，最高品質の医療を達成する目的のために，医療提供のプロセスを改革している．先駆的な医師と彼らが働いている機関は，院内感染症のような問題に取り組むために，Hardwiring Excellence，LEAN/Six Sigma，Baldrige などのツールを使用している（Mazzocato et al, 2010）．その結果，多くの機関ではこのような生命を脅かす合併症の劇的な減少が見られている（Shannon, 2011）．たとえば，ユタ州の Intermountain Health System は，ベストプラクティスを特定することで，再入院を減少させ，質を改善し，コストを削減した．また，地域のパフォーマンスを評価し，標準化の原則を取り入れ，標準から外れる医師にフィードバックを提供した．（James&Savitz, 2011）．この戦略は，改善の取り組みの中で，最前線のケアを担う医師の関与を優先させる文化と相まって，妊娠39週以前の選択的分娩を首尾よく減少させた（Oshiro et al, 2009）．システム戦略は，人のパフォーマンスを標準化すること，人工呼吸器関連肺炎を予防するためのチェックリストを使用すること，患者間違いや左右を誤った処置を防ぐため手術前のタイムアウトを採用することなど，低コストで行うことができる（Weiser et al, 2010）．システム戦略は，また，バーコード，電子カルテの導入，スタッフの増員など，資源集約的なものの場合もある．卓越性に責任を持つ医師は，安全性を高めるために，システム戦略を追求し，提唱し，そこに参加することの重要を理解している．

### 卓越性を高めるうえでの，認証評価，専門医認定委員会，および組織化された医療の役割
**( The Role of Accreditation, Licensing and Specialty Boards, and Organized Medicine in Advancing Excellence )**

図6-2 に図示するように，医師と医療機関が卓越性への責務を果たす際に，医師と医療機関を支援し，評価するために機能している複雑な組織ネットワークがある．

　LCME（卒前教育プログラムを監督する責任を持つ）やACGME（卒後医学教育プログラムを監督する責任を持つ）などの認証評価機関は，訓練プログラムの実施について最低基準を設定する．これらの機関が果たす役割は，トレーニング環境の安全性と有効性を最適化することである．医師や規制当局のエキスパートによって主導

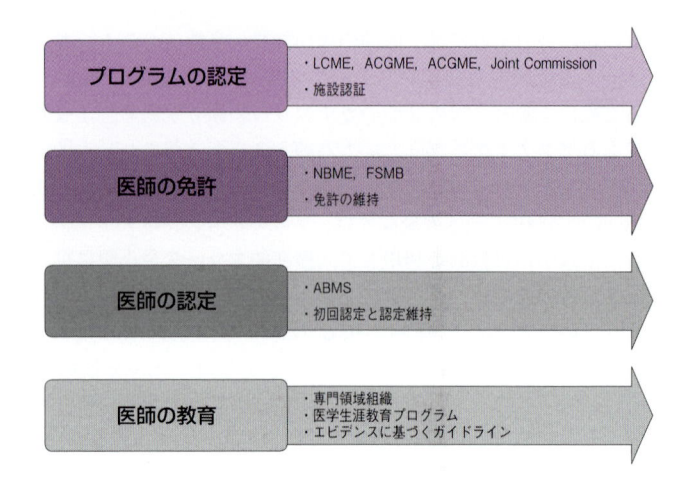

## 図 6-2　医師の診療および医療提供における卓越性を支援し評価する組織の複雑な協働

* LCME ＝医学教育連絡委員会 Liaison Committee on Medical Education；ACGME ＝卒後医学教育認定機構 Accreditation Council for Graduate Medical Education；ACCME ＝医学生涯教育認定機構 Accreditation Council for Continuing Medical Education；NBME ＝医学国家試験機構 National Board of Medical Examiners；FSMB ＝州政府医療委員会連盟 Federation of State Medical Boards；ABMS ＝米国専門医認定機構 American Board of Medical Specialties

され，これらの組織は，勤務時間の制限や，質や安全性などの特定のカリキュラムテーマを義務化するなど，多くの新しい基準を導入している（Nasca et al, 2010; Nasca et al, 2012; Swing et al, 2013）．ＡＣＧＭＥは，医師に提供される教育プログラムの基準を導入している（Steinman, Landefeld,& Baron, 2012）．これらの機関は，教育提供への不適切な商業的支援を防ぎ，医師が生涯教育のクレジットを獲得するためのプログラムが教育的に健全で効果的であることを確保するために厳格な要件を導入してきた．システマティックレビューは，医師の知識，態度，技能，パフォーマンス，患者アウトカムの改善における医師の生涯教育（CME）のインパクトを評価している（Mansouri & Lockyer, 2007; Marinopoulos et al, 2007; Satterlee, Eggers,& Grimes, 2008）．

　合同委員会（Joint Commission）は，病院の質の監督に責任を負っている．委員会は，安全で効果的なケアのための施設要件を確立している．合同委員会は，コア測定を先駆的に使用したことにより，心臓梗塞や，人工呼吸器関連肺炎，その他の重要な病態のケア改善に貢献した（Schmaltz, 2011）.

　州医師免許委員会は，医師に対する苦情への対応や，（ＮＢＭＡが提供する）医師免許試験および免許の条件としての医師の生涯教育の単位で求められる生涯学習の最低基準の設定に長年責任を持って当たってきた．州医療委員会連盟は，現在，免許維持（maintenance of licensure; MOL）プログラムを開発し，専門医資格を持たない医師の生涯学習の厳格さを高めるよう取り組んでいる（Chaudhry et al, 2012）.

　米国専門医認定機構（ABMS）の統一委員会は，特定の専門分野における臨床専門技能の指標である専門医資格認定の認知的および手技的な必要条件を定めた．エキスパート医師は，評価のエキスパートと協力して，認定を受けた医師—ディプロメイトと呼ばれる—の専門分野の広さと深さが適切に評価されていることを保証している．ABMS 委員会は現在，専門医認定資格を保持する条件として，認定維持プログラムに参加することをディプロメイトに対して全面的に求めている．統合型医療グループや病院は，卓越性の指標として専門医認定を次第に使用するようになってきており，引き続き雇用され，病院への入院特権を保持するためには，認定を維持することを新任の医師に要求している．

　医師の各専門分野の組織は，エビデンスに基づいたケアをサポートするための診療ガイドラインを確立したり，会員が臨床的卓越性を達成し維持することを支援する強力な教育プログラムを提示したりすることによって，卓越性を支えてきた長い歴史を持っている．米国内科学会の医学知識自己評価プログラム（Medical Knowledge Self-Assessment Program（MKSAP®）は，多くの世代の医師が認定試験の準備のために使ってきている．米国放射線医学会では，さまざまな放射線画像検査の適正使用ガイドラインを作成しており，最近は診断画像検査の放射線量を標準化する作業に取りかかっている．米国心臓病学会および米国臨床腫瘍学会は，プロフェッショナル集団としてのエビデンスに基づいた診療を促進するために広範囲におよぶ臨床診療ガイドラインを作成した．最近，不必要な検査や治療を医師が行った場合の患者への無駄や害を減らすことを目的とした，Choosing Wisely キャンペーンを数多くの専門分野の組織が一緒になって支援している（Cassel, 2012）（第 7 章　医療資源の公正かつ倫理的な管理責任　参照）.　**表 6-3** には医師が主導する専門分野の組織が，プロフェッショナリズムの価値としての卓越性を支えるために作業しているその他の事例をまとめた．

## 表 6-3 医師の卓越性をサポートする専門領域組織の事業とプロダクトの例

| 専門学会 | 事業やプロダクト |
| --- | --- |
| 米国整形外科学会<br>American Academy of Orthopaedic Surgeons | TeamSTEPPS トレーニングプログラムにおいて，選ばれた整形外科医が TeamSTEPPS トレーナーとして従事し，効果的なチーム・コミュニケーションのもと，整形外科医，その他の医師，および関連する医療プロフェッショナルからなるワークショップを開催している．(http://www.aaos.org/education/TeamSTEPPS/teamtraining.asp) |
| 米国心臓病学会<br>American College of Cardiology | 病院から家庭へ (the Hospital to Home; H2H) 構想は，心臓血管関連の再入院を減らし，病院から家庭への移行を改善するための全国的質改善キャンペーンの一つである．このプログラムでは，ツールキット，ウェブ講義，調査を提供している (https://cvquality.acc.org/initiatives/hospital-to-home/)．(* 訳者注；URL を修正した．) |
| 米国内科学会<br>American College of physicians | 医学知識自己評価プログラム (The Medical Knowledge Self-Assessment Program (MKSAP®)) は内科学およびそのサブスペシャルティの最新の内容と自己評価ツールを提供している．(http://www.acponline.org/products_services/mksap/16/letter.htm) (* 訳者注；現在 MKSAP18 となっている．(https://www.acponline.org/featured-products/mksap-18)) |
| 米国放射線医学会<br>American College of Radiology | ＡＣＲ適正基準 (ACR Appropriateness Criteria®) は，特定の臨床状態に最も適切な画像検査や治療の決定を医師やそのほかの者に任せることを可能にするエビデンスに基づくガイドラインである．現時点で 186 のトピックスを取り扱っている *．(https://www.acr.org/Clinical-Resources/ACR-Appropriateness-Criteria) (* 訳者注；2018 年 5 月時点で 235 のトピックスとなっている．URL の修正を行った．) |
| 米国外科学会<br>American College of Surgeons | ＡＣＳ全国外科手術の質改善プログラム (The ACS National Surgical Quality Improvement Program (ACS NSQIP®)) は臨床データに基づいた術前から術後 30 日の手術アウトカムのデータベースを提供している．参加施設は外科治療の質とコストを評価し改善するためにアウトカム報告をみることができる．(https://www.facs.org/quality-programs/acs-nsqip/about) (* 訳者注；URL を修正した．) |
| 米国臨床腫瘍学会<br>American Society of Clinical Oncology | ＡＳＣＯヴァーチャル学習コラボレーティブ (The ASCO Virtual Learning Collaborative) は，腫瘍学におけるエビデンスに基づく緩和ケアの手段の普及を図るために，テクノロジー基盤と学習のネットワークを創造した．参加している臨床腫瘍学の治療施設は，質の改善計画に参加し，ベストプラクティスとリソースを共有している．(http://www.asco.org/institute-quality/asco-vertual-learning-collaborative) (* 訳注；現在は ASCO's Institute for Quality が作られ，広く臨床腫瘍学の質の向上を図る事業が行われている．URL も変更されている．(https://www.asco.org/practice-guidelines/quality-guidelines)) |

# 結論（CONCLUSION）

卓越性を追求する責務は，プロフェッショナリズムの中心にある．プロフェッショナリズムに則った行動には，診療を続ける限り，知識を維持すること，患者のケアにおいてエビデンスに基づくガイドラインを使用すること，エビデンスが存在しない状況では科学的推論が重要であることを理解すること，個人的能力と患者アウトカムを測定することを受け入れること，データに基づき継続的に改善することの重要性を受け入れること，今日の医療的ケア環境での卓越性にはプロフェッショナルのチームが必要であることを理解すること，などがある．　プロフェッショナル集団の卓越性への責務をサポートするには，個々の医師，彼らが所属するチーム，彼らが働く医療機関，認定・免許・認証機構，彼らが契約を結ぶ教育組織の強固なネットワーク，これらの部分での強力な協働的努力が必要である．

## 困難事例

Wong 医師はいくつかのローテーションで悪戦苦闘してきた内科2年目のレジデントである．彼女はすべてのローテーションをパスしていたものの，トレーニング中の評価は，ほとんど一貫して下位10パーセンタイルの底辺に止まっていた．彼女はフィードバックを受け，コーチングとチュータリングのオファーを受けているが，何も失敗していないので，余分な業務に参加する義務はない．先週末，レジデント全員が形成的な客観的臨床能力試験（Objective Structured Clinical Examination：ＯＳＣＥ；オスキー））に参加した．最終評価としては"カウントしない"とされていたものの，彼女は極めて出来が悪く，2つのステーションで不合格となった．プログラムディレクターは別の会議の時に彼女を呼び出した．Wong 医師は OSCE でうまくやれなかったことに驚いているようだったが，OSCE の結果は評価に入らないのだから重要ではないと考えているようだった．彼女はプログラムディレクターである Gandhi 医師に，自分はすべてのローテーションに合格しており，何が問題なのかわからないと伝えた．Gandhi 医師は，これはプロフェッショナリズムの問題であると懸念し，Wong 医師の無関心な反応についても心配している．個人的な病気，家族の病気，その他のストレス要因のような潜在的な問題があるのだろうか，と彼は考えている．彼はこのことについて話を持ち出したが，Wong 医師は自分の個人的な生活については話したくないと言っている．この時点で，彼女は防御的な姿勢を取り始め，もう出て行っても良いかと尋ねている．

### この場面にはどんなプロフェッショナルにとって挑戦すべき課題があるか？

ここにはいくつかのプロフェッショナルな挑戦がある．Wong 医師は，臨床，学業パフォーマンスの点でうまくやってきていないが，必要なすべての要素を規定上はすべて合格しているため，矯正を受けることに抵抗している．ぎりぎりでパスしている—そしてそれでうまくやっているのだと思っている—ことが，絶え間なく卓越性を追求するというプロフェッショナル集団の使命に反しているということを，彼女は分かっていないようである．特に，監視，監督が少ない上級レジデントの年代に入ったときに，自分の知識とパフォーマンスのギャップが患者に決定的に重要な影響を与える可能性があることを，彼女は理解していないようである．規定上は必要条件に彼女は合格しており，矯正を強制される義務がないという点でも一つの困難にプログラムディレクターは直面している．

## このような状況でシステムにはどのような役割があるか？

現状の評価システムは，残念なことにローテーションをかろうじてパスし，何とか生き延びることをレジデントに許しており，不合格が記録された場合にのみ矯正が強制される．実際，Gandhi 医師は，このことは，パスすることがすべてである，という隠れたメッセージをレジデントに送ることになっているのではないかと思っている． さらに，OSCE は形成的であるために，Wong 医師に矯正を促す要因として OSCE の結果を持ち出すことは，プログラムディレクターにとって難しいことである．これらの問題により，レジデントに問題点があると納得させることが困難になっている．

## プログラムディレクターは何ができるだろうか？

彼は再び Wong 医師に訴え，彼女に矯正の必要性を説得しようと試みるかもしれない．同学年の他のレジデントと比較して彼女の立ち位置を示すことで，標準よりかなり成績が悪く改善の必要がある位置にいることを彼女がより明確に認識することができるかもしれない．彼はまた，プロフェッショナルとしての彼女の将来の人生を想像させ，知識とスキルのギャップが彼女の将来の患者に及ぼす影響を思い起こさせられるかもしれない．その医師のレベルがどうであれ，すべてのプロフェッショナルは，そのキャリアを通じて，継続的に自分のスキルを向上させる計画を立てる必要があることを理解することも，Wong 医師にとって重要である．最新の診療能力を維持するための Gandhi 医師自身の戦略を彼女と共有することは，強力な教育機会になる可能性がある．現在のシステムがこのメッセージをサポートしていないことを，彼はまさに認識しているのかもしれないが，それでもそれはプロフェッショナリズムの重要な概念である．先ほどみられた彼女の不本意な態度からするとうまくいかないかもしれないが，非常に重要なので，このメッセージを繰り返す価値はある．彼はまた，彼女がプログラムディレクター以外の誰かに開示しうる潜在的な問題があるかを信頼できる（おそらく Wong 医師と同じ性別または背景の）同僚やチーフレジデントに尋ねるなどの，異なるアプローチを試みるかもしれない．

　状況分析：Wong 医師は，学業成績に悪戦苦闘しながらも援助の申し出は断るレジデントである．

　ジレンマへの取り組みに役立つテンプレートは，第2章　プロフェッショナリズムへの挑戦に向き合うレジリエンスの表2-2 に記載されている．

　Wong 医師に関しては，この状況では以下のことが求められる；

## 自己認識（個人的な感情や誘因を認識する，個人的なスキルや知識の限界を理解する）

▨ Wong 医師は，規定上は合格しているものの，許容基準までのパフォーマンスはないことを認識すべきである．また，今のところ，この問題が持続しており，必要な改善点に取り組まずには問題は解消しそうにないことを理解すべきである．

## 自己規制（強い感情をコントロールし，難しい課題への支援を求める）

▨ Wong 医師は傷つきやすく，周囲にさらされていると感じているかもしれない．彼女は，自分の状況と選択肢を省察し，熟考する時間を求めるべきである．このことは“逃走”の本能を避ける助けになり，“闘争”という衝動を避ける手助けになる．

## 社会的認識（すべての関係者のニーズと状況を考慮することの重要性を認識する）

▨ Gandhi 医師は自分を本当に助けようとしており，心から自分のことを気にかけてくれている，ということに Wong 医師が気づくようになる．Gandhi 医師は正当な理由で心配しており，彼女の味方であることを，彼女が理解する．

**社会的規制（行動に対して2つ以上の選択肢を同定し，他者の行動を理解する際に肯定的な意図を想定し，危機的コミュニケーション戦略と交渉技術を構築し，他者を指導するようエンパワーされる）**

■ Wong 医師は，冷静さを保ち，反抗と怒りの気持ちを持たずに Gandhi 医師の懸念にしっかりと耳を傾けようとすべきである．彼女は，自分の能力に対する他人の意見が自分のものと一致しないことを認識し，エキスパートの評価を尊重すべきである．この肯定的な意図が役立って彼女が周りの勧めを受け入れてくれるなら，理想的には，皆が彼女を処罰しようとしているのではなく，彼女が改善するように援助しようとしていることを，彼女はまた理解するようになるはずである．

## アクション

Wong 医師と Gandhi 医師の双方が，数分間，時間をとって，それぞれ自分自身のことを省察してから，会話を再開する．Gandhi 医師は次のように述べる．「私はあなたがすべてのローテーションをパスしたことは知っているが，臨床的にも，OSCE でも，あなたのパフォーマンスを一貫して心配している．私はあなたが悪戦苦闘し続けても専門医試験に合格しないことを心配している．私が話したことについてどう思っているのか教えてくれるだろうか？」この時点では，Wong 医師は心も打ち解けており，彼女も同様に心配になっていたが，問題を認めるにはあまりにも恥ずかしくなっていたと認める．彼女は不合格になる危険があるとわかっているが，もっと勉強して自分自身でこの状況を改善することができると考えた．このことは医学部生の頃の彼女にはうまくいったが，最近はうまくいっていないようだ．量が非常に多いので，何をどの深さまで勉強すべきか，彼女はわかっていないように思われる．彼女はまた，成績証明書に"矯正"と記載されることも心配している．Gandhi 医師は，"矯正"と考えるのではなく，Wong 医師とよい関係にあるチーフレジデントからの"チュータリング"を受けるという選択肢を受け入れると考えるのではどうか，と提案する．彼らは忙しい臨床ローテーションに取り組んでいる最中に，どのように最善に勉強し学ぶことができるかという実践的な問題に取り組むことができる．チーフレジデントと週に　度会い，進捗報告をプログラムディレクターに送り返すことに，Wong 医師は同意する．彼女は3か月以内に OSCE を再受験し，学習と改善が評価される予定である．改善しなければ正式な矯正を受け入れることに，彼女は同意する．これは，ありのままの能力が十分ではないこと，私たちプロフェッショナル集団が卓越性を達成しようと努力していることを Wong 医師が学んでいることを示すものである，と Gandhi 医師は考える．

## システムの問題に取り組む

プログラムディレクターとして Gandhi 医師は，現行のシステムは不適切であると気づいている．彼はプログラムの矯正委員会に参加することを決断し，合格しているものの境界線上のレジデントのための新しいガイドラインを作成することを手伝う．この新しいガイドラインでは，合格しているが一貫して（例えば，2つのローテーション以上で）同僚の下位10％にいるレジデントには公式の矯正計画を受けることが義務付けられることがあると定められている．

## 学習のキーポイント

1. 最新の情報に付いていくということは，学習の機会を認識し，学習のリソースを見つけ出し，積極的に学習に取り組み，新しく学んだことを実践にとり込み，個人の限界や不確実性を受け入れることを要する生涯にわたるプロセスである．

2. 認証と認証維持への参加は，卓越性を支える構造化されたプログラムであり，公共に対する医師の説明責任の一部として，一般に考えられている．

3. 医療プロフェッショナルは，臨床マイクロシステムに組み込まれたチームの中で働く．最良のエビデンスの使用を模索し，患者にとって最良のアウトカムを追及するのに，これらのチームは極めて重要である．

4. 医療システムは，最善の診療を支えるために，情報技術，質改善戦略などを通じた，システムソリューションを取り入れることができる．

## ▌文献（REFERENCES）

1) American Board of Medical Specialties（ABMS）. MOC Competencies and Criteria. Available at: http://www.abms.org/Maintenance_of_Certification/Moc_competencies.aspx

2) Barsuk JH, Cohen ER, Vozenilek JA, O'Connor LM, McGaghie WC, Wayne DB. Simulation-based education with mastery learning improves paracentesis skills J Grad Med Educ. 2012 Mar ; 4（1）: 23-27.

3) Bodenheimer T. The American health care system—the movement for improved quality in health care. N Engl J Med. 1999 Feb 11 ; 340（6）: 488-492.

4) Buchs NC, pugin F, Volonté F, Morel P. Learning tools and simulation in robotic surgery: state of the art. World J Surg. 2013 May 3 [Epub ahead of prin].

5) Budner S. Intolerance of ambiguity as a personality variable. J Pers. 1962 Mar ; 30 : 29-50.

6) Cassel CK, Guest JA. Choosing wisely: helping physicians and patients make smart decisions about their care. JAMA. 2012 May 2 ; 307（17）: 1801-1802.

7) Cassel CK, Holmboe ES. Credentialing and public accountability: a central role for board certification. JAMA. 2006 Feb 22 ; 295（8）: 939-940.

8) Chaudhry HJ, Talmage LA, Alguire PC, Cain FE, Waters S, Rhyne JA. Maintenance of licensure: supporting a physician's commitment to lifelong learning. Ann Intern Med. 2012 Aug 21 ; 157（4）: 287-289.

9)  Choudhry NK, Fletcher RH, Soumerai SB. Systematic review: the relationship between clinical experience and quality of health care. Ann Intern Med. 2005 Feb 15 ; 142 (4) : 260-273.

10) D'Alessandro MP. Connecting your radiology learning to your clinical practice: using personal learning environments, learning portfolios and communities of practice. Pediatr Radiol. 2011 ; 41 (Suppl 1) : S245-S246.

11) Davis DA, Mazmanian PE, Fordis M, Van Harrison R, Thorpe KE, Perrier L. Accuracy of physician self-assessment compared with observed measures of competence: a systematic review. JAMA. 2006 Sep 6 ; 296 (9) : 1094-1102.

12) Ebell M. AHRQ White Paper: use of clinical decision rules for point-of-care decision support. Med Decis Making. 2010 Nov-Dec ; 30 (6) : 712-721.

13) Epstein RM, Hundert EM. Defining and assessing professional competence. JAMA. 2002 Jan 9 ; 287 (2) : 226-235.

14) Eva KW, Regehr G. Self-assessment in the health professions: a reformulation and research agenda. Acad Med. 2005 Oct ; 80 (10 Suppl) : S46-S54.

15) Eva KW, Regehr G. "I'll never play professional football" and other fallacies of selfassessment. J Contin Educ Health Prof. 2008 Winter ; 28 (1) : 14-19.

16) Gawande A. Complications: A Surgeon's Notes on an Imperfect Science. London, UK: Profile Books; 2010.

17) Geller G. Tolerance for ambiguity: an ethics-based criterion for medical student selection. Acad Med. 2013 May ; 88 (5) : 581-584.

18) Geller G, Faden RR, Levine DM. Tolerance for ambiguity among medical students: implications for their selection, training and practice. Soc Sci Med. 1990 ; 31 (5) : 619-624.

19) Gittell JH, Seidner R, Wimbush J. A relational model of how high-performance work systems work. Organization Science. 2010 March-April ; 21 (2) : 490-506.

20) Grauman DM, Graham CJ, Johnson MM. 5 pillars of clinical integration. Healthc Financ Manage. 2012 Aug ; 66 (8) : 70-77.

21) Hager M, Russell S, Fletcher SW, Macy J Jr. Continuing Education in the Health Professions: Improving Healthcare Through Lifelong Learning. New York, NY: Josiah Macy, Jr. Foundation; 2008.

22) Halligan M, Zecevic A. Safety culture in healthcare: a review of concepts, dimensions, measures and progress. BMJ Qual Saf. 2011 Apr ; 20 (4) : 338-343.

23) Holmboe ES, wang Meehan TP, Tate JP, Ho sy, Starkey KS, Lipner RS. Association between maintenance of certification examination scores and quality of care for Medicare beneficiaries. Arch Intern Med. 2008 Jul 14 ; 168 (13) : 1396-1403.

24) Institute of Medicine. Public Engagement and Clinical Trials: New Models and Disruptive Technologies: Workshop Summrary. Washington, DC: National Academies Press; 2011.

25) Institute of Medicine. To Err is Human: Building A Safer Health System. Washington DC: National Academy Press; 2000.

26) James BC, Savitz LA. How Intermountain trimmed health care costs through robust quality improvement efforts. Health Aff (Millwood) . 2011 Jun ; 30 (6) : 1185-1191.

27) Klass D. A performance-based conception of competence is changing the regulation of physicians' professional behavior. Acad Med. 2007 Jun ; 82 (6) : 529-535.

28) Mansouri M, Lockyer J. A meta-analysis of continuing medical education effectiveness. J Contin Educ Health Prof. 2007 Winter ; 27 (1) : 6-15.

29) Marinopoulos SS, Dorman T, Ratanawongsa N, Wilson LM, Ashar BH, Magaziner JL, Miller RG, Thomas PA, Prokopowicz GP, Qayyum R, Bass EB. Effectiveness of continuing medical education. Evid Rep Technol Assess (Full Rep). 2007 Jan ; (149) : 1-69.

30) Mazzocato P, Savage C, Brommels M, Aronsson H, Thor J. Lean thinking in healthcare: a realist review of the literature. Qual SafHealth Care. 2010 Oct ; 19 (5) : 376-382.

31) McGaghie WC, Issenberg SB, Cohen ER, Barsuk JH, Wayne DB. Does simulationbased medical education with deliberate practice yield better results than traditional clinical education? A meta-analytic comparative review of the evidence. Acad Med. 2011 Jun ; 86 (6) :706-711.

32) McGlynn EA, Asch SM, Adams J, Keesey Hicks J, DeCristofaro A, Kerr EA. The quality of health care delivered to adults in the United States. N Engl J Med. 2003 Jun 26 ; 348 (26) : 2635-2645.

33) Mitchell P, wynia M, Golden R, McNeilis B, Okun S, Webb CE, Rohrbach V, Von Kohorn l. Core Principles & Values of Effective Team-Based Health Care. Discussion Paper. Washington, DC: Institute of Medicine; 2012 Available at: www.iom.edu/tbc

34) Mohr JJ, Batalden PB. lmproving safety on the front lines: the role of clinical microsystems. Qual saf Health Care. 2002 Mar ; 11 (1) : 45-50.

35) Nasca TJ, Day SH, Amis ES Jr; ACGME Duty Hour Task Force. The new rec-omnnendations on duty hours from the ACGME Task Force. N Engl J Med. 2010 Jul 8 ; 363 (2) : e3.

36) Nasea TJ, Philibert I, Brigham T, Flynn TC. The next GME accreditation system—rationale and benefits. N Engl J Med. 2012 Mar 15 ; 366 (11) : 1051-1056.

37) Nelson EC, Batalden PB, Godfrey MM. Quality By Design: A Clinical Microsystems Approach. San Francisco, CA: John Wiley & Sons; 2007.

38) Ofri D. Quality measures and the individual physician. N Engl J Med. 2010 Aug 12 ; 363 (7) : 606-607.

39) Oshiro BT, Henry E, Wilson J, Branch DW, Varner MW; Women and Newborn Clinical Integration Program. Decreasing elective deliveries before 39 weeks of gestation in an integrated health care system. Obstet Gynecol. 2009 Apr ; 113 (4) : 804-811.

40) Østbye T, Yarnall KS, Krause KM, Pollak KI, Gradison M, Michener JL. Is there time for management of patients with chronic diseases in primary care? Ann Fam Med. 2005 May-Jun ; 3 (3) : 209-214.

41) Poncelet A, Bokser S, Calton B, Hauer KE, Kirsch H, Jones T, Lai CJ, Mazotti L, Shore W. Teherani A, Tong L, Wamsley M, Robertson P. Development of a longitudinal integrated clerkship at an academic medical center. Med Educ Online. 2011 Apr 4 ; 16.

42) Pronovost PJ, Weast B, Holzmueller CG, Rosenstein BJ, Kidwell RP, Haller KB, Feroli ER, Sexton JB, Rubin HR. Evaluation of the culture of safety: survey of clinicians and managers in an academic medical center. Qual Saf Health Care. 2003 Dec ; 12 (6) : 405-410.

43) Reason J. Human error: models and management. BMJ. 2000 Mar 18 ; 320 (7237) : 768-770.

44) Rogers JC, Coutts L. Do students' attitudes during preclinical years predict their humanism as clerkship students? Acad Med. 2000 Oct ; 75 (10 Suppl) : S74-S77.

45) Sackett DL. Clinical epidemiology: what, who, and whither. J Clin Epidemiol. 2002 Dec ; 55 (12) : 1161-1166.

46) Satterlee WG, Eggers RG, Grimes DA. Effective medical education: insights from the Cochrane Library. Obstet Gynecol Surv. 2008 May ; 63 (5) : 329-333.

47) Schmaltz SP, Williams SC, Chassin MR, Loeb JM, Wachter RM. Hospital performance trends on national quality measures and the association with Ioint Commission accreditation. J Hosp Med. 2011 Oct ; 6 (8) : 454-461.

48) Shannon RP. Eliminating hospital acquired infections; is it possible? Is it sustainable? Is it worth it? Trans Am Clin Climatol Assoc. 2011 ; 122 : 103-114.

49) Simpkins J, Divine G, Wang M, Holmboe E, Pladevall M, Williams LK. Improving asthma care through recertification: a cluster randomized trial. Arch Intern Med. 2007 Nov 12 ; 167 (20) : 2240-2248.

50) Smith AK, White DB, Arnold RM. Uncertainty--the other side of prognosis. N Engl J Med. 2013 Jun 27 ; 368 (26) : 2448-2450.

51) Spector JM, Agrawal P, Kodkany B, Lipsitz S, Lashoher A, Dziekan G, Bahl R, Merialdi M, Mathai M, Lemer C, Gawande A. Improving quality of care for maternal and newborn health: prospective pilot study of the WHO safe childbirth checklist program. PLoS one. 2012 ; 7 (5) : e35151.

52) Steinman MA, Landefeld CS, Baron RB. Industry support of CME—are we at the tipping point? N Engl J Med. 2012 Mar 22 ; 366 (12) : 1069-1071.

53) Swing SR, Beeson MS, Carraccio C, Coburn M, lobst W, Selden NR, stern PJ, Vydareny K. Educational milestone development in the first 7 specialties to enter the next accreditation system. J Grad Med Educ. 2013 Mar ; 5 (1) : 98-106.

54) Teherani A, O'Brien BC, Masters DE, Poncelet AN, Robertson PA, Hauer KE. Burden, responsibility, and reward: preceptor experiences with the continuity of teaching in a longitudinal integrated clerkship. Acad Med. 2009 Oct ; 84 (10 Suppl) : S50-S53.

55) Turchin A. Shubina M, Chodos AH, Einbinder JS, Pendergrass ML. Effect of board certification on antihypertensive treatment intensification in patients with diabetes mellitus. Circulation. 2008 Feb 5 ; 117 (5) : 623-628.

56) Van Tartwijk J, Driessen EW. Portfolios for assessment and learning: AMEE Guide no. 45. Med Teach. 2009 Sep ; 31 (9) : 790-801.

57) Wayne DB, Didwania A, Feinglass J, Fudala MJ, Barsuk JH, McGaghie WC. Simulation-based education improves quality of care during cardiac arrest team responses at an academic teaching hospital: a case-control study. Chest. 2008 Jan ; 133 (1) : 56-61.

58) Weiser TG, Haynes AB, Lashoher A, Dziekan G, Boorman DJ, Berry WR, Gawande AA. Perspectives in quality: designing the WHO Surgical Safety Checklist. Int J Qual Health Care. 2010 Oct ; 22 (5) :365-370.

59) Weiss KB. Future of board certification in a new era of public accountability. J Am Board Fam Med. 2010 Mar-Apr ; 23 suppl 1:S32-S39.

60) Werner RM, Asch DA. The unintended consequences of publicly reporting quality information. JAMA. 2005 Mar 9 ; 293 (10) : 1239-1244.

61) Yarnall KS, Pollak KI, Østbye T, Krause KM, Michener JL. Primary care: is there enough time for prevention? Am J Public Health. 2003 Apr ; 93 (4) : 635-641.

# 医療資源の公正かつ倫理的な適正管理

FAIR AND ETHICAL STEWARDSHIP OF HEALTHCARE RESOURCES

**7**

## 学習目標

1. 限りある資源の適正管理に医師が対処する根拠を理解する.
2. 医師が個々の患者をケアすると同時に資源の使用について考慮する際に経験するジレンマを理解する.
3. 不必要な検査や治療について患者と話し合うための具体的なコミュニケーションスキルを習得する.
4. 限りある資源の適正管理における,チーム,医療システム,プロフェッショナル組織の役割を習得する.

Donna Johnson,は小さな製造会社の最高経営責任者をしている40歳の女性である.彼女の仕事はストレスが多く,彼女は長い頭痛の病歴を持っている.最近になり,ストレスを減らして頭痛を改善しようと努力しているにも関わらず,その症状は日増しに頻繁になってきている.頭痛持ちで,最近,悪性脳腫瘍と診断された知り合いがいるので,自分に腫瘍がないことを確認する目的で,CT検査を施行してもらおっと家庭医である Hernandez 医師を彼女は訪ねている.

Hernandez 医師は,詳細に病歴聴取し,神経学的な症状が全くないことを確認した.注意深い神経学的診察を含む身体診察所見は全て正常であった.Hernandez 医師は筋緊張型頭痛であると結論付け,そのことについて患者と話し合う.Johnson 夫人は 100% 大丈夫であることを確認したいと思って CT 検査を望んでいるが,Hernandez 医師は臨床的な適応があるとは考えていない.さらに,患者がその検査をカバーする保険に入っているとしても,検査は高価であり,心配する患者に対して,危険と利益を説明しようとするよりも,単に検査を施行する方が簡単であるとひそかに考えている.

血液検査や画像検査を施行するべきかそうでないかについて,医師は日々多くの決断を行っている.このシナリオあるいは同様の状況には日常診療においてよく遭遇する.症状のある患者は心配しており,自分の医師に,最善の医科学を用いて迅速に診断して,問題を処理してもらいたい,あるいは深刻な異常は何もないということを保証してもらいたいと考えている.一部の人たちは,検査や X 線は完全に正確であり,人間は決してそうでなく,注意深い身体診察と比較して検査を指示するほうが優れた診療であると信じている.消費者向けの広告やインターネットサイトが推奨している根拠のない検査や治療が彼らの思い込みを強化している.

　医師も同様に心配している．重大な診断を見逃し，患者に不必要な苦しみを引き起こすかもしれないという医師の懸念によって，検査がオーダーされることもある．不必要な検査オーダーを断るということが患者の満足度に否定的な影響を与えるかもしれないという心配も，本来は必要とされない検査を行おうとする決断を促進させることがある．検査をオーダーすることが医療の中心であり，そうすることで過誤訴訟に対する防御になりえるとの思い込みも，このような行動を引き起こしがちである．これらの検査が患者の診療に価値を追加しないということを知っており，患者にとって何らかのリスクがあるかもしれないとたとえ分かっていたとしても，「より多いほうが良い」という検査に対する考え方を私たちは持っているとも言える．さらに懸念されることとして，医療における財務上の最近の戦略では，無用な検査のオーダーを避けるよりも，患者にとって益の少ない，または無益な検査をオーダーするほうが，医師や医師を雇用する病院にとっては利益が上がるという現実がある．

　価値ある資源の適正管理は，プロフェッショナリズムにおける複雑な話題である．医師が単にもっとお金を稼ぎたいという理由で不必要な検査をオーダーしていたとすれば，その行為がアンプロフェショナルであることは明らかである．また，医療過誤訴訟による個人的な被害を防ぐという戦略としていつも検査をオーダーするという行為も，おそらくアンプロフェショナルである．しかし，心配を和らげたり，見逃しを避けたり，患者の要求や希望に応じるために，患者にとって益の少ない，あるいは無益な検査をオーダーするということは，患者の自律性を尊重しようとするプロフェッショナリズムの価値観に合致する思慮深さといえるかもしれない．しかしながら，患者にとっての益を生み出す可能性が低く，患者に身体的な被害（例えば放射線被爆あるいは抗菌薬関連下痢）や不利な金銭面の影響（例えば自己負担の支払）を引き起こすかもしれない不必要な検査や治療をするという行為は，卓越性と無害というプロフェッショナリズムの価値観に相反する．さらに，質を改善したり，医療サービスが少ない地域でのアクセスを増やしたり，健康の社会的決定要因に関する複雑な問題に焦点を当てたりするといった行為に対する出費を減らして，不要な検査や治療に貴重な国の資源を費やすことは，専門職としての社会的正義に関する責務に相反する．

　この章では，医師が日常の診療において患者とともに行う必要がある複雑なプロフェッショナリズム上の決断に取組む．私たちは，医師が，限りある資源の使用に配慮すべき根拠について検討する．私たちは，限られた資源を賢明に使いこなすことを目的として，個々の医師，医療チーム，医療環境，プロフェッショナル組織によって示され得る行動を記述するのに，プロフェッショナリズムの概念を用いる．

## なぜ私たちは医療費を気にするべきなのか？
### （WHY SHOULD WE CARE ABOUT HEALTHCARE SPENDING?）

医療費の上昇と持続不可能なコストの問題は，全ての先進諸国において切実な問題である．過去数十年にわたり，多くの国々でGDPに対する医療費総額の割合が増加している．米国は1970年にGDPの7.4％，1990年に11.9％，2008年に16.0％を医療に消費した．2020年には20％まで上昇するだろうという見積もりがあり（Keehan et al, 2011; Shatto & Clemens, 2011），教育，環境問題，公共の安全を含む他の公共財のために資源を割くことを社会が望むのであれば，これは許容できない数字である．この容赦のない支出増加の一部は，前世紀（20世紀）の驚異的な生物医学的進歩の結果である．新たな診断および治療の選択肢の有効性によって，長生きする人の数が増加している．しかしながら，医療費の支出を押し上げている要因の中には，医療の特徴である診療の管理の複雑さや断片化などがある．よりうまくコーディネートされた診療，より良いプライマリ・ケア・サービス，およびコスト管理のための財政メカニズムを備えた国（図7-1）は，医療におけるGDPの割合が米国よりも低くなっている．例えば，2008年に米国が医療にGNPの16％を費やしたのと比較して，カナダはGNPの10.4％，英国は8.7％を費やしたのみであった．

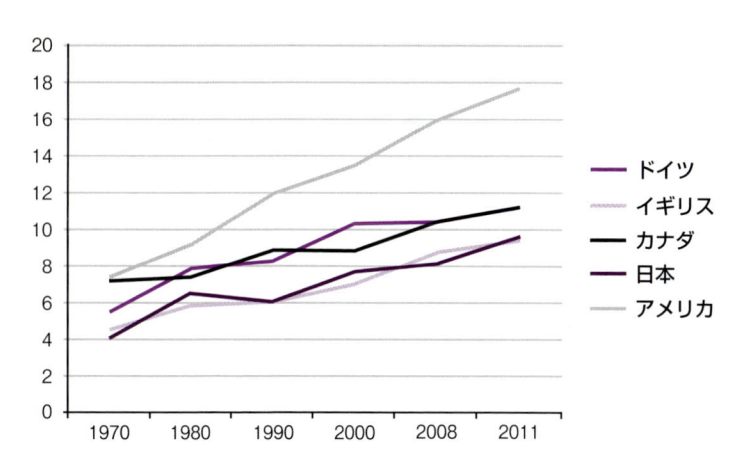

凡例：
- ドイツ
- イギリス
- カナダ
- 日本
- アメリカ

## 図7-1　国内総生産（GDP）に対する医療費総額：1970-2008年

経済協力開発機構（OECD）から．医療費：2013年の国内総生産に対する医療費総額の割合
http://www.oecd.org/els/healthsystems/oecdhealthdata2013frequentlyrequesteddata.htm.

## 表 7-1　医療アウトカム

| | 出産 1000人あたりの乳児死亡率[a] | 出生時の平均余命（年）[a] | | 65歳以上の平均余命（年）[a] | | 人口10万人あたりの医療に伴う死亡率（2002 − 3）[b] |
|---|---|---|---|---|---|---|
| | | 男性 | 女性 | 男性 | 女性 | |
| ドイツ | 3.6 | 78.4 | 83.2 | 18.2 | 21.2 | 90 |
| イギリス | 4.7 | 79.1 | 83.1 | 18.6 | 21.2 | 103 |
| カナダ | 4.9 | 78.7 | 83.3 | 18.5 | 21.6 | 77 |
| 日本 | 2.3 | 79.4 | 85.9 | 18.7 | 23.7 | 71 |
| 米国 | 6.1 | 76.3 | 81.1 | 17.8 | 20.4 | 110 |

出典：
(a)経済協力開発機構（OECD）から. 医療費：2013 年の国内総生産に対する医療費総額の割合
http://www.oecd.org/els/healthsystems/oecdhealthdata2013-frequentlyrequesteddata.htm.
(b)Nolte E, McKee CM. Measuring the health of nations: updating an earlier analysis. Health
Aff（Millwood）. 2008 Jan-Fe; 27（1）:58-71.

　米国において，このような高額支出を更に受け入れ難くしているのは，健康アウト
カムが他国よりも良いわけではなく，米国よりも支出が少ない国よりも，実際のとこ
ろ悪いことである．経済協力開発機構（OECD）によって医療の質を評価するために
用いられる指標には，乳児死亡率，出生時の平均余命，65 歳での平均余命，および
医療に伴う死亡率（医療システムの評価を意図した尺度）が含まれる．これらの多く
の指標において，米国は最下位である（**表7-1**）．例えば，米国では2008 年における
乳児死亡率は出生 1000 当たり 6.7 であったのに比べて，カナダでは 5.1，ドイツは 3.5
であった．男性の平均余命は，カナダと比較して米国で 3 年短くなっている．簡単
に言えば，私たちが多くを費やしていても，国民のためにより良い成果を生んでいる
訳ではないのだ.
　米国では医療費が高額であるにもかかわらず，多くの米国人は医療にアクセスでき
ない．調査によると，約 25 ％の米国人は支払い能力が欠如しているため，処方され
た投薬，検査，治療を受けていないことが示されている．2009 年には，5100 万人の
米国人が健康保険を持っていなかった（米国国勢調査局，2010 年，22 ページ）．こ
の数は過去 30 年間に着実に増加している．貧しい米国人は裕福な米国人よりも健康
保険に加入する割合が少ない傾向がある．また，メディケアに加入しているにも関わ
らず，個人破産申請者の 62 ％が高額医療費を，また破産申請をする 65 歳以上の市民
の 25 ％が医療費の自己負担額を，自分たちの経済問題の原因としている（Bodenheimer
& Grumbach, 2012）.
　大きな懸念は，米国の医療システムに注がれる膨大な金額の大部分がうまく使われ
ておらず，ケアに価値を付与していないという観察結果である．調査によると，医療

費の30％は，重複していたり，根拠に基づかなかったり，または有害な検査・治療
であったりしており，無駄となっている（Berwick & Hackbarth, 2012）．最も高価な
医療機器が医師のペン（または今日の環境ではキーボード）であるという金言は真実
である．全医療費の80％は医師の決定に基づいている．医療支出の価値を他国に匹
敵するほどに高めることができれば，費用は15％から30％減り，すべての人にとっ
てより良い医療とより良い社会的条件を達成するためにこれらの資金を使うことがで
きる，と経済学者は見積もっている．

　支払者と管理者が償還率を削減し，支払いを拒否することが，医療費の上昇に対処
する一つの方法になるであろう．プロフェッショナル集団以外のステークホルダーに
よってこのアプローチが開始されれば，医療を必要としている人たちのニーズを否定
することで医療総体を一定量に制限することになる（総量規制）．これに代わって，
プロフェッショナル集団が，プロフェッショナリズムの価値観に基づき，高いコスト
と低い価値の問題を解決すべきである，と倫理学者や医学界のリーダーは提唱してい
る．私たちは，総量規制について心配するのではなく，無駄を減らすこと，即ち，利
益をもたらさない，場合によっては害をもたらす可能性のあるケアをなくすことに焦
点を当てるべきである．無駄に費やされたお金を，安全性についての信頼があり，効
果的で，高品質なケアへの社会的アクセスを改善することに転用するのが，全ての医
師を動機づけることのできる，希求すべき目標である．

## 価値ある資源の適正管理はベッドサイドでの総量規制を正当化する方法か？（ IS STEWARDSHIP OF VALUABLE RESOURCES A WAY OF JUSTIFYING RATIONING AT THE BEDSIDE? ）

Green医師は3年目のレジデントである．朝の回診で，彼は虚血性心筋症によるうっ
血性心不全の再発エピソードのため昨晩入院となった83歳患者の症例を提示する．
Green医師は病歴，身体所見，心臓MRIを含む各種検査所見の詳細について説明
を行う．出席していた循環器専門の指導医は，MRIをオーダーした理由とそれが
ケアに役立ったかどうかについて，Green医師に質問を行う．

トレーニングによってプロフェッショナルの診療パターンが形作られる．質の高い環
境でトレーニングを受けた医師は，将来の実践に良い影響を及ぼす診療パターンを修
得することが研究によって示されている．具体例として，医師がトレーニングを受け
た産婦人科プログラムと，その医師の母体合併症率とが関連していたことを，Asch
ら（2009）は報告している．リスクが標準化された母体の主要合併症率に関して成績
が下位1/5の研修プログラムで研修を受けた産婦人科医による治療を受けた女性の母

体合併率は 13.6% であり，上位 1/5 の研修プログラムで研修を受けた産婦人科医による治療での 10.3% より約 1/3 も高いという結果であった．病院間のケアの質の違いを掲載している Dartmouth Atlas は，「あなたはどのような医師になるだろうか？ 医療の質の違いとレジデント研修の重要性」という報告書を最近出版した（Arora & True, 2012）．レジデントは監督する指導医の行動を模倣すること，あるいは研修環境の中にあるきっかけとなる合図に反応することによって，良い医師とは何かについての考えを形成することをこの報告書は強調している．MRI をオーダーした Green 医師の決定は，特定の診断上の疑問（おそらく患者の診察でアミロイドーシスを疑う所見があった）によって促されたのかもしれない．あるいは，以前の指導医が心筋症患者の「通常」検査に MRI を含めていたにもかかわらず，それを「通常」検査とすることを正当化する理由を彼に教えなかったため，検査をオーダーしたという可能性もある．病院の診療報酬にとっては患者の迅速な退院が好ましいので，レジデントは患者の入院期間に注意を払うよう持ちかけられる．指導医と話し合う前に検査を今すぐオーダーすると，患者の入院期間を短縮する可能性がある，と Green 医師は考えているのかもしれない．彼はまた，心臓 MRI について更に学ぶことに興味があり，彼の好奇心のために患者が負うコストを認識せずに MRI をオーダーしているのかもしれない．実際のところ，メディケアの病院への支払いに関し，医学教育の要素が間接的に存在する理由として，レジデントによって行われるケアには，過剰な検査や治療の遅延等，いくつかの無駄を含んでいることが前提にある．要するに，多くの医師研修プログラムの文化は，レジデントが不必要な検査をオーダーすることを奨励しており，研修中に学んだパターンは，医師の将来の臨床に影響を及ぼす可能性がある．

**もしプロフェショナリズムには貴重な資源の適正管理も含まれるとすれば，そのことが教育や実践において，なぜほとんど議論されないのか？**
**( IF PROFESSIONALISM INCLUDES STEWARDSHIP OF VALUABLE RESOURCES, WHY IS THE TOPIC SO RARELY DISCUSSED IN EDUCATION AND IN PRACTICE ?)**

一つの簡単な答えは，実際にかかる医療コストが，通常，医師とその患者の視点からは隠れてしまっているということである．特定の患者が医療のためにどの程度の費用を負担するか，保険者が支払うべき料金はどの部分なのか，および個人的にどれくらい支払う必要があるかということについては，更に透明性に欠ける．コスト意識の高い医療に関するエキスパートは，医師に対し「ユニバーサル・ファイナンシャル・プレコーション」のアプローチを取ることにより，このコスト混乱の問題を管理するよう促してきた．血液媒介疾患のユニバーサル・プレコーションと同じ原則に基づいてモデル化されており，目の前の患者が破産一歩手前で，あと一つしか主要な検査を行

えないと考えることを，ユニバーサル・ファイナンシャル・プレコーションは医師に
求めている．検査費を見ながら検査オーダーを行うと（その他の介入はなし），結果
的に10％の節約になることが，最近の無作為試験で示されている（Feldman et al,
2013）.

　舵取りがより難しいのは，患者の福利と社会正義についてのプロフェショナリズム
の価値観の間の対立である．ある医師たちは，検査結果が陰性でも有益な情報を提供
しているので，個々の患者のケアにおけるコストの議論は患者福利の優先に反すると
考えている．個々の患者をケアしながら社会正義を検討することは，ベッドサイドで
の総量規制と考えられると彼らは主張している．診断検査と治療決定の現実を考慮す
れば，患者中心のプロフェッショナリズムの価値観と社会中心のプロフェッショナリ
ズムの価値観との間に認識される対立を解消することができる．作為の誤り
（commission error，価値があるかどうか疑わしい検査をオーダーしたり，治療をし
たりした結果生じる誤り）と同時に，不作為の誤り（omission error，必要とされる
検査および治療を行わなかった結果生じる誤り）を避けることに医師が等しく関心を
持っているなら，個々の患者をケアするという責務を達成することができる．エビデ
ンスに基づく検査と治療のみをオーダーすることにしたら，偽陽性の結果によって行
われるしばしばより侵襲性の高い追加検査によって生じる害から患者を守ることがで
きる（例えば，累積的な放射線被曝が癌のリスクを増加させること，一見して良いよ
うにみえる抗菌薬あるいはステロイドが，稀ではあるが，合併症を引き起こすこと，
など）.

　多くの患者が特定の検査を行って貰いたいと思って私たちに対して要求してくるの
だから，と患者の自律性について懸念を表明する医師もいる．自由とは対照的に，自
律性は絶対的なものではないことを倫理学者たちは示している．自律性は情報と理解
をもって行使されなければならない．患者の自律性尊重の原則を支持することは，患
者に利用可能なエビデンスベースの選択肢について医師が教育し，情報を提供し，患
者と相談することを意味する．これは，エビデンスに基づかない医療に対する患者の
要求に従うことを意味しない．この枠組みによって，医師は価値ある資源の適正管理
という社会中心の責務に取り組みつつ，患者中心のプロフェッショナリズムを維持す
ることができる.

　事実，ただ1人の患者をケアするという以前の文化から，広範な社会的視野という，
より新しい視点へと大きく変わる時期に私たちがいることを，私たちは確信している．
以下では，最大限の数の患者に最善の医療を提供するために，システムの各部分（個々
の患者と医師，チーム，医療環境，プロフェッショナル組織）が，限りある資源の調
整に果たす役割について説明する．また，検査や手技をオーダーする（または，しな
い）ことの選択について，患者と会話を進めるための具体的な戦略も提示する.

## 演習 7-1

1. 患者が医学的に適用のないと思われる検査をオーダーするように依頼した最近の出来事を考えてください.
2. 検査をオーダーするかしないかについて，あなたはどういう考え方でしたか？
3. あなたはどのような要素を考慮しましたか？検査をするかしないかに関連する要因はありましたか？
4. 患者とその問題について話し合いましたか？その会話の結果は満足のいくものでしたか？

## 医師ー患者の相互作用（PHYSICIAN-PATIENT INTERACTION）

John King は建築請負人として働く 36 歳の男性である．彼は仕事に影響する 1 週間の腰痛の病歴を主訴に，彼の家庭医を受診した．実際，彼は 5 日間仕事を休んでいた．King 氏が重い桶を持ち上げて，背中をねじった後，痛みが始まった．仕事をしていないと給料をもらえないので，彼はいらいらしているが，前屈するととても痛みを感じている．痛みのため睡眠が障害され，ベッドで寝がえりをうつと痛みのため目が覚めてしまう．脚に放散痛はない．排尿，排便に変化は認めていない．彼は「問題を見つけ出し，より早く仕事に戻る」ことができるよう，腰の CT 検査を要求している．

　　Deyo 医師は King 氏を診察し，足に神経学的徴候がないことを確認している．神経症状やその徴候がない場合，特に疼痛の病歴が短期間（6 週間未満）の場合には，画像検査が推奨されてないことを示す文献があることを，彼は知っている．彼は，CT 検査の適応がないことを知っているものの，検査の適応でないという理由を説明するのに時間がかかること，患者が自身の要求した検査を受けられないと不満を抱えながら診察室を出ていくということも経験から知っている．すでに彼のスケジュールは遅れ気味であり，事務職員は出来るだけ早くしてほしいと考えている．

これは全ての専門分野の臨床医にとって，とても一般的な状況である．上気道炎に対する抗菌薬，冠動脈疾患をチェックするための運動負荷心電図など，患者は適応のない治療および検査を要求する．Deyo 医師の省察もまた，一般的なものである．検査をオーダーしないという根拠を説明する努力の価値はあるだろうか？その必要性がないにも関わらず CT 検査を施行するのが，より得策なのだろうか？会話には時間がかかり，全ての患者が自身の説明を受け入れるわけではないということを，彼はわかっている．さらに，今，検査をオーダーしなければ，患者は CT 検査を受けるため別の医師のところに行き，今までの一連の行為は全て無駄になるかもしれない，と Deyo

医師は考えるかもしれない．さらに悪いことに，彼らは Angie's List や Yelp のような（日常生活のことでなんでも投稿できる）公開 Web サイトで彼に対する不満を表明し，他の患者が彼の能力や思いやりを疑うことになるかもしれない（Ginsburg, Bernabeo, & Holmboe, 2013;Ginsburg et al, 2012）．

　画像検査をオーダーしない根拠を説明することに関して，ある特定のコミュニケーションスキルを使用することにより，それを効果的に行うことが出来る．上述した状況を使い，医師が使用するある見本となる表現を用いて，要求された検査が必要でないということを説明する際の会話の手順を示す．医師と患者の間で行われる長く行きつ戻りつする会話の中に，明らかにこれらの言葉は埋め込まれている．

1．患者の懸念を慎重に聞いた後，明確に患者の状況を理解したことを伝え，患者の感情を正当化する（すなわち共感する）．
　　例：「背中の痛みがなぜあなたにとって本当に忌まわしいのか，わかります．痛みのことだけでなく，仕事に戻らないと収入が得られないこともわかっています．これに間違いはありませんか？」
2．医師と患者が共有する目標を述べる．
　　例：「私たちはあなたの痛みを抑えようと努力し，できるだけ早く仕事に戻そうとしています．」
3．専門用語を使わずに，平易な言葉で明確な推奨をする．
　　例：「通常，腰痛は筋肉の回復とともに数週間で改善し，同様のことがあなたにも当てはまりそうです．その間，ベッドに留まっているよりも，動いている方がむしろ得策であり，また，安全かつ効果的な投薬により痛みはコントロールできます．この方法によって，あなたはすぐに仕事に戻ることができるでしょう．」
4．要求された検査が有用でなく，または，実施したら有害でさえあるという理由を説明する．
　　例：「CT 検査のような腰の X 線検査は，このような状況では役に立ちません．研究によると，あなたのように，急性の腰痛を訴え，身体所見で異常がない患者さんについては，X 線検査から恩恵を受けることはなく，CT 検査による不必要な放射線被爆の危険性があります．可能であればそのリスクを回避することがベストです．」
5．患者が何を考えているのか，どんな懸念が残っているのか，ということを確認する．
　　例：「この方法についてどう思いますか？何か心配事が残っていますか？」

この手法はすべての患者に対し絶対的に有効であるというわけではない．しかし，このような要求は非常に一般的なので，このような会話スキルを身につけておくことは，

医師にとって重要である．Drexel 大学医学部の研究者は，このような困難な状況でのコミュニケーション方法を医師に教える指導ビデオを開発した．このビデオは，専門領域の学会が Choosing Wisely（賢明な選択）キャンペーンのために開発した，医師や患者が質問すべき医療検査と手技のリストに基づいている．（キャンペーンの詳細については後述する）．ビデオモジュールには，各専門診療領域で遭遇する一般的な状況の説明に役立つ実例を用いた一般的なシナリオとそれぞれの専門領域に合わせたシナリオ（**表 7-2**）が含まれている．サンプル用の教育テープは www.choosingwisely.org で見ることができる．

## 表 7-2　検査や治療に関して患者とよく議論になる項目

| 専門分野 | 項目 |
|---|---|
| アレルギー，喘息，免疫学 | ・ウイルス性副鼻腔炎を治療するのに抗菌薬を希望する患者<br>・免疫力を高めるためにガンマグロブリン療法を希望する患者<br>・慢性蕁麻疹に対して精密検査を希望する患者 |
| 循環器 | ・術前の運動負荷試験を希望する患者<br>・心臓バイパス手術後，何年も経過しているのに運動負荷試験を希望する患者<br>・運動負荷試験を希望する低リスク患者 |
| 家庭医療 | ・抗菌薬を希望する副鼻腔炎の患者<br>・低リスクの患者における運動負荷試験<br>・背部痛を患う患者の画像検査 |
| よくある診療 | ・画像検査を希望する頭痛患者<br>・MRI 検査を希望する腰痛患者 |
| 内科 | ・患者が運動負荷心電図による精査を希望する<br>・患者が術前評価のための胸部 X 線検査を希望する<br>・迷走神経反射による失神患者が頭部 CT 検査を希望する<br>・肺塞栓を除外するために造影 CT 検査を行うようにレジデントが指導医から指示される |
| 腎臓内科 | ・透析についての賛否<br>・透析中の患者がルーチンの癌スクリーニング検査を希望する<br>・末梢挿入中心静脈カテーテル（PICC）に関するレジデントとの議論 |
| 小児科 | ・上気道炎の子供に抗菌薬の処方を希望する母親からの電話<br>・母親が子供の頭部外傷後に CT 検査を希望する |
| 放射線科 | ・放射線科医が子供の最善の画像検査について議論する<br>・放射線科医が低リスク肺塞栓症の画像検査について議論する<br>・放射線科医が小さな卵巣嚢胞に対する精査について議論する |

出典：ABIM 財団：Choosing Wisely：
http://www.choosingwisely.org/ から入手可能．

　しかし，効果的なコミュニケーションスキルの習得は，実践が最適であり，フィードバックを提供できる同僚によって観察されることが望ましい．別の方法として，模擬患者を通じてコミュニケーションスキルを練習することもできる．他の手技と同様，コミュニケーションスキルの習得に際しては，何がうまくいったのか，どの点を変える必要があるのかを振り返ることと，繰り返し練習する必要がある．

　医師や患者にとって役立つ追加資料がコンシューマー・リポート（Consumer Report）によって開発されている．コンシューマー・リポートは，専門家の協力のもと，合併症のない腰痛の画像検査など不要な検査や治療を要求する患者に対して，医師が提供できる資料を作成している．これらの資料は患者向けに作られており，平易な言葉で書かれている．資料には，検査の根拠またはその欠如，および有用であるかもしれない代替治療法が，様々なトピックについて提示されている．これらの資料は，治療法および処置の潜在的な副作用を示し，いつ検査を行うべきなのかということについても，具体的な情報を提供している．例えば，腰痛の資料は，なぜ画像検査が必要ではないのかを説明しており，どのような徴候や症状があれば MRI 検査を行う必要があるのかについても説明を行っている．患者情報資料のサンプルを**図 7-2** に示す．患者情報の全資料は http://consumerhealthchoices.org/ から入手できる．

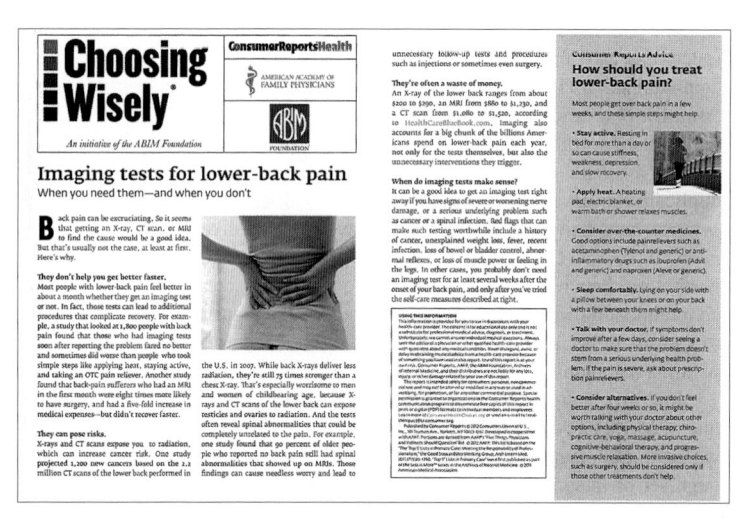

## 図 7-2　専門学会とコンシューマーレポート誌から提供された患者用情報源の例

提供：Consumers Union of U.S. , Inc. Yonkers, NY 10703-1057, a nonprofit organization.
コンシューマリポート（Consumer Reports®）の教育目的での使用許可を受け複写.
www.ConsumerReports.org

## チームと資源の適正管理（TEAM AND STEWARDSHIP OF RESOURCES）

皮膚科医である Shah 医師は，来院 4 か月前から続くびまん性の頭皮の脱毛のため家庭医より紹介となった 32 歳の女性を診察している．彼女はシャワーを浴びたときに以前よりも髪が抜けていることに気付き，朝になると枕に髪の毛がついていることに気が付いた．Shah 医師は脱毛を症状とする一般的な原因—鉄欠乏または甲状腺機能低下症によるのではないかと考えている．彼は甲状腺刺激ホルモン（TSH）と血清フェリチンをオーダーしたいと考えているが，患者は，自分の家庭医がたくさんの血液検査を行っており，その中にこの項目が含まれていると考えている．事務職員が検査の結果を得るため，彼女の家庭医に連絡をとろうとする間，彼は患者に待つよう求めている．自身の検査室で再び検査をオーダーする方が早いかもしれないが，これは無駄だと彼は考えている．

個人に加えてチームも，限りある資源の適正管理に大きな役割を果す．いくつかの比較的あまり高価ではない血液検査の費用はさほど重要ではないように思えるかもしれないが，過剰は無駄につながる．Shah 医師の解決策は現時点において正しいと考えられるが，事務職員が電話をかけて検査結果を探そうとすると貴重な時間を費やすことになるので，実行するのが難しい可能性がある．多くの場合，家庭医と専門医は一緒に患者をケアするが，ケアチームが会話を効率的かつ信頼できるものにするための基盤は不足している．長期的に，Shah 医師と彼女の同僚は，システムを改善する方法を特定し，患者の検査結果，問題リスト，投薬リストを，必要とするすべての医師が利用可能な状況を作り出し，重複した無駄なケアを避けるように努めるべきである．統合型医療供給システムで働く医師には，共有電子カルテのような方法を構築するのが簡単かもしれない．単独で診療を行う医師は，患者が自身の情報を確実に携帯するようにするか，コミュニティ内で紹介書式を標準化することにより，重要な情報を伝達する新しいモデルを作成するために，紹介元および紹介先の医師と協力する必要がある．

　2001 年，医学研究所の「医療の質—谷間を越えて 21 世紀システムへ "Crossing the Quality Chasm"」と題した報告書によって，数 km 毎に線路が分岐する鉄道と米国の医療提供システムの比較が行われた．「医療は，救急隊による処置，救急医療，外来診療，入院診療，在宅医療，検査部門，薬局といった大規模な統合システムによって構成されている．」（Institute of Medicine 2001）．これらのすべての場で医療を調整することはほぼ不可能であり，医療の移行に際して質が低下するという事実は驚くに値しない．ギャップがよく話題となる入院と外来の間における医療の移行に関しては，ますます注目が集まっている．さらに，それぞれの医療環境において患者は様々

な医療職によって管理されるが，チームメンバー間のコミュニケーションには頻繁に食い違いが生じている．例えば，病院チームはシフト間で医療を「受け渡し」する．患者にとってこの移行はハイリスクであり，多くの場合，医療者は前の医療者が何を知っていたのか，あるいは患者に何をしたのかを知らない．患者安全運動により，施設間および医療者間の良好な受け渡しの重要性が強調され，これらの移行を至適化するためのツールが開発された．たとえば，特に病院からの退院時に，情報をもれなく伝えることを担保するにはチェックリストが役立つ（**表7-3**）．

　施設間や医療者間での連続性の分断は，医療の質の差につながるだけでなく，経済的コストの増加と資源の無駄にもつながる．前の医療チームがある特定の薬物を変更または停止したことを認識しないまま，医師はある薬物をオーダーするかもしれない．また，検査済もしくは結果待ちであることを知らないまま検査を繰り返すかもしれない．サイト間でコンピュータ上の連携が欠如していることで，良好なコミュニケーションが困難となっている．しかしながら，とくにコストが高くつくのは，退院後に病院に再入院することである．Jencks, Williams, Coleman の調査（2009）によると，メディ

## 表 7-3　医療者のための退院チェックリスト

| 項目 |
| --- |
| **退院時処方** |
| ・患者とレビューする |
| ・入院後の変更に注目する |
| ・副作用について具体的に患者に情報を伝える |
| **退院時要約（サマリー）** |
| ・タイムリーに記載する |
| ・退院時処方を含める（特に入院後の変更に注目する） |
| ・フォローアップが必要な検査やレポートをリストアップする |
| ・患者のケアに関与する全ての医療関係者にコピーを渡す |
| **患者 / 家族とのコミュニケーション** |
| ・患者に投薬指示，フォローアップの詳細，警告徴候が認められた際の明確な指示，状況が改善しない場合の対処方法について情報を提供する |
| ・患者があなたの指示を理解していることを確認する |
| ・可能であれば，これらの議論に家族を含める |
| **プライマリ・ケア医とのコミュニケーション** |
| ・退院前にプライマリ・ケア医に電話で連絡する |
| **フォローアップ計画** |
| ・退院後の診療所 |
| ・電話によるフォローアップ |
| ・プライマリ・ケア医への予約または受診 |

出　典：Wachter RM. Understanding Patient Safety. 2nd ed. New York. NY: McGraw Hill Professional: 2012. p. 136.

ケア患者の 20％は退院して 1 か月以内に再入院しており，再入院の 1/3 が 90 日以内であった．著者らは防ぐことのできた再入院のコストを年間 170 億ドルと推定している．別の研究では，退院時における質の差がみられる．患者の 45％が検査保留になっており，これらの多くは実施されずじまいになってしまう．そして，15％が投薬リストに重大な相違がある．また，退院後の最初の訪問時までに退院時要約がプライマリケア医の手元に届いていることは滅多にない．再入院防止への関心の高まりやいくつかの環境下での経済的ペナルティは，再入院を防止するために最善の医療を共有しようとする努力につながっている．新しく創造的なアプローチは，退院チェックリストから，退院後の集中的な管理を提供する医療者の特別調整チームにまで及ぶ．これらの新しい調整チームを作るのに人材が必要なため，より集中的な管理を実施するには高額な費用がかかるかもしれないが，高額となる救急室の再受診や再入院を避けられることが期待される．これらの有効性についてはいくつかの新しいエビデンスが出されつつある．（Hansen et al, 2011; Epstein, Jha, & Orav, 2011）

大都市の病院のスペシャリストは，回避可能な救急部（ED）への受診を減らそうとしている．彼らは頻繁に自分の患者を救急部に送っているように見える家庭医に不満を抱いている．この理由を調べるため，彼らがニーズ評価を行うことと，これらの家庭医の診療所を訪問することを支援するよう病院に依頼する．彼らは実情を知って驚く．家族医も不満を抱いていたのである．救急に患者を送りたくないのである．しかしながら，複数の問題を抱えている患者は，専門医による相対的に緊急な検査や治療が必要な症状を呈して，その日の遅い時間になって診察を受ける．専門医の電話回線は午後 4 時 30 分あるいは午後 5 時までに閉鎖されるため，家庭医は緊急の患者の問題に必要な助言を得ることができず，緊急治療を受けるために患者を救急部に送る．もし，彼らが専門医と話をして翌日までの代替計画を立てることができれば，救急部への受診を避けることができる可能性がある．診療上の同僚である家庭医が緊急の助言を得るために電話できる電話番号を 1 つ作成することに，専門医は同意する．新しいプログラムの実施前後において救急部への紹介の数と理由を評価するためのデータ収集を行うことに，病院は同意した．

これは，問題を解決し，救急部への受診を防ぐための地域戦略を策定するためにリーダーシップを取っている医師チームのもう 1 つの例である．その解決策には，医師が自分の診察室を越えて患者の治療を考え，家庭医が問題をどのように見ているかを知るために家庭医に接触する必要があった．この情報をもとに，彼らは費用効果比が優れ，実行可能な新しいアプローチを策定した．この場合，この解決方法によって患者の治療の質を向上させることが可能となり，それと同時に，不要な救急受診とコストの無駄を避けることもできた．

Hopper-Jones 医師は神経内科の３年目レジデントである．彼女は神経科集中治療室の医師，看護師，管理者と一緒に斬新な質改善の自主的活動に参加した．彼女らは，高血圧性脳出血後の血圧管理のためのニカルジピン点滴の使用が，彼女らが研修した病院の１つにおいては，他のすべての病院よりはるかに多かったことに気付いた．チームは，脳卒中後の血圧管理に関する最新のエビデンスをレビューし，血圧管理のプロセスを図式化し，各病院の患者特性を分析した．彼女らは，高ニカルジピン使用の病院だけが血圧治療薬を１日１回しか変更していないことを発見した．彼女らは１日２回血圧を評価し，投薬を調整するという迅速サイクルの質改善プロジェクトを実施した．プロジェクトを開始してから２ヶ月以内にニカルジピンの使用量が減少し，患者のアウトカムは改善され，病院は薬剤費が削減されたことにより年間50万ドル節約の目標に達した．

多職種連携チームを含む構造化された質改善プロセスを用いることは，このプロジェクトの成功にとって非常に重要である．医療指標のベンチマーキング，出版された文献のレビュー，重要なアウトカム（質，満足度，コスト）の測定は，単にコストを削減するだけでなく，ケアプロセスの変更が医療を向上させる方法として提供されることを担保する助けになる．医療の効率性の要素の１つである医療の質を向上させることに努力を注ぐことがチームにとって重要である，と私たちは考えている．私たちの経験では，医療プロフェッショナルはコスト削減という目的だけでは努力をする可能性が低く，エビデンスに基づく医療の質の改善が関心の中心である時に，効率化に，より積極的に取り組むようになる．神経内科のレジデントの例はもう１つの理由で重要である．レジデントは病院管理者の支援を得て，効率性を改善する品質改善の努力をリードする十分な立場を得ている．レジデントはシステム内の非効率性を十分認識しており，しばしばそれらを処理するための「回避策」を使うことを学ぶ．レジデントがこれらの非効率性の解消に熱心であるということを，私たちは知っている．

## 演習 7-2

1. あなたとあなたのチームの同僚が頻繁に行うことで，非効率で資源の無駄使い（人的もしくは経済的）だと思うプロセスの１つについて考えてください．
2. 問題の重大さを評価するために，あなたは何を測定する必要がありますか？
3. データとそれを改善するための可能なアプローチを検討するには，誰が議論に関与する必要がありますか？
4. あなたの環境において，変化のための障壁はどのようなものであり，それをどのように改善することができますか？

## 資源の公正かつ倫理的な使用における医療システムの役割
( THE ROLE OF HEALTHCARE SYSTEMS I FAIR AND ETHICAL USE OF RESOURCES )

医療システムは，資源の公正かつ倫理的な使用に関する領域において，様々な方法でプロフェッショナリズムへの責務を示すことができる．限りある資源の管理に関するいくつかの先行事例は，システムに関する問題についてである．例えば，地域内のさまざまな現場で共有される電子カルテ（EHR）がないことはシステムの問題であり，地域の保健部門，病院，提携する医師の診療所によって，あるいは統合された配信システムによって，最もうまく解決される．状況によっては難しいかもしれないが，1つの統合医療システムには1つのEHRを導入するのが簡単である．しかし，Centers for Medicare & Medicaid Services は，最近，効果的な情報技術を導入するため，医療システムに対して経済的支援を提供する「健康情報技術のためのナショナルコーディネーター局（Office of the National Coordinator for Health Information Technology)」を設立した．この局では，連邦財務支援の基準を満たすEHRなどの情報技術ソリューションの要素について基準を定めている．EHRの使用で医療の質を改善できるとのエビデンスが示唆されている．例えば，糖尿病ケアは，地域医療の現場においてEHRを用いた方が，紙記録を使用する地域と比較して，明らかに質が高かった．(Cebul et al, 2011).しかし，これらの情報システムを導入することで本当にコストが削減されるかどうかについては，まだ分かっていない．EHRの導入は，「卓越性の追求」と限りある資源の使用という両方の価値観の点で，医療システムがプロフェッショナリズムへの責務をどのように示すことができるかを示す一例である．この領域における医療システムのプロフェッショナリズムについては多くの例がある．例えば，医療アウトカムと医療費のばらつきに関するデータを医療提供者に提示すること，個々の診療現場と医療提供者を越えてケアの統合を支援するためのインセンティブを導入すること，検査と手技の価値と費用に関する情報を含む臨床的意思決定支援ツールの採用などである．

## 医師による権利擁護とプロフェッショナル組織
( PHYSICIAN ADVOCACY AND PROFESSIONAL ORGANIZATIONS )

米国循環器学会の最高経営責任者（CEO）は，医療システムにおける医療費の上昇と「無駄」に関する医学研究所（IOM）のパネルディスカッションに参加するよう求められている．米国循環器学会のように，各学会は専門医が頻繁にまたは定期的に行うが，患者の診療に価値を付加することが出来ず，不必要な費用を追加する可能性がある検査や手技について，考え直すよう求められている．循環器専門医が

しばしば日常の診療の一環として，正当な理由のない多くの検査を行っていること
を CEO は認識している．しかし，彼はまた，これらの検査が心臓病専門医に大き
な収益をもたらすことも知っている．学会員が経済的な最善の利益を損なうと感じ
ることなく，どのようにして彼はこの問題を取り上げることが出来るだろうか？彼
が負う第一義的な責任は誰にあるだろうか：患者，循環器専門医，それともより広
い社会のいずれであろうか？それらが相反しているとすれば，誰の利益が優先され
るべきなのだろうか？

リーダーには，正しいことをするよう医師を促し，支援するために，組織の力を活用
する格別の責任がある．組織は，会員の尊重と生涯教育提供の長い伝統を持っている．
このポジティブな実績があることで，エビデンスに基づくケアの基準と治療における
医療の価値の問題について医師を教育する上で，学会がリーダーシップを発揮するこ
とが可能である．
　2012 年に ABIM 財団によって立ち上げられた Choosing Wisely キャンペーンは，
各医師組織とその会員のプロフェッショナリズムとリーダーシップに基づいて設立さ
れている．このキャンペーンは，倫理学者で医師である Howard Brody 博士の考え
に基づいており，Howard Brody 博士は，「総量規制」（その治療が適切であっても治
療を制限する方法を選択すること）という，医師がよく会話において使用する言葉か
ら，「無駄を避ける」（Brody, 2012）というより正確で適切な言葉に置き換えること
を推奨している．この観点からすると，各患者は，自分の価値観や選択肢に基づいて
エビデンスに基づく最良の治療を受けるべきであるが，患者にとっての利益を加えず，
害を及ぼすことさえあるとのエビデンスがある場合には，検査や処置を受けるべきで
はない．不要な手技，特に侵襲的処置は，副作用または合併症によって患者を傷つけ
ることがある．理論的にも，願わくは実際にも，このような不要な処置を控えること
は，より多くの患者にとって利益のあるサービスにつながる可能性がある．
　Choosing Wisely キャンペーンの目標は，検査，処置，治療が過剰であることに関
して，患者と医師との会話を促進することであった．キャンペーンの一環として，各
専門学会（n = 50）は，明確なエビデンスに基づいたデータによる「医師と患者が質
問するべき 5 項目」のリストを同定するよう求められた．本章のはじめに述べたよう
に，コンシューマー・リポート社は，Choosing Wisely と提携し，患者がこれらの会
話に取り組むのを手助けするよう設計された資料を開発した．そのリストは，頻繁に
使用されるものの患者に利益をもたらさず，害を及ぼす可能性がある検査や処置に焦
点を当てている．各リストは単純明瞭である．米国家庭医療学会が作成したリスト
が**図 7-3** に示されている．
　例えば，米国内科学会（内科）と米国家庭医療学会は，腰痛を調べるための画像検
査の使用を挙げている．病歴や身体検査で「レッド・フラッグ徴候」がない場合，画

## 米国家庭医療学会
### 医師と患者が質問するべき5項目リスト

**1**　発症から6週間以内の腰痛患者でレッド・フラッグがない場合に画像検査を行わない.
レッド・フラッグ徴候は増悪する神経症状や骨髄炎などの重篤な脊椎疾患を疑う所見を有する場合をさすが，それだけに限らない．6週間前に腰椎の撮影を行ってもアウトカムは改善されず，コストが増加する．腰痛は全外来受診理由の中で5番目に多い.

**2**　軽症から中等症の急性副鼻腔炎患者にルーチンで抗菌薬を投与しない．ただし発症から7日以上を経過している場合や，症状が一旦経過したあとの増悪時ではその限りではない.
症状には膿性鼻汁，顔面または歯の圧痛が含まれていなければならない．外来患者の大部分の副鼻腔炎は自然に改善するウイルス感染によるものである．一貫した勧告があるにも関わらず，それとは対照的に，外来診療において未だ80％以上の急性副鼻腔炎に対して抗菌薬が処方されている．副鼻腔炎は年間で1600万人の外来受診があり，年間医療費は58億ドルにもなる.

**3**　危険因子のない65歳未満の女性と70歳未満の男性に骨粗鬆症のスクリーニングとして骨密度測定（DEXA法）を行わない.
DEXAは若年者，低リスクの患者において，費用対効果は高くないが，高齢者においては費用対効果が高い.

**4**　無症候の低リスク患者に1年ごとの心電図やその他の心臓のスクリーニング検査を行わない.
冠動脈疾患のリスクが低い無症候の患者における冠動脈狭窄の検出が健康アウトカムを改善するというエビデンスはほとんどない．偽陽性の検査結果が不必要な侵襲的処置，過剰治療，誤診につながり，害を引き起こす可能性がある．この1年ごとのスクリーニング検査の潜在的な害は利益を上回る.

**5**　21歳未満の女性と非癌疾患による子宮摘出術後の女性に子宮頸部細胞診を行わない.
この時期に発見された異常はほぼ自然消褪するため，この時期の子宮頸部細胞診は不要な不安，追加の検査と費用につながってしまう可能性がある．（非癌疾患による）子宮摘出術後の女性に子宮頸部細胞診は有用ではなく，アウトカムが改善するというエビデンスは，ほとんどない.

## 図7-3　専門学会による医師と患者が質問するべき5項目リストの例

提供：Consumers Union of U.S., Inc. Yonkers, NY 10703-1057, a nonprofit organization. Consumer Reports® の教育目的での使用許可を受け複写 www.ConsumerReports.org

像検査（単純X線もしくはCT検査）は行わないよう，両学会とも言及している．これらの検査は，患者のアウトカムを改善しないばかりか，不要なX線に患者をさらすことになる．

　これは，限られた資源を適正管理するという重要な責任に取り組むために，会員のプロフェッショナリズムと患者のニーズに合わせたエビデンスに基づく医療を提供しようとする責務を用いて，医療プロフェッショナル集団がリーダーシップを発揮している明らかな例である．

## 資源の倫理的な使用（ ETHICAL USE OF RESOURCES ）

この章では，「資源の公正かつ倫理的な使用」に関する価値観におけるプロフェッショナリズムを示すため，限りある資源の適正管理に焦点を置いてきた．しかしながら，

資源の公正な使用を向上させることに関する，個々の医師，チーム，医療現場，プロフェッショナル組織の役割について言及することもできた．医療研究品質庁（2012 年）は，「国別医療格差報告」を定期的に発行している．報告書には民族や人種に基づく医療の質の格差について記録されているが，少数民族や低所得の患者に一貫した質の低下があることが示されている．**図 7-4** は 2011 年の主な結果を示している．

プロフェッショナリズムの枠組みにおいて，システム内の個々のプレーヤー（医学生，レジデント，臨床医，ナース・プラクティショナー，医療助手，チーム，医療状況，プロフェッショナル組織）がこれらの格差を改善する責務を示すことができる．医師とチームは，英語を話さないマイノリティの患者のニーズを満たす能力があることを担保することができる．各医療現場は，言語や経済的障壁のために必要な治療を探し出すことができないその地域内の人々を特定するプログラムを開発し，必要とされる医療を促す方法を開発することができる．「公正な医療」に関連する詳細な議論については，この章の範囲外となるが，原則は，限りある資源の使用に関連する先の議論とほぼ同様である．

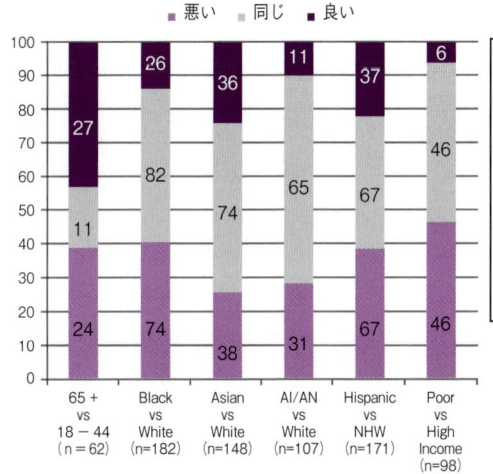

**図 7-4　選択されたグループのメンバーが基準グループと比較して，医療の質に関して，良い，同じ，悪いと感じた，全ての指標に関する数と割合**

医療研究品質庁, 国別医療格差報告 2011,Rockville（MD）; 2012 から www.ahrq.gov/qual/qrdr11.htm. で入手可能

## 演習 7-3

1. あなたの診療もしくはコミュニティにおいて，他のグループよりも質の低い医療を受けている可能性のある患者のグループがありますか？人種，民族性，収入，性別，年齢の違いを考えてください．
2. 潜在的な違いを調べるために，あなたが妥当に収集できるデータは何ですか？
3. このデータを収集するにあたり，あなたは誰の助けを必要としますか？
4. このデータに基づいて，障壁を理解し，改善計画を立案するという両方の観点に対処するため，どのようなステークホルダーと協働することが可能ですか？

## 結論（CONCLUSIONS）

伝統的に，医師は自分自身が診察している個々の患者に対する責任を考えてはいるものの，限りある資源を均等に分配するという役割についてはあまり考えていない．2002 年に，医師憲章が，個人とより広い社会の両方に対する医師の責任を明確に示した．私たちは，医師と医療組織が社会正義の原則と，限りある資源を公正かつ倫理的な方法で使用することに注目していることの中に，真の重要な変化を見てとることができる．私たちにとって，非常に多数の医学会が Choosing Wisely キャンペーンに参加していることは，この分野における医師の見解と行動の大きな望ましい変化であると思われる．しかしながら，継続不可能な「ケアのコスト」への対応，人種や所得に基づいて継続するやっかいな「ケアの格差」への対応という，両方の必要性に関して，依然として大きな課題を抱えている．これらの課題は，全てのステークホルダーが公正で持続可能な未来を形作るという責務を真に必要としている．

## 困難事例

Garcia 医師は，最近，循環器のフェローシップを修了し，彼女がトレーニングを受けた医科大学から 30 マイルほど離れた中規模の都市で臨床を行っている大規模な循環器グループに加わった．彼女は心血管インターベンションのトレーニングを受けており，最近，循環器および心血管インターベンションの両方で認定試験に合格したところである．新しい現場で 1 ヶ月が経過し，彼女は何人かの同僚が自分の予想以上に侵襲的な処置を行っていることに気付いていた．彼女は最近，そのような同僚の 1 人の代わりに患者を担当したとき，ある患者が，既存の文献によって裏付けられた適応とは考えにくい比較的危険な処置を受けていたと考えた．さらに，最近のグループ会議では，上級の循環器専門医の 1 人が，この現場で過去 6 ヶ月間において収入が少なくなっていることを示す，グループのパフォーマンスについての経済的データをいくつか提示した．彼は循環器専門医に対し，スタッフを解雇する必要がないよう，このような状況を改善するべくスタッフを激励した．

## この事例には，どのようなプロフェッショナリズムの挑戦があるのか？

循環専門医はいくつかのプロフェッショナリズムの挑戦に直面している．彼女は現場の患者に関連する全体的な情報を持っていないが，彼女の同僚が実践する診療パターンは，侵襲的手技のベストプラクティスの範囲外にあるかもしれないと考えている．彼女はグループによって診療された患者の医療の質を担保したいと考えているが（患者は危険な処置により不必要な害にさらされる可能性がある），彼女はまた「良い同僚」と見なされることを望んでおり，グループ内の文化が，臨床実践に関してお互いに質問することを歓迎する（または妨げる）のかどうか，まだわかっていない．彼女の以前の医療機関では，ケースカンファレンスで困難な患者の症例が議論されたが，これは現在のグループでは実践されていない．さらに，循環器専門医に対して，自分自身や病院に収入をもたらす手技を行うことによって「生産する」という微妙なプレッシャーが存在しているのではないかと，彼女は訝っている．だからと言って，彼女は誰を裁くのだろうか？彼女はその現場に参加したばかりであって，彼らは長期間そこに在籍しているのである．彼女はこれらの問題を取り上げるべきなのか，それとも，それを単に見過ごすべきなのだろうか？もし提起するのなら，（彼女は彼らに対して批判的に感じているのだが）批判的に見えないよう，どのようにしてこの問題を取り上げることが出来るだろうか？

このようなジレンマに取り組むのに役立つテンプレートが，第2章「プロフェッショナリズムの挑戦に向き合うレジリエンス」の表2-2に記載されている．テンプレートによると，この状況では次のことが要求される．

## この事例でシステムにはどのような役割があるのか？

この病院は，症例の体系的レビューを行っておらず，患者のアウトカムを評価するための登録制度に参加していない．循環器専門医，看護師，技師のチームは，自分たちの過去のパフォーマンスと比較してチームのアウトカムを測定することで，診療の改善の戦略を提示したり，質改善の方法を開発したりしていない．グループ外のデータがなければ，個々の循環器専門医がどのように実践しているのかを評価することは困難である．

## 自己認識（個人的な感情や誘因を認識する，個人的なスキルや知識の限界を理解する）

■ Garcia 医師は，この状況が彼女を居心地悪くさせているということを認識している．また，現時点では，ベストプラクティスが実践されているかどうかを判断するためのすべての必要な情報を持ち合わせていないということも理解しておくべきである．彼女はかつて言われた「何か疑わしいときは，興味を持て」という言葉を思い出したのかもしれない．

## 自己調整（強い感情をコントロールし，難しい課題への支援を求める）

■ Garcia 医師は，懸念を持っているが，冷静で，偏見のない態度をとるべきである．より多くの情報を必要とすることに加え，特に彼女は新人であるので，グループに対処する最善の方法を決定するには助けが必要であることを認識しておくべきである．

## 社会的認識（全ての関係者のニーズと状態を考えることの重要性を認識する）

■ 人は批判されたり敵対したりすると，保守的な気持ちになりがちであるということを Garcia 医師は忘れてはならない．もし彼女があまりにも批判的であれば，問題を掘り起こすことを難しくするかもしれない．しかし，患者が安全で質の高い治療を受けることを担保することが，Garcia 医師の最も重要な責任であるということを，彼女はまた理解している．

## 社会的調整（行動に対して2つ以上の選択肢を同定し，他者の行動を理解する際に肯定的な意図を想定し，危機的コミュニケーション戦略と交渉技術を構築し，他者を指導するようエンパワーされる）

■Garcia医師は，他の医師を否定的に判断しようとする衝動を抑え込む必要がある．それは彼女の最初の本能かもしれないが，彼女は代替となる行動を考え出すべきである．同僚が患者のために一生懸命働いて最善を尽くしている可能性を考慮することによって，彼女は前向きに考えてみようとすることが出来る．彼らはガイドラインに沿って臨床をしていると考えているかもしれず，実際そうかもしれない．彼女は心を開いて，非批判的方法で問題提起する方法を検討し，アウトカムを向上させようとする彼らの一生懸命な努力を評価しながら，「win-win」の状況を作り出す必要がある．彼らにアウトカムに気付かせることは可能であり，他の組織と比較するとどうなのかということは動機付けになる．

### アクション

Garcia医師は毎月の定例会議で問題を提起することにした．「私のトレーニング中に，グループによって行われた全ての侵襲的手技をレビューし，適応，手技における技術的課題，1週目，30日目の患者の予後について知るためのデータを得ました．私たちは自分たちのデータを米国循環器学会の全国登録と比較しました．私たちは皆，それが非常に有用かつ有益であることがわかり，このようなことをグループ内で行えないだろうかと思っていました．」

これは合理的なアイディアであると循環器専門医は思い，医療センターからデータベースを担当していたアカデミック循環器専門医の1人を招き，データを発表してもらうことに決めた．

## 学習のキーポイント

1. 米国は他の先進諸国と比べて，医療費の国民総生産（GNP）に対する割合は高いが，医療の質指標の多くはよくない．医療の価値を加えないという理由から，医療費の30％は「無駄」であると推定されている．

2. 多くの医療トレーニングプログラムの文化は，研修者に不要な検査をオーダーすることを促しており，レジデンシートレーニングで学んだ行動様式は，医師の将来の臨床に影響を及ぼす可能性がある．

3. 医師は，社会正義を達成するための戦略として，価値ある資源の適正管理という責務を果たしながら，患者中心のプロフェッショナリズムを維持することができる．

4. 医師は，検査や手技が不要であるか，有害であるかどうか，について患者と話し合うための，具体的コミュニケーションスキルを修得することができる．

5. 特に医療現場間で患者が移動する際，チーム間のケアのコーディネーションを改善することにより，多職種連携チームは，資源の無駄な使用を排除することができる．

6. プロフェッショナル組織は限りある資源の適正管理責任に関し，重要な役割を果たすことができる．Choosing Wiselyキャンペーンがその1例である．

# 文献 (REFERENCES)

1) ABIM Foundation. Choosing Wisely. Available at: http://www.choosingwisely. org/

2) ABIM Foundation. Choosing Wisely Lists. Available at: http://www. choosingwisely.org/doctor-patient-lists/

3) Agency for Healthcare Research and Quality. National Healthcare Disparities Report 2011. Rockville (MD) ; 2012. Available at: www.ahrq.gov/qual/qrdr11.htm

4) Arora A, True A. What kind of physician will you be? Variation in health care and its importance for residency training. Hanover, NH: The Dartmouth Institute for Health Policy and Clinical Practice; 2012.

5) Asch DA, Nicholson S, Srinivas S, Herrin J, Epstein AJ. Evaluating obstetrical residency programs using patient outcomes. JAMA. 2009 Sep 23 ; 302 (12) : 1277-1283.

6) BerwickDM, Hackbarth AD. Eliminating waste in US health care. JAMA. 2012 Apr 11 ; 307 (14) : 1513-1516.

7) Bodenheimer T, Crumbach K. Understanding Health Policy: A Clinical Approach, 6th ed. New York, NY. McGraw Hill Professional; 2012.

8) Brody H. From an ethics of rationing to an ethics of waste avoidance. N Engl J Med. 2012 May 24 ; 366 (21) : 1949-1951.

9) Cebul RD, Love TE, Jain AK, Hebert CJ. Electronic health records and quality of diabetes care. N Engl J Med. 2011 sep 1 ; 365 (9) : 825-833.

10) Epstein AM, Jha AK, Orav EJ. The relationship between hospital admission rates and rehospitalizations. N Engl J Med. 2011 Dec 15 ; 365 (24) : 2287-2295.

11) Feldman LS, Shihab HM, Thiemann D, Yeh HC, Ardolino M, Mandell S, Brotman DJ. Impact of providing fee data on laboratory test ordering: a controlled clinical trial. JAMA Intern Med. 2013 May 27 ; 173 (10) : 903-908.

12) Ginsburg S, Bernabeo E, Holmboe ES. Doing what might be "wrong" ; Internists' struggles in response to professional challenges. 2013. In press.

13) Ginsburg S, Bernabeo E, Ross KM, Holmboe ES. "It depends" : results of a qualitative study investigating how practicing internists approach professional dilemmas. Acad Med. 2012 Dec ; 87 (12) : 1685-1693.

14) Hansen LO, Strater A, Smith L, Lee J, Press R, Ward N, Weigelt JA, Boling P, Williams MV. Hospital discharge documentation and risk of rehospitalisation. BMJ Qual saf 2011 Sep ; (9) : 773-778.

15) Institute of Medicine. Crossing the Quality Chasm: A New Health System for the 21st Century. Washington, DC: National Academies Press; 2001.

16) Jencks SF, Williams MV, Coleman EA. Rehospitalizations among patients in the Medicare fee-for-service program. N Engl J Med. 2009 Apr 2 ; 360 (14) : 1418-1428.

17) Keehan SP, Sisko AM, Truffer CJ, Poisal JA, Cuckler GA, Madison AJ, Lizonitz JM, Smith SD. National health spending projections through 2020: economic recovery and reform drive faster spending growth. Health Aff (Millwood) . 2011 ; 30 (8) : 1594-1605.

18) Nolte E, McKee CM, Measuring the health of nations: updating an earlier analysis. Health Aff (Millwood) . 2008 Jan-Feb ; 27 (1) : 58-71.

19) Organisation for Economic Co-operation and Development (OECD) . Health expenditure: Total expenditure on health, % gross domestic product, 2012. Available at: http://www.oecd.org/els/health-systems/oecdhealthdata2012-frequentlyrequesteddata.htm

20) Shatto JD, Clemens MK. Projected Medicare Expenditures Under an Illustrative Scenario with Alternative Payment Updates to Medicare Providers. Washington, DC: Centers for Medicare & Medicaid Services, Office of the Actuary; 2011. Available at: https://www.cms.gov/ReportsTrustFunds/Downloads/2011TRAlternativeScenario.pdf

21) U.S. Census Bureau. Income, Poverty, and Health Insurance Coverage in the United States: 2009. Washington, DC: U.S. Government Printing Office; 2010. Available at: http://www.census.gov/prod/2010pubs/p60—238.pdf

22) Wachter RM. Understanding Patient Safety. 2nd ed. New York, NY: McGraw Hill Professional; 2012.

# 隠れたカリキュラムとプロフェッショナリズム
## HIDDEN CURRICULUM AND PROFESSIONALISM

**8**

## 学習目標

1.  医学の学習環境が，公式カリキュラムと非公式カリキュラムと隠れたカリキュラムの複雑な相互作用で，どのように成り立っているかを述べる.
2.  医科大学や医療機関の隠れたカリキュラムが，学習者や臨床医のプロフェッショナリズムにどのように影響を与えるかを説明する.
3.  学習環境でのこれらの隠れたルールに対して，どのように評価してどのように取り組むかを示す.

それは，新任のレジデント（初期レジデント）やフェロー（専門レジデント）に対するオリエンテーションの初日のことであった．学長や健康科学部の副学部長の祝辞に引き続いて，学習者には2時間のプロフェッショナリズムに関するオリエンテーションが組まれていた．この時間の責任者は，2日間のオリエンテーションのプログラムの中で，目立つ場所にプロフェッショナリズムが割り当てられるように，準備委員会にしつこく働きかけてきたのであった．だから，彼女は，プロフェッショナリズムの事項が「優先」されて，学長や副学部長の開会の挨拶に引き続き話せることになったことを喜んでいた．

　最初の休憩時間に，2人のレジデントがやって来て，プロフェッショナリズムの教員の一人に挨拶して，一番目のレジデントが次のように言った．「あのー，この時間は全く重要だとは思わないのですが」．それに二番目のレジデントが続いた．「私たちをなお一層皮肉にすること以外には，ですね.」この教員は，この会話がどのように進むかについておよそ察しはついていたが，彼女は，「どうしてそう思うの？」とたずねた．二番目のレジデントが続けてこう言った．「本当に関心があるのは，最初の外来研修の水曜日に何を見ることになるか，です．あなたは，私たちに，医科大学で最も大事なこと，すなわち，何を言うかではなく何をするか，に注意を払うようにと教えましたよね．あなたの意味する本当のプロフェッショナリズムは，あなたの行動で知ることができるのですよね.」

これらの例で，2人のレジデントは，隠れたカリキュラムを通じて彼らが卒前医学教育で受け取ったプロフェッショナリズムについての鍵となるメッセージをはっきりと物語っている．彼らは，プロフェッショナリズムの講義で話されたことと彼らのロールモデルが実践の場で行っていることとのギャップについて述べている．彼らは，また，後者が本当の教訓であることも学んでしまうのである．教員がカリキュラムを弱

体化させることを意図していないのは明らかであり，研修プログラムは，教員が，講義で教えられる教訓の模範を示すことを期待している．では，この隠れたカリキュラムはどのようにして出来上がるのだろうか，そこには何が含意されているのだろうか，そして，それをどうやって改善したら良いのだろうか．

　過去何十年にもわたり，プロフェッショナリズムは徐々に発達してきた（第3章「現代医学におけるプロフェッショナリズム運動略史」を参照）．数々の定義が作られ，カリキュラムや行動規範や憲章が策定され，教育者は，プロフェッショナリズムのコンピテンシーやマイルストーンをはっきりと表現するようになった．しかし，これらの大変な労力と良き意図があるにもかかわらず，プロフェッショナリズムの教育には緊張状態がある．教員は，医学生やレジデント教育の改善に深く関与することに熱心になるとしても，カリキュラムや評価ツールの作成は，抵抗が最も少なくなる道をたどる．（1）学習者が，臨床経験で出会うことになる臨床医ロールモデルの，現場で本当の行動を変えることや，（2）これらの臨床医が仕事をしている環境を調整するなど，膨大な労力が必要な事に取り掛かるよりは，レジデントオリエンテーションで2時間を割くことのほうが，実際，遥かに簡単で，容易に正当化できる（例：「ほら，私たちは，今，大事なことをやっているでしょ」）．端的に言うと，行動規範やカリキュラムを作成することは，新しい実践モデルを作ることに比べると容易である．その結果，医学生にとって，矛盾に満ちた最悪の状況となるのである．医学生は，臨床決断におけるバイアスを抑制することを強調した利益相反のモーニングレクチャーを受けるが，その後で，3つの製薬会社の担当者と会う予定になっていて，業界が出資する講演者集団に所属し，患者を臨床試験に登録する研究開発業務受託機関の仕事をするという，どれをとってもその臨床医にとって収入源となる行為を行う指導医に，彼らは付くことになるのである．

　これらの教訓が医学生をさらに困惑させることになるのは，製薬会社と仕事をすることによって，必要な無料の試供品が会社から外来に提供され，究極的には，この研究によって患者のケアが向上するので，製薬会社と仕事をすることは良いことなのだ，とこの指導医が説明するかもしれないことである．

　今日の学習者は，自分たちが2つのカリキュラム，すなわち1つは正式で，しばしばより理想的な「教室」版，もう1つは，実際的な「日常生活」の臨床版，に曝露されていることに気づいている．ある場合には，医学生が受け取る教訓は，相乗的で増強し合う．しかしながら，他の場合には，一連の理想的なプロフェッショナリズムの教訓を教室で聞いて，その後，学習者は，相反する教訓を行動の中で目撃する．

### 演習 8-1

1. あなたの現在の仕事場で，公式なプロフェッショナリズムの教訓では「こうしなさい」となっているのに，実際には「みんなは別のことをしている」ことが観察される例を挙げてください．
2. 正式な教訓は何ですか．それはどのように伝達されていますか．
3. 反対に，他のもっと非公式な「現場の規則」を，皆はどのように学んでいますか．
4. この2つにはどのような違いがありますか．
5. もし違いがあるとすれば，どうやってその違いに折り合いをつけることができますか．

## 隠れたカリキュラムとは何か？ （WHAT IS THE HIDDEN CURRICULUM?）

「隠れたカリキュラム」（HC）という言葉は，複雑な医学学習環境において潜在的に相反する教訓を理解するのに役立つ概念である．「隠れたカリキュラム」を用いることにより，教員，同僚，他の医療スタッフ，患者，さらには組織自体と関わる日常業務に従事する際に個人が受け取る異なる教訓の範囲を，私たちは切り出して調べることができる．社会生活全般にもあてはまることであるが，学生が受け取る教訓は，公式と非公式の2つの大きなカテゴリーに分類することができる．私たちの日常生活を統制しているルールの一部は，本来的に公式なものである．法律や明文化された政策がその例である．より公式なこれらのルールは，公式な訓練により学ばれ，さまざまな賞罰により強化される．しかしながら，私たちはもっと暗黙的で，事実上，非公式な物事のやり方によっても社会生活や職場生活を組織化している．これらの，より非公式なルールは，いかなる公式なやり方でも成文化されていない．しかし，個人や組織の行動に及ぼす影響力は，同じくらい強力でありうる．しばしば，他人の日常のルーチンを何気なく見ていて，ある時，その非公式の規範が破られるのを目にするまで，その存在に私たちは気づかない．

### 定義

1. **公式なカリキュラム**：それぞれの教育機関の公式なカリキュラムには，その機関の使命，コース目標，コース内容が含まれている．公式なカリキュラムには，教員が教えていると信じていることや学生に学んでほしいことが含まれている．
2. **非公式なカリキュラム**：様々な場面（たとえば，病棟回診やベッドサイド）で公式なカリキュラム以外で生じる台本がなく大部分がその場限りの教育と学習．この学びは，公式なカリキュラムと矛盾していない場合と矛盾している場合がある．
3. **隠れたカリキュラム**：明確に意図されていないのに学ばれる教訓．これらの教訓は，公式なカリキュラムに反していることがある．隠れたカリキュラムは，機関の構造や文化に埋め込まれており，学生が学ぶ規範や価値観に影響を与える．

　これらの非公式のルールと，それらがどのように私たちの日常生活を統制しているのかについては，数え切れないほどの例があるが，それらの大部分は，高度に日常化された特質ゆえ，私たちの知覚のレーダーの下を飛んでいる．ひとつの例は，バスや電車に乗る時である．このような行動に関しては，統制する公式なルールはない．しかし，非公式なルールは存在する．A市とB市を想定してみよう．A市ではバスの乗客はバスのドアが開くと思われる場所を動き回り，自分の居場所を主張する．バスが到着すると，乗り込む客は押し寄せ，競争して有利な場所を得ようとする．固まった一団となりバスのドアの両側に別々にまとまるので，降りてくる乗客はまるでむち打ちの刑の罪人のようにその間をすり抜けていくしかない．実際の乗車は，われ先に，という醜態である．元来，臆病で厚かましくはなりたくない人々でさえ，他の人のように厚かましくならないと置き去りにされるということにすぐ気づく．一方，B市では，あとから来た人は列の一番後ろに並び，きちんと順番待ちの列を作る．この列は入り口の片方にしかないので，バスが到着したら乗っていた客は楽に降りることができる．その後，乗り込む客は停留所に来た順序で乗り込むことができる．B市でA市のような行動をしたら，B市のバス路線の非公式のルールを破ることになる．

　車の運転が，公式，非公式の「現場の規則」が交じり合うもう一つの例である．一方では運転手は免許を与えられなければならず，タイプの違いはあれ保険にも加入しなければならない．運転の「権利」は，無数の制限を受けている．運転免許試験に合格しなければならず，教習所には運転技術と公式な交通ルールを学ぶ授業がある．これらのルールに従わないと，逮捕や留置などの制裁を受けることとなる．高速道路には制限速度やどこで曲がってよいか否かなど，標識だらけである．しかし，運転手はこれらの正式な交通ルールが全てではないということもまた知っている．たとえば，掲示されている（すなわち，公式な）制限速度より「現実的な」制限速度は幾分速く，反則切符を切られずに時速10マイル速く走ることができるということを，ほとんどの運転手が遅かれ早かれ，「見つけ出す」．いくつかの公式なルールは罰則無しで破ることができるのである．

---

　それぞれの市に到着した初日にバスを利用すると仮定する．どういう行動を選択するか．

　答え：観察し，学び，それに従って行動する．

　整列が規範となっている市で無理矢理自分のやり方を進めると，列に並んでいる人にとっては思いも寄らないこととみなされ，公の非難を招くかもしれない．その反対に，群がって乗り込む環境で整列していたら冷笑されるかもしれない．または，他の乗客が押し寄せる間は，控えめに言っても永遠に足留めをくらう．

医学教育においても，同じような範囲や組合せの教訓が当てはまる．医学部で生じる多くのことは,学生のハンドブックやコースシラバスに記載されたルールではなく，「ここで行われていること」的なやり方で決定されることを学生は知っていて医学部に入ってくる．（知らなくても，すぐ知ることになる）．さらに医学生は，教員や診療環境に依存した異なるルールが存在し得ることも知っている．このようにして，医学生は，医学修練の旅路の中で多くの設定や状況の中を移行しながら，新しいコースや臨床の設定に影響を与えるルールを「見出す」のにかなりの時間と精神的なエネルギーを費やす．さらに,新しい学習環境に出入りすることに伴うかなりの移行負荷に加え，最新の授業や診療サービス，そしてまた専門診療科領域においてさえ非公式なルールが公式なルールとどのように異なっているのかを見出すという翻訳負担をも経験する．（Hirsh, 2013）医学生は,ある一つの診療環境の中でも,個々の教員が異なるコミュニケーション「スタイル」や非公式のルールを持っているので，学習者にはより広い範囲のスタイルや選好を習得することが求められていると知ることになる．良い医学生になることは，公式のカリキュラムを習得することだけはでない．学びの公式な側面とより隠れた側面の間にある空間を習得することも重要なのである．（Snyder, 1971）

学習者は,この「もう一つ」のカリキュラムを習得する時に何を学ぶのであろうか．もし彼らが公式のカリキュラムと隠れたカリキュラムの間にある空間の優秀なナビゲーターならば，そのような空間があることを学ぶだけでなく，もっと重要なこととして，「サバイバル」は，その空間の暗号を解読する能力に高度に依存していることも学ぶ．「最も良い」学生とは，しばしば，学業成績の面で最も明晰な学生ではなく，むしろ進行中の学習環境で支配的な文化を理解し，それに従って行動することができる学生である．そして，それは公式なルールに構わずに，である．学生が学ぶことは，教員が良い学生に期待していることを教員に対して示すことである．試験や回診での指導医からの質問への「正しい」答え，患者のいない所での振る舞いとは異なる患者の前での「正しい」振る舞いの使い分け，勤務時間の記録を適切（不適切に）つけることなどである（Brainard & Brislen, 2007; Prentice, 2012）．医学生は「ゲームをすること」を学び，社会学者が言うところの「印象操作」の熟達者になる（Giacalone & Rosenfeld, 1989）．たぶん，最も油断ならないことは，教員もかつては医学生であったわけだから，ゲームの駆け引きは時代の特徴として浸透しているということを教員は理解している（それが暗黙のレベルであっても）ということを知りつつ，学生が駆け引きを学ぶということである．最も根本的な意味では，学生が学ぶことは，「状況に応じてカメレオンのように変化すること」が戦略的に重要である，ということである（Dalfen, 1999; Hafferty & Hafler, 2011）．

## 隠れたカリキュラムの例

A医科大学の４年生たちに，「A医学の殿堂ルール集」をまとめることを頼んだ．このルールは，この大学４年間で「拾い上げた」ルールのうち，後輩の学年に引き継ぎできるルールである．医学生は 103 のルールを明らかにしたが，そのうち８つを以下に示す．

- 知っているか知っていないかに関わらず，何でも知っているように振舞うにはどうしたらよいかを学ぶこと．
- 評価で何を期待されているか，授業初日に尋ねること．
- 秀でる必要はない．生き残ることである．
- 人々から好かれることに長けよ．それぞれのローテーションごとに，それが何を意味するのかを知れ．
- 帰宅して良いかなどとは絶対に聞くな．もし，帰るように言われたら，何かできることがありませんか，と一度確認してから帰宅すること．
- 駆け引きが重要である．最も権力のある人間に大半の時間を割け．
- 指導医は正しい．たとえ間違っていても．
- 指導医が期待しているカルテやオーダーの書き方は，指導医によって異なる．

## どこで隠れたカリキュラムを学ぶか？
（ WHERE DO YOU FIND THE HIDDEN CURRICULUM? ）

　２日間のオリエンテーションに続く第一日目の授業でのことであった．医学生は小グループに分かれ，それぞれに教員２名と参加してくれた患者１名がついた．正式に教員に伝えられていたこの授業の目的は，医学生に「患者の病歴」をよく聞かせて患者に質問をさせるということであった．教員は「ファシリテーターとして」参加した．無理のない範囲で患者は病歴を話すように求められ，無理のない範囲で医学生の質問に答えるよう言われていた．

　一つのグループは，１名の臨床医と１名の基礎医学研究者から成り立っていた．授業の全体像と進行方法は臨床医から説明された．お互いの紹介が各テーブルで行われた（どうしたものか，紹介は基礎医学研究者を飛ばして行われた．隠れたカリキュラム [HC] 教訓１）．次に臨床医が患者を招き，話をするように伝えた．患者の話が始まるやいなや，臨床医はスマートフォンを手に持ちテーブルの下でこそこそと電子メールをチェックし始めた（HC 教訓２，３）．それは，患者が話している間（15 分）ずっと続いた．一度たりとも基礎医学研究者（PhD）は臨床医にその行為に対して何も言わず，臨床医を授業の輪に連れ戻そうともしなかった（HC 教訓４）．最終的に，授業の途中にも授業が終わってからも，ファシリテーターは，二人とも，患者に接した体験について，医学生に考えや反応を尋ねることはしなかった（HC 教訓５，６，７）．

## 上述の例からの隠れた「教訓」

1. 基礎医学研究者の教員は臨床医の教員より重要でない.
2. 医師は忙しいので，時間の余裕がないことについて説明したり謝ったりする必要はない.
3. 医学生や患者が何を求めているかよりも，その時に教員がいるかどうかが重要.
4. 基礎医学研究者の教員は，この重要性のヒエラルキーを認識し，黙認もしている.
5. 臨床医の教員にとっては「すべて以前聞いたこと」であり，患者（または医学生）が話している時に「完全にそのことに注意を払う」必要はない.
6. 医学生へのフィードバックは，必要でも，奨励されるものでもない.
7. 医学生は，教員のアンプロフェッショナルな行動に関して，何も言ってはならない.

上述のシナリオに出てくる臨床医が，これらの隠れた教訓を伝えるつもりでこのような授業にいったわけではないことは明らかである．しかし，不幸なことに，隠れたカリキュラムは上述のような医学部の初日の授業から全ての臨床現場に至るまで，どのような教育環境の中においても潜在的に作用を及ぼしている．事実上，全ての学習環境には公式なルールと非公式のルールの相互作用が含まれていて，したがって学習者に期待されることについては，一貫性のない矛盾したメッセージが含まれている．これらの期待には，行動（何をすべきか）だけでなく，起こっていることについて考えなければないこと（行動の背後にある規範）も含まれている．古典的な隠れたカリキュラムの定義は，「授業の中」で教わることと「臨床現場の中」で起こることの違いであったが,そうではなく,どんな状況においてもそれぞれ独自の公式／明確なルールやメッセージと非公式／不明確なルールやメッセージがあることを理解することが重要である．隠れたカリキュラムは，医学生の試験の中にも存在する．たとえば，多肢選択式問題のシナリオでは，男性ではなく女性を心因性の体調不良を有する患者として描いていることが多い.

　別のよくある隠れたカリキュラムの例としては，「良いコミュニケーションスキル」として公式に教えられていることが，お手本となる臨床教員と患者とのやり取りとなると実際に見るのとは違うことがあるのを，医学生があっという間に学んでしまうことである（Browning et al, 2007）．インフォームド・ディシジョン・メイキングの会話をするために呼び出されたり，急いでその会話をしたりするときは，共感を示さないなどの良くないコミュニケーションスタイルでも許されることを，医学生が学んでしまうことがある．もし，臨床実習のディレクターが，臨床実習の大切な目標のひとつが患者中心のケアの原則を学ぶことであると説明したら，これは公式なカリキュラムである．学習者は同時に，お手本となる教員がどのように患者中心のケアを行うかをじっくり観察することになる．それは学習者が何を見るか次第であるが，より非公式な学習環境において，この公式なカリキュラムがその通りに行われているのか，そ

れとも不十分にしか行われていないのかを判断することになる．教えられたこととは異なっていても，「患者中心のケア」の模範として目にしたことを「本物」と医学生は判断するであろう．

　この二面性により，私たちが言うところの「ギャップの分析」に医学生は持続的に取り組み，公式に期待されていることと日々の経験の現場で実際に明らかとなったこととのギャップを積極的にモニターすることになる．このギャップが小さければ小さいほど，医学生はより自信を持って「納得」することになる．ギャップが大きければ大きいほど，学んだこと，起こっていることを「理解する」能力，そしてこのようなことから，長く生き残ることができるかどうかについて，医学生の不安は大きくなる．

## 医科大学は隠れたカリキュラムとプロフェッショナリズムに関する問題に取り組むことを求められているか？
## （ARE MEDICAL SCHOOLS REQUIRED TO ADDRESS HC AND PROFESSIONALISM ISSUES？）

医科大学は，認証という観点から，種々の情報を公式のルールに則り，医学教育連絡会議（Liaison Committee on Medical Education: LCME）に提示することが求められている．医科大学が，医学教育という仕事を指揮していくうえで，ガバナンス，カリキュラム提供，構造，マネジメント，医学生とカリキュラムの評価，入学者選抜，医学生の世話（サービス），医学生の生活，教員の必須要件，教育資源のそれぞれのテーマに，どのように注意を払う必要があるかについての基準と要件（正真正銘の公式なカリキュラム）の概要が非常に詳細に挙げられている．この細かく定められた一連の基準の中に，MS-31-A という間接的に隠れたカリキュラムに言及している報告要件がある．この基準は「学習環境」というセクションの中にあり，医科大学に次のようなことに注意を払うように求めている．

　「MS-31-A：医学教育プログラムは，その学習環境が明確で医学生として適切なプロフェッショナルとしての態度（つまり，態度，行動，アイデンティティ）の発達を促進することを保証しなければならない．」学習環境については以下のように続けて述べている．「学習環境には，公式な学習活動と，医学生とかかわる人によって伝えられる態度，価値観，非公式な『教訓』，の両方がある．医学教育プログラム，教員，スタッフ，医学生，レジデントは，学習環境を定期的に評価し，プロフェッショナルな基準の維持に対する良い影響と悪い影響を同定し，良い影響を増幅し悪い影響を減弱するような適切な戦略を考案すべきである．」（LCME, 2012）

　この基準は，公式カリキュラム以外の学習方法があることを認識したうえで，それらの学習手段をプロフェッショナリズムの問題に正式にリンクさせている．学習環境

は私たちにとってあたりまえの状況となっているので，それに気付くのは難しい可能性がある．下に示した演習は，賞をどのように使っているかを記録することで，医科大学の学習環境を調査する一つの方法である．賞は，価値があり，賞賛されるものが何であるかを示す明確で公的な方法である．

MS-31-A は比較的新しい基準なので(2009 年)，そのため MS-31-A が医科大学によって実際どのように解釈されているのかを理解するのに必要な施設の記録追跡がないこと，そしてまた，逆に，LCME にも記録がないことを認識しておくことは重要である．たとえば，学習環境の正と負の影響を評価するものの，同定された問題点を修正しない医学校に対して LCME がどのように対応するのか，これまでのところ，この基準に関しての経験は不十分である．

## 演習 8-2

1. あなたの医科大学で盾などのかたちで授与された賞の全てを記録してください．
2. 賞の名前と目的，渡した人と受け取った人の名前を書き留めてください．
3. この賞の「見えやすさ」（医学生のラウンジに掛けてあるか，廊下の後ろに掛けてあるか）を記録してください．
4. 次に，この賞が，いつ，どこで，授与されたか（個別に授与されたか，卒業式などの大きな式典で授与されたか），またどのように公表されたか（ニュースレター，全学電子メール，教員集会など）を明らかにしてください．
5. 医科大学が報償に値すると言っている賞と，上記で記録したリストを照らし合わせ，贈られたものの，そのことをアナウンスによって周知されていない賞を同定してください．
6. 最後に，授与すべきと感じる賞，授与すべきでないと感じる賞について，特に，授与すべきなのに授与されていなかった賞に着目し，同僚（医学生を含む）と意見を出し合ってください．

## 隠れたカリキュラムが医学生にもたらす結果
## ( THE CONSEQUENCES OF THE HIDDEN CURRICULUM ON STUDENTS )

３年次の早春，ある医学生グループが，この１年で行うべき７つの必修のうち，第６番目の臨床実習を行おうとしていた．朝のオリエンテーションの集まりで教科主任が入ってきて挨拶し，自分の診療においては，患者安全とケアの質が最も重要と考えていると伝えた．もし，患者安全やケアの質にマイナスであるような出来事を見つけたら「声を上げる」ようにと，彼女は医学生に求めた．主任は，安全と質，声を上げることを，「医療チームの一員」として医学生が有する「プロフェッショナルの責務」としてプロフェッショナリズムに結びつけた．

　医学生はこの言葉に刺激を受ける一方で，若干の混乱と恐怖を感じた．というのは，前回彼女のところでローテーションした際の重要な暗黙のルールのひとつが，「たとえ指導医が間違っていたとしても，指導医はいつも正しい」というものだったからである．

　一人の医学生が他の医学生につぶやいた．「いいだろう．やるべきことは，僕が声を上げると心がおどる人，そしてあまり嬉しく思わない人を見つけることだ．」

　医学生が混乱した気持ちを持ってそのローテーションを去って行くことなど，主任は望んでいなかったことは明白である．医学生にとってのひとつの解決策としては，講義の後に主任に面会し，質と安全に関連するこれらのセンシティブな問題をどのように持ち出したら良いか，助言を求めることだったかもしれない．また，経験が不十分なために，質または安全に問題があるかどうか確信が持てない場合，その話題をどうやって口に出すのが良いのか，と尋ねると良かったかもしれない．このような会話は，医学生が隠れたカリキュラムの問題を扱う上で助けとなる．

　社会的，心理的環境としての医科大学は，大量の暗記と学業に多くの時間をつぎ込むことが求められ，そのうえ，家族やこれまでの支援の輪から隔離されて，学習者にとってはかなりストレスのある危険な悩みの多い場所と特徴づけられる（Robert, 2009）．その結果，医学生は非常に高い率でうつ状態や心理学的不安状態を有することになる（Dyrbye et al, 2006）．おそらく，これは驚くことではないのだが，臨床医学と医学教育ではその経験の特徴が，戦闘や殺りくなどによくたとえられる（Fuks, 2009, Harrington, 2012）．もし教員が，恐怖の教育独房を作ろうとしているのではないとするなら，医科大学の状況は意図せぬ結果であふれている．公式カリキュラムと隠れたカリキュラムのギャップが大きければ大きいほど，医学生の経験するストレスは増えるであろうし，予期せぬカリキュラムを通して歪んだ学習が成立するであろう．その一方で，学生は重要と考えたことに対する自分自身の「解釈」と経験するあいまいさと戦うための「回避策」を作り出すので，教員は，自分たちは「大勢に逆らって」教えているということに気づくであろう．

　端的に言うと，学生は公式なルールをどう回避したら良いか，そして「生き残る」ためにはその状況でどう行動することが必要か，見当がつくようになる．しかしながら，このような振る舞いは，少なからざる精神的なエネルギーを必要とし，ストレスにつながるなど，学生にとっての個人的な負荷となる．

## 教員の隠れたカリキュラムはあるのか？
## (IS THERE A HIDDEN CURRICULUM FOR FACULTY ?)

最新の研究や知見を同僚が発表する予定のイベント開催告知メールを，所属する学会の全国年次集会から受け取って，Marten医師は喜んだ．彼女は，ちょうど臨床（教育）担当を終わっており，子供たちともっと時間を過ごす必要があったので，年次集会自体には参加できていないことを残念に思っていた．今回のイベントは，同僚と交流しながら最先端の科学の進歩についていけるという，彼女にとっては非常にありがたいものであった．返信ボタンを押そうとしたところ，一番下に書いてある小さな活字に気づいた．それによると，このイベントはXYZ製薬会社の主催で，隣接する高級レストランで開催されるということであった．彼女は驚いた．というのは，彼女の大学は臨床医と企業担当者との関係を統制する，非常に厳格な指針を有していたからである．目立つように教員用のホームページに掲載されている指針を彼女は確認してみたが，そこには，たとえ教育目的であってもメーカーがスポンサーとなる夕食は禁止する，と明確に書かれていた．このような夕食会があってはならないと指針に書いてある一方で，この招待状が彼女の部門長から送られてきたことにMarten医師は矛盾を感じた．最近の研究について情報を収集したいと心から思ったし，仲間から置いていかれたくないと彼女は思ったが，正しいこととは思えなかった．

Marten医師がこのジレンマを調整するには，いくつかのやり方があるのではないだろうか．部門長に尋ねてみたら，ひょっとしたら彼女はその指針を間違って解釈していたことに気付くかもしれない．同じ部門の経験あるメンバーに聞いてみたら，このような問題に他の人がどう対応してきたかわかるかもしれない．他には，参加はするが自分の食事代は自分で払うというやり方も考えられるかもしれない．もし彼女がこのような行動が大学の指針と一貫していないと感じるなら，部門長に相談して部門の会議で検討してもらうことができるかもしれない．これらのやり方がうまくいかなければ，学部長に違反を「報告」することを考慮すべきかもしれない．

　学生の場合ほどは調査されたり明らかにされたりしていないが，教員も隠れたカリキュラム問題を抱えている．実際，隠れたカリキュラムについては，医学生の場合のように教員もその主体であり，対象でもある，という興味深い一群となっている(Hafler et al, 2011)．医学生と同様に，教員は，教員らしく考え行動するなど，教員になるにはどうしたら良いか，を生まれつき知っているわけではない．彼らは教員になることを学ぶべきであり，その学びの大部分は「現場（オン・ザ・ジョブ）」で起こる．このような学びの一部は，公式なファカルティ・ディベロップメント・カリキュラムで学ぶことができるが，実際，大部分は暗黙の内に学ぶこととなる．

## 隠れたカリキュラムに個人は何かできるのか？
## ( CAN INDIVIDUALS DO ANYTHING ABOUT THE HIDDEN CURRICULUM ?)

隠れたカリキュラムに取り組む，もしくはその中で働く，ということになると，簡単な答えはない．気の利いたことを言うわけではないが，隠れたカリキュラムのほとんどは，結局のところ隠れているのである．隠れたカリキュラムの大部分は，予期せずして生じ，偶然で，台本のない社会的相互作用と結びついており，明らかにすることは大変な作業である．同時に，隠れたカリキュラムの中で生じる学びを考慮せずに公式なカリキュラムを実行することが可能だと偽るのは不毛である．

　隠れたカリキュラムが生じているのなら，それを追求しなければならない．その行動は，個人の教員によって実行できるのもあるし，診療部門や医科大学などの集団の努力を必要とするものもある．いくつかの例を示す．

### 例 1
　客観的臨床能力試験（OSCE）や授業で用いられるケーススタディについては，シナリオに埋め込まれている潜在的なメッセージを吟味するだけでなく，シナリオの「文面」に教員がどのように同調するかのばらつきに関しても吟味しておくべきである．

### 例 2
　医学生の進路選択について助言する時には，教員は注意する必要がある．たとえば，「競争率の高い専門分野に行く能力があるのに，なぜ君は家庭医なんかを目指すのかい？」などという発言は明らかに不適切である．

### 例 3
　もし，（医学生からの質問などを通して）基礎科学や臨床問題に関して他の教員の発言と食い違っていることに気づいたとしても，医学生の前で他の教員を「見下すような発言」をすることは全く効果的ではない．逆に，その教員と話し，実際に教員が何を言ったかを明らかにし，そして，授業で学生と共に2つの見解についての調整を試みることが，良い学習目標となる．

　教員集団は，たとえば評価体制などの隠れたカリキュラムに関連した他の鍵となる領域に取り組むことができる．試験は，医学生に対して，「本当に重要なことは何か」についての重要なメッセージ源として機能し，これらのメッセージは，シラバスのような正式書類に書かれている科目の目標や評定基準よりも強い切り札となるという事実もある．試験にプロフェッショナリズムに関連する質問を含めることで，この分野が重要で内容に習熟しておくことが求められていることを示唆できる．科目評価もまた，隠れたカリキュラムを学ぶ機会となる．学生に科目の満足度を聞くことよりも，

科目中の特別な経験に焦点を当てることのほうが，有用である．「このローテーション期間中に見られた（または，見られなかった）患者中心のケアの原則について記述せよ」とか，「このローテーション期間中に見学した敬意が払われている（または，敬意が払われていない）患者とのやりとりの例を提示しなさい」という質問をすることは，隠れたカリキュラムを「生検」する機会となる．

　米国医科大学協会（AAMC）によって実施され，解析される医学部卒業アンケートの質問は，強力な推進力をもつ．現在のところ隠れたカリキュラムについて尋ねる質問はないが，設問を設けることが検討されつつある．このことにより，医科大学同士が隠れたカリキュラムに関する質問の結果を比較し，「ベストオプラクティス」についてお互いから学ぶことができる．

## 演習 8-3

1. 別の医師または看護師によって提供されたケアを，ある教員が馬鹿にしていたことが，あなたの耳に入ってきた状況を考えてください.
2. 誰がその軽蔑するようなコメントを聞いたのでしょうか？　聞いた人たちはどのように思う可能性が高いでしょうか？
3. あなたはその時，どう感じたでしょうか？　あなたはその問題に直接取り組むでしょうか？なぜそうなのでしょうか，または，なぜそうでないのでしょうか？
4. 伝えられていた隠れたカリキュラムは何でしょうか？誰に伝わっているでしょうか？
5. 学習環境にとってどのような意味合いが暗示されているでしょうか？
6. 今後，同様の状況に対処する際，どのようなオプションがあるでしょうか？

## ゴールド財団（GOLD FOUNDATION）

この章では，これまでのところ，クラークシップ前教育，クラークシップ，臨床研修，実地臨床医のそれぞれのレベルで繰り広げられる数多くの隠れたカリキュラムの例を示した．これらの例では全体として，プロフェッショナル育成における理想とは反対の蔓延するネガティブな文化を描いたかもしれない．しかしながら，これだけでは不完全である．というのは，この文化を改善し，隠れたカリキュラムのネガティブな効果に対抗する前向きの成功をしている試みを描いていないからである．おそらくそのもっとも良い例は，アーノルド・P・ゴールド財団の「ゴールド・ヒューマニズム顕彰協会（Gold Humanism Honor Society: GHHS)」である．ゴールド財団は，卓越したヒューマニスティックな患者ケアをサポートし発展させることに力を注いできた．GHHS は，2002 年に，「医療現場で患者や他の人たちと一緒に働く中で共感，慈悲，利他主義，誠実，奉仕の模範

として選ばれた個人や医科大学支部からなる国際的な協会」として設立された．GHHSは「医療におけるヒューマニズムとプロフェッショナリズムの価値を向上させる」ために作られた．GHHS の支部を作ることによって，施設は学生や教員に思いやりのある患者ケアに不可欠なスキルと態度に非常に高い価値を置いていることを示すことができる．

通常，同僚の推薦か同様のプロセスによって，医学生，レジデント，教員は，GHHS の会員に推薦を受けることができる．非常に評価の高い栄誉で，卒業生のわずか 10 〜 15% 程度と少数の教員とレジデントから構成される．確立されている「アルファ・オメガ・アルファ・名誉者医学協会」と同様，そこに加盟できれば，学部長が書く医学生の推薦状に書き加えられることになる．

申込用紙に記入し，医科大学の構造と文化の中に GHHS がどのように一致するかを記載すること，ヒューマニスティックなプロジェクトのアイデアと，企画の継続性を提案することで，医科大学は「支部」に応募することができる．ひとたび支部として承認されると，支部ネットワークの一部となり，患者ケアにおけるヒューマニズムを推進する助成金と支援を受ける資格を得る．GHHS のホームページでは，財団により支援されたたくさんの支部の活動が一目でわかるようになっているが，それらの活動はすべてヒューマニスティックな患者中心のケアの向上に焦点を当てたものである．今年 3 回目の「思いやりのある患者ケアのための結束の日（Solidarity Day for Compassionate Patient Care）」をゴールド財団は開催した（Arnold P. Gold Foundation, 2010）．その期間中に全米の支部が（そして国際的にも），「思いやりの力を祝う」同時イベントを開催した．どのように医科大学の文化を変え，隠れたカリキュラムを（少しかもしれないが）減じるかのひとつの十分に確立された例を，ゴールド財団は提示している．他の例は第 12 章の「組織のプロフェッショナリズム」に示す．

## ▌結論 （CONCLUSION）

過去 20 年にわたる隠れたカリキュラムと医学教育に関する莫大な研究結果から，「何を教員が教えているか」によって医学トレーニングを適切に把握できるという枠組みは，もはや妥当ではなくなった．そうではなくて，焦点は，良い医学生になる，良い教員になる，良き臨床医になる，ということが何を意味しているか，を医学生（と教員）が学ぶ方向にシフトしている．この焦点のシフトが，「学習環境」としての医科大学と，その環境内でのプロフェッショナル形成の役割についての，新たな賛意を刺激するのに役立っている．

## 学習のキーポイント

1. 隠れたカリキュラムという言葉を用いることにより，公式なカリキュラムによって提供される教訓と，もっと潜在的な医学教育の側面によって（必ずしも意図せずに）提供される教訓とを，対比して理解することができる．

2. 隠れたカリキュラムは，観察された人と人との相互関係や組織の実践や文化によって伝えられる．

3. 教えることと学ぶことは同じではない．

4. 学生は，常に，自分の医学的なトレーニングが「道理にかなっている」ようにしようとし，経験の様々な断片に折り合いをつけようとする．しかし，その多くは簡単には折り合いをつけられない．このように，医学教育の場は折り合いをつけるには非常に難しい環境となる．

5. 個々の教員や教員の集団は，隠れたカリキュラムが公式なカリキュラムと対立している時に，それを見つけ出し，対応することが可能である．

## 文献（REFERENCES）

1) Brainard AH. Brislen HC. Viewpoint: learning professionalism: a view from the trenches. Acad Med. 2007 Nov ; 82 (11) : 1010 1014.

2) Browning DM, Meyer ECS, Truog RD. Solomon MZ. Difficult conversations in health care: cultivating relational learning to address the hidden curriculum. Med. 2007 Sep ; 82 (9) : 905-913.

3) Dalfen AK. Med students as emotional chameleons. CMAJ. 1999 Jan 26 ; 160 (2) : 182-183.

4) Dyrbye LN, Thomas MR, Huntington JL, Lawson KL, Novotny PJ, SIoan JA, Shanafelt TD. Personal life events and medical student burnout: a multicenter study. Acad Med. 2006 Apr ; 81 (4) : 374-384.

5) Fuks, A. The Military Metaphors of Modern Medicine. Available at: http:// www.inter-disciplinary.net/wp-content/uploads/2009/06/hid_fuks.pdf

6) Giacalone R A, Rosenfeld P. Impression Management in the Organization. Hillsdale, NJ: Lawrence Erlbaum; 1989.

7) Hafferty FW, Hafler JP. The hidden curriculum, structural disconnects, and socialization of new professionals, in extraordinary learning in the workplace. In Hafler JP. (Ed.) , Innovation and Change in Professional Education (Volume 6) . New York, NY: Springer; 2011.

8)  Hafler JP, Ownby AR, Thompson BM, Fasser CE, Grigsby K, Haidet P, Kahn MJ, Hafferty FW. Decoding the learning environment of medical education: a hidden curriculum perspective for faculty development. Acad Med. 2011 Apr; 86 (4) : 440-444.

9)  Harrington KJ. The use of metaphor in discourse about cancer: a review of the literature. Clin J Oncol Nurs. 2012 Aug ; 16 (4) : 408-412.

10) Hirsh, D. Longitudinal integrated clerkships: embracing the hidden curriculum, stemming ethical erosion, transforming medical education. In Hafferty FW, O'Donnell JE (Eds.) , The Hidden Curriculum in Health Professions Education. Hanover, NH: Dartmouth College Press; 2013. (In press)

11) Liaison Committee on Medical Education (LCME) . Functions and Structure of a Medical School: Standards for Accreditation of Medical Education Programs Leading to the MD Degree. May, 2012. Available at: http://www.lcme.org/functions.pdf.

12) Prentice, R. Bodies in Formation: An Ethnography of Anatomy and Surgery Education. Durham NC: Duke University Press ; 2012.

13) Roberts LW. Hard duty. Acad Psychiatry. 2009 Jul-Aug ; 33 (4) : 274-277.

14) Snyder BR. The Hidden Curriculum. New York, NY: Alfred A. Knopf; 1971.

15) The Arnold P. Gold Foundation. Gold Humanism Honor Society (GHHS) . 2010. Available at: http://www.humanism-in-medicine.org

# プロフェッショナリズムを教える
## EDUCATION FOR PROFESSIONALISM

**9**

### 学習目標

1. プロフェッショナリズムについての総合的教育プログラムを作るために利用できる教育理論とベストプラクティスの概要を示す.
2. プロフェッショナリズムを教えるための公式カリキュラムの要素を述べる.
3. プロフェッショナリズム教育における公式カリキュラムと非公式カリキュラムの関係を説明する.
4. プロフェッショナリズムに関連する非公式カリキュラムの主要な要素を分析する.

指導医である Fraser 医師は，最近の自分の教育業務にいらだっていた．ここ数年，彼は小グループセッションの中で医学生に臨床スキルの指導をしてきたが，今年，プロフェッショナリズムについてのモジュールが加えられ，全ての指導医が教えることを義務付けられた．それには，医学生がとるべき態度に加えて，プロフェッショナリズムの定義も含まれる．Fraser 医師の考えでは，「学生がプロフェッショナルになるのか，ならないのか，そんなことを教えることはできない．そのうえ，医学生は，指導医やレジデントを見ることによって，適確なふるまい方をすでに知っているはず」なので，「スキル」を教えるワークショップで扱う内容ではないと感じた.

Fraser 医師は，プロフェッショナリズムを，学ぶことができるコンピテンシー（能力）やスキルとは考えておらず，むしろ，その人が持つ（あるいは持っていない）特性であると思っている．エビデンスはこの見解を支持しておらず，もしプロフェッショナリズムをコンピテンシー（能力）として適切に捉えるのであれば，それを教えることができ，学ぶことができ，そして時間をかけて修得できる，ということを示すことが，本書の目的のひとつでもある．Fraser 医師はまた，プロフェッショナリズムは，より多くの先輩医師を見ることで簡単に学ぶことができると誤解している．これは，優秀で良い（そして，不幸にも良くない）ロールモデルは，確かに学習者を強く印象づけ，彼らの行動に影響することがあるという点で，ある程度，真実である．しかし，受動的な観察に頼ることは，よくても不十分であり，最悪の場合，潜在的に有害であることも明らかである．（第8章「隠れたカリキュラムとプロフェッショナリズム」を参照のこと）

興味深いことに，学生たちもまた，現在のプロフェッショナリズムに対する教育アプローチに不満を持っていることを示すいくつかの指摘がある．ある医科大学は，プロフェッショナリズムを教えた経験について報告したが，大部分の学生が，プロフェッ

ショナリズムという言葉自体が使われ過ぎていると感じ，授業内容を「くどくどと，押しつけがましく，過剰な指示，説教，規則，そして道徳的宣言のコレクション」のように感じていたことがわかった（Goldstein et al, 2006）．評価に過大に注目し，違反に対してゼロ・トレランス方式を支持する教育者もいる．これでは，学生が困難を受け入れることを恐れるよう仕向けることになる．学生はまた，しばしば，授業で習った教訓と臨床現場での教訓（臨床現場でのモデルとなる行動）との間の断絶について述べている．これは，学生をまごつかせ，混乱させかねず，（例えば，実際には起こらないことをなぜ学ぶのか？などの）皮肉な考えや徒労感をもたらしかねない．反発のもうひとつの理由は，プロフェッショナリズムが，「逸脱」や，医療過誤，破壊的医師，機能障害*，脅迫やハラスメントなど，物事がうまくいかない場合に焦点を当て，マイナス思考で教えられることが多いことである．これでは，学生は，指導者や仲間の最良ではなくむしろ最悪の面に注目するようになってしまうかもしれない．また，誰もがアンプロフェッショナルな行動を示しやすいという前提に立つことになるかもしれない．これは，実際，真実かもしれないが，医師が，利他主義，思いやり，そして卓越性の手本から程遠くなることもあり得ることを想像すらできない若い学生を不安にさせる．

　プロフェッショナリズムに関する教育方略を総合的に概説することは，本書の範囲を超えている．本章では，プロフェッショナリズムについての総合的教育プログラムを作るために利用できる教育理論とベストプラクティスの概要を示す．文献によるとプロフェッショナリズムを教えるのに最良で唯一のアプローチがあるわけではないが，一般に認められた教育学に基づき，教育者がプロフェッショナリズムについての強力なプログラムを開発，実行するのに役立つ多くの新たな方略がある．最近のBest Evidence in Medical Education（BEME）**のレビューで取り上げられた有力なテーマは，ヒューマニズムに溢れる学生を選ぶこと，学生の道徳的な発達に注意を払うこと，公式な医学教育の過程を通じてプロフェッショナリズムを主要テーマにて含めること，ベストプラクティスの1例としての指導下の批判的省察に基づいた経験的学習を取り入れること，そして教育が行われる組織の文化や価値観を最適化することの重要性であった（Birden, Glass, & Wilson, 2013）.

　　＊　訳注：機能障害：精神疾患，病気，薬物乱用などにより標準的な能力がないこと
　＊＊　訳注：Best Evidence in Medical Education（BEME）：医療専門職のエビデンスの情報に基づいた教育の発展のために組織された個人，大学，専門職組織の国際的グループ．Association for Medical Education in Europe（AMEE）が後援．https://www.bemecollaboration.org/Home/

## 私たちの構築作業の手引きとなる教育理論
### ( EDUCATIONAL THEORIES THAT CAN GUIDE OUR WORK )

極めて優れた医師であることは複雑な任務である．医師は，概念的に難しい知識体系への精通を維持し，プロフェッショナリズムの教えに矛盾のないよう振る舞うことを期待されているだけでなく，非常に動的な医療提供環境の中，ますます多様化した患者たちとやりとりしながら，これらの能力を発揮できることを期待されている．医師の前にある職務の複雑さを考えると，一連の不可侵な規則としてプロフェッショナリズムを教えることが教育方略として成功しなかったことは驚くにあたらない．Huddle（2005）が説明したように，プロフェッショナリズムを教えるには，「自己変革 — 学習者の道徳的アイデンティティを形成すること」をもたらす方略が必要である．この変革を達成するには，単にプロフェッショナルに振る舞う意志だけでは十分でない．知識，態度，判断力，そして技能が必要である．医師と研修中の医師は，プロフェッショナリズムの価値を知る必要があり，それらの価値について責任を持って取り組む（commit），あるいは公言する（profess）必要があり，プロフェッショナリズムが実践されるべき複雑な状況を理解するための判断力を必要とし，そして時に混沌とした医療の実世界で，彼らの知識，態度，判断を適用するスキルを持たなければならない．Cooke, O'Brien, Irby（2011），その他の人（Cruess & Cruess, 2009）も，明示的なプロフェッショナリズム教育とプロフェッショナル・アイデンティティ形成について論じてきた．

　若い医師がどのように学び，専門知識を身につけるかを説明できる教育理論は，プロフェッショナリズム教育において最も成功する方略の支えとなる（Yardley, Teunissen, & Dornan, 2012）．Piaget（1985）の構成主義理論では，私たちは，観念と経験が交差する中で新しい学びを「構成する」と述べられている．新しい経験は，私たちの現在のスキーム（schema）に合うよう，同化されるか，適応される．Kolb（1984）は，学習者が経験に参加し，経験を省察し，将来の状況の中で使える抽象的法則をつくるよう取り組み，そして経験を繰り返す前にこれらの法則を試すことを計画する学習サイクルを記述することにより，この考えを精緻化した．この学習サイクル（**図 9-1**）は，学習者が，自分たちの経験と過去の経験を比較し，何か異なっていることに気がついた時，回り始める．

　Mezirow（2009）は，何かが違っていて，学習者がその違いを理解しようとし，自分の現行のアプローチをこの新しい経験に基づき変えるべきかどうか決定しようとしている状況を，「混乱的ジレンマ」と呼んだ．影響力の大きい混乱的ジレンマを最ももたらしやすい経験は仕事の現場で起こり，その環境にいる彼ら自身やその他の人たちが本物で価値があると考える仕事に従事している場合に限られる，ということを成人教育や専門職教育のエキスパートは知っている．これを「正統的周辺参加」と呼ぶ

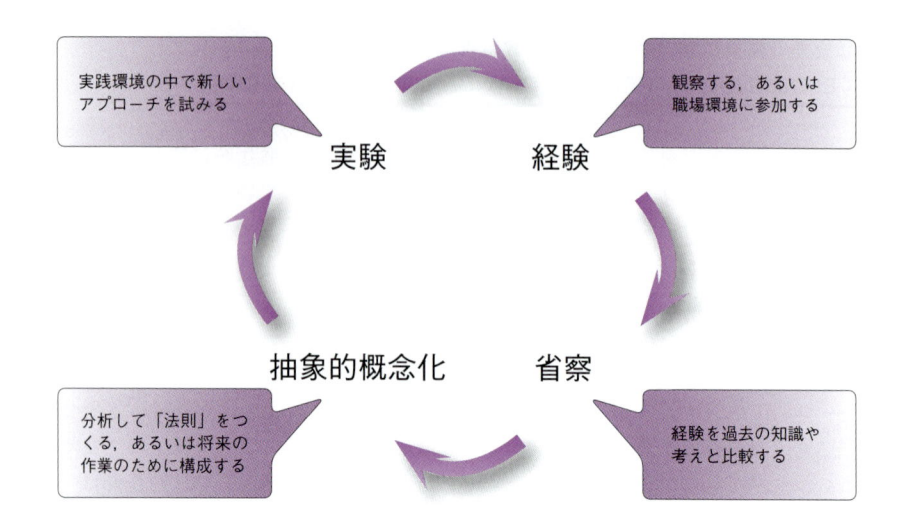

**図9-1 学習は一連の反復する省察的なサイクルの中で生じる**

（Lave & Wenger, 1991）．職場で教訓を学ぶには，当の学習者よりも経験を積んだ職場のプロフェッショナルの熟練した指導が必要である．この学習は，Vygotsky（1978）により，学習者が支援を受けてできることと，彼らが単独できることの間の差として説明されている「発達の最近接領域」で最も生じやすいと考えられている．「発達の最近接領域」では，学習者は職場のエキスパートの支援を受けて，彼らの現在の能力を超えて技能を磨くよう励まされる．「足場作り（scaffolding）」として知られる過程で，教員はまず実質的支援を提供し，学習者が割り当てられた仕事でより熟達したことを示す時，徐々に支援と指導をやめていく．図9-1に，プロフェッショナリズム教育のカリキュラム構築の手引きとなる重要な教育理論をまとめている．

　専門技能の発達を研究する教育理論家は，真正の職場における経験の重要性を強調する．スキル習得の段階についてのDreyfus & Dreyfus（1980）の基本的な仕事は，プロフェッショナリズム教育の仕事と大いに関連がある（Batalden et al, 2002）．医学生は，プロフェッショナリズムの「ルール」（利他的であること，相手を尊重すること，正直であること）を暗唱できる初心者（novices）であるが，忙しい臨床の環境の中でこれらの価値観を適用するよう求められたとき，つまずくことがあるかもしれない．インターンやレジデントには，上級者（competent）と言われるパフォーマンスが可能である．彼らは標準的な環境で標準的なルールを適用することはできるが，複雑で新しい状況では苦労することがあるかもしれない．熟練者（proficiency）とは，レジデントやキャリアの早い段階にある実地診療医などでみられるより高度なレベル

**表 9-1　プロフェッショナリズム教育のカリキュラム構築の手引きとなる教育理論**

| | | |
|---|---|---|
| Piaget | 構成主義理論 | 新しい考えと過去の経験から形成された精神的モデル（スキーム）が交差して学習は構成される. |
| Kolb | 経験的学習 | 経験，省察，抽象的概念化，実践という適応学習のサイクルを通じて学習は進行する. |
| Knowles | 成人学習理論 | 成人は過去の経験を学習に持ち込む．そして学習目標の選択に参加し，教えられたことに直接的関連性を見出し，問題解決活動に従事するときに，成人は最もよく学習する. |
| Mezirow | 変容的学習 | 過去の知識が不十分であることを示唆する混乱的ジレンマを学習者が経験し，新しい精神的モデルを構築するよう取り組むときに，学習と変容が起きる. |
| Lave and Wenger | 状況的学習理論 | 学習者が実践コミュニティである職場で正統的周辺参加に従事するときに学習が生じる. |
| Vygotsky | 社会文化的学習理論 | 「発達の最近接領域」は，学習者が単独でできることと，学習者がより経験のあるコミュニティのメンバーの支援を受けて，あるいは練習してできることの間の差の部分である. |
| Dreyfus & Dreyfus | スキル習得のモデル | 文脈に依存しない規則を学ぶことに始まり，ほとんどどんな文脈でも機能できるようにする実践知で終わるという予測可能な順序で学習者は技能を発達させる. |
| Ericsson | 専門技能の習得 | 経験とは対照的に，専門技能の習得は，熟慮された実践（deliberate practice）が必要である. |

のパフォーマンスである．熟練した実地診療医は，すべての状況を全体的にみることができ，多数の競合する要求の間でバランスをとることができる．熟練した医師がプロフェッショナリズムの問題を認識したときは，目の前の状況に概ね適合する次善の策を練ることができる．エキスパート（expert）のパフォーマンスは，広範囲の経験の後にのみ達成される．このレベルになると，医師は，経験的に得た膨大な知識と技能を利用しながら，幅広く多様な環境の中で無意識に，そして正しく行動する．多くはこれを，直感的パフォーマンスの実践知，あるいは実践的知恵と呼ぶ．Ericsson（2004）は，Dreyfus & Dreyfus の仕事に重要な構成概念を加えた．彼は，単に同じ活動を何度も繰り返すことと表現される定番の練習は，新しい環境に対応できる技能を発達させるのには役立たないことに気付いた．Dreyfus のスキル習得の段階をうまく進めるには，医師と研修中の医師は熟慮された実践（deliberate practice）を行う必要がある．つまり，彼らは，よりエキスパートである個人から，観察，デブリーフィング，そして指導を受け，職場で，より複雑なことに挑戦するよう促されるべきである（**図 9-2**）.

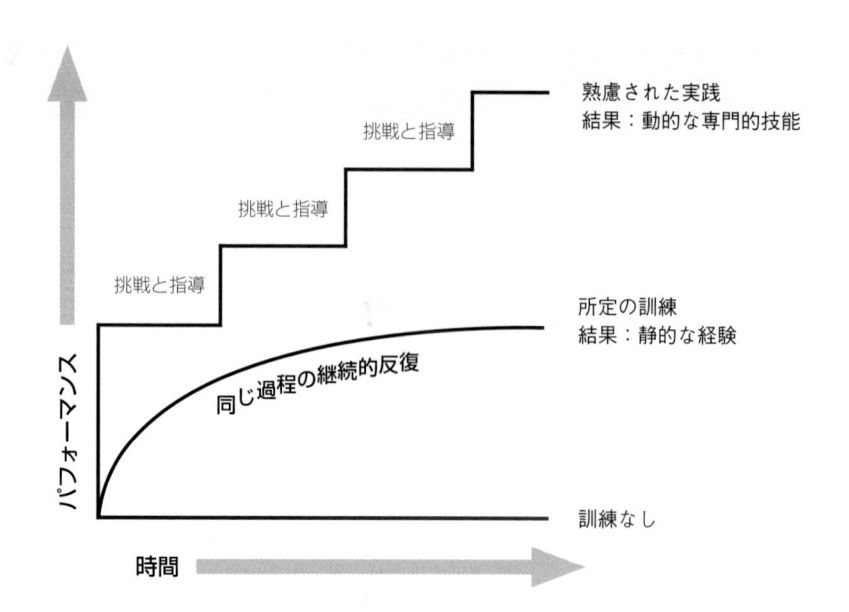

## 図 9-2　訓練と専門的技能の発達

出　典：Ericsson KA. Deliberate practice and the acquisition and maintenance of expert performance in medicine and related domains. Acad Med. 2004 Oct; 79（10 Suppl）: S70-S81.

　これらの理論を実際の場面にあてはめると，プロフェッショナリズム教育は教室で終えることはできず，臨床の環境の中で成り行き任せにすることもできないということとである．プロフェッショナリズムを学ぶ理想的なアプローチでは，全ての段階の学習者が教室や模擬的な活動を利用して真正の職場の経験に参加する準備をし，それからエキスパートである臨床教員の指導の下，患者ケアの環境の中で仕事を割り当てられる必要がある．教員は臨床の実践コミュニティへ学習者を迎え入れる準備をし，そのコミュニティの中で，真正の，しかし発達上適確な役割を提供し，ロールモデルとなり，コーチングを伴う指導を行い，学習者が必ず経験するであろう，不安をかきたてるジレンマに対する批判的省察を指導しなければならない．

## プロフェッショナリズムの公式カリキュラムを開発する
### （ DEVELOPING A FORMAL CURRICULUM FOR PROFESSIONALISM ）

公式カリキュラムには，学生が学ぶ必要があると教員が信じていること，学生の学びを助けるために使う方法，そして教員が学習者を評価しカリキュラムを評価するため

に用いる手段と方略が記述される．他の全てのカリムラム同様，公式なプロフェッショ
ナリズムカリキュラムの開発は，Kern（2009）のカリキュラムの6ステップモデル
のようなモデルを用いて体系的に進めなければならない．個別の生物医学的分野に焦
点を当てた他のカリキュラムとは違い，プロフェショナリズムの公式カリキュラムは，
学習者が学ぶ教育的，臨床的領域の文化や風潮から多大な影響を受けやすい．様々な
状況の外部（すなわち，病棟回診，ベッドサイドなど）で行われ，台本がなく，大部
分は場当たり的な教育を含む非公式なカリキュラム，そして，はっきりと意図された
ものでなかったり，あるいは組織構造や文化の中にうめ込まれたりして学ばれる教訓
を含む隠れたカリキュラムは，公式カリキュラムの影響を強化することにも否定する
ことにもなりうる．学習者への影響を考慮して，公式，非公式，そして隠れたカリキュ
ラムが全て調整され，相乗的であることを保証できるように検討すべき一連の原則に
ついて，プロフェッショナリズム教育のエキスパートが概要を述べている（**表9-2**）．
第12章「組織のプロフェッショナリズム」では，組織の価値観がプロフェッショナ
リズム教育と共鳴することを確認した施設の例を提示している．

## 表9-2　カリキュラム開発の手引きとなる原則

| カリキュラムの要素 | ガイドライン |
|---|---|
| プロフェッショナリズムの定義 | 施設全体で一貫性があり，目につくように掲げられ，推進されるべきである |
| 組織の支援 | 強力で，公的に表示されるべきである |
| 責任の所在 | カリキュラム／コースの指導者は，上位の管理，指導部門とはっきりとした直接的な関連をもち，高い評価を受けているべきである |
| 環境 | プロフェッショナルとしての価値観及び組織の綱領と整合性があるべきである |
| 基礎となる認識（知識） | プロフェッショナルとしての価値観，態度，歴史，そして組織の役割を含めて，各段階で明確に教えられるべきである |
| ファカルティ・ディベロプメント | 全ての教員は，プロフェッショナリズムの内容を教育され，それぞれの状況でどのように教え評価するかの方略を示されるべきである |

出　典：Cruess RL, Cruess SR. Principles for designing a program for the teaching and learning of professionalism at the undergraduate level. 所収：Cruess RL, Cruess SR, Stienert Y, editors. Teaching Medical Professionalism. 1st ed. New York, NY: Cambridge University Press; 2009

　プロフェッショナリズムの公式カリキュラム計画では，目的を念頭において始める．つまり，職場でプロフェッショナリズムの価値観をうまく実践している医師の行動や責任について提示する．そして教育者は，学習者が教室での学習（プロフェッショナルであることを目指す）から，模擬的で初段階の真正の職場での学習（プロフェッショナルとして行動する），職場でうまくいったパフォーマンス（プロフェッショナルであること）へと進展できるよう，一連の発達に応じた教育的な活動を同定し，開発するよう努めなければならない．

## 公式カリキュラムの内容（ CONTENT OF THE FORMAL CURRICULUM ）

　プロフェッショナリズムの認知基盤には，プロフェッショナリズムの永続的な美徳，価値観，行動，それらの存在に関する論理的根拠，そして逸脱が起きた時の個人，そしてプロフェッショナル集団への措置が含まれる（Cruess & Cruess, 2009）．プロフェッショナリズムへの原動力は患者への道徳的責任であることを，学習者は常に継続して注意喚起されなければならない．

　抽象的にプロフェッショナリズムの価値観を理解することに加えて，学生はこれらの価値観がどのように行動に転換されるかを学ばなければならない．文献のシステマティックレビューで，Wilkson, Wade, & Knock（2009）は，プロフェッショナリズムに関する行動的コンピテンシーに関するテーマの種類をまとめている（**図 9-3**）．

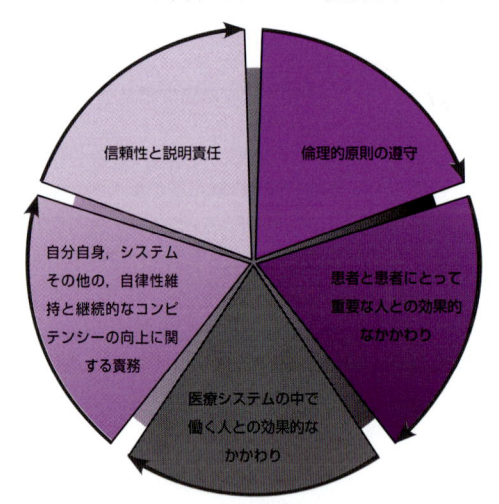

## 図 9-3　プロフェッショナリズムに関するコンピテンシー

　出　典：Wilkinson TJ, Wade WB, Knock LD. A blueprint to assess professionalism: results of a sysytemic review. Acad Med. 2009 May;84（5）:551-558 ともとに作成

　倫理や医師患者コミュケーションを教えるのに加えて，社会科学，行動科学，エンジニアリング科学から得られた教えを，カリキュラムにプロフェッショナリズムの複雑性を含めるようにしたり，学習者が多数の様々な困難な状況に直面する準備ができるようにしたりするために使うことができる．マインドフルネストレーニングは，学習者がその瞬間の考えや感情に関心を向けるよう支援し，彼らが困難なプロフェッショナルな状況に対して過剰反応する可能性を低める可能性がある（Epstein, 1999）．不確実性に対処し，意見交換することは，医師が正直なままでいること，傲慢にならないようにすることの手助けになる（Smith, White, & Arnold, 2013）．他のトレーニング環境では稀であるが，精神医学プログラムでよく遭遇する医師と患者の間のけじめについての教訓は，学生やレジデントが，不適切な利益や関係性への要求を認識し，それに対処する準備のために用いることができる．ウェルネス認識プログラム*では，学習者や実地診療医は，質の高い患者ケアへの活力と熱意を維持するための必要条件として，個人の健康やウェルネスに関心を向けることの重要性に気付くことができる．認知心理学や組織開発からの情報は，医師やその患者を含む全ての人々がストレスの多い状況でどのように反応するかを説明できる内在的認知バイアスや推論的思考について，トレーニング中の医師が理解するのに役立つ（Senge, 2006; Croskerry, 2013）．リーダーシップや変革管理教育**は，学習者が，継続的にチームやシステムの仕事を改善し，その中で働き，指導する技能を発達させるのに役立つ．問題解決スキルは，同僚，他分野の医師，他の職種，患者，家族，そして管理者との不一致をうまく切り抜けることを学ぶのに役立つ．「危機回避の会話（Crucial Conversations）」***トレーニングでは，相手を尊重し，しかし率直に困難な会話を行う方法を身につけることができる（Patterson et al, 2002）．フィードバックスキルがあれば，プロフェッショナリズムからの逸脱が起きた時に，学生やレジデントが同僚に対してコーチングをできるようになる．

---

　*訳注：ウエルネス（Wellness）；世界保健機関（WHO）が国際的に提示した，「健康」の定義をより踏み込んで，そして広範囲な視点から見た健康観を意味する．（Wikipedia より抜粋）https://ja.wikipedia.org/wiki/ ウエルネス

　**訳注：変革管理（Change management）；個人，チーム，組織，社会を現在の状態から望ましい将来の状態へと変換させる体系的な手法である．変更管理とも呼ばれる．（Wikipedia より抜粋）https://ja.wikipedia.org/wiki/ 変革管理

　***訳注：「Crucial Conversations」；Kerry Patterson らが著したビジネス実用書．従来の会話テクニックとは異なる次世代の対話法．難易度の高い交渉や会議で，いかに相手の心情を逆なでることなくイニシアチブをとれるか．またその中で周囲の人間の価値ある意見をどうしたら引き出せるのか．そのようなノウハウやテクニックが書かれている．（Amazon HP より抜粋）

公式のプロフェッショナリズムカリキュラムの教育手法については，数多くの事例研究がある．カリキュラムの早期にプロフェッショナリズム教育の文脈について学生に伝えるべきであり，そうすることによって，彼らはプロフェッショナリズムを生きた概念として理解する．うまくいった介入には，学生個人のニーズや現実の患者の視点に学生が注意を向けるよう支援したものがある（Kumagai, 2008; Stern et al, 2008）．授業においては，学生自身が目指す理想を思い出すための事例として映画や詩，散文が役に立つ（Coulehan,2004; Kumagai, 2008）．カリキュラムを経て，本物の職場での経験へと進むにつれ，学生は自身の文脈を提示できるようになる．与えられた刺激がいかなるものであれ，批判的省察（critical reflection）は，学習にとって重要な手段として認識されてきた．最大限に効果的であるためには，学習者と信頼関係にある教員が，省察を再考察し，その講評を受けなければならない（Wear & Zarconi, 2008; Hatem & Ferrara, 2001; Goldie et al, 2007）．教員が書いたコメントよりも，口頭のデブリーフィングの方がより効果があることを示したエビデンスもある（Baernstein & Fryer-Edwards, 2003）．省察についてのより詳細な考察は，この章の後ろの方に続く．

　カリキュラム構築の仕方は，プロフェッショナリズム教育の成功を左右する．医学部でのキャリアの早いうちに，患者や臨床の教員と仕事上の関係を学生に持たせることが彼らのプロフェッショナリズム理解を著しく促すことについては，合意が得られつつある．（Monrouxe, Rees, & Hu, 2011; Kumagai, 2008; Hatem, 2003）．医学教育全域にわたってプロフェッショナリズムの公式の教育活動を組み込むことの重要性については，議論の余地がない．集中的な臨床実習期間の構造化された学習活動も必要であるが，それだけでは十分でない．真に成功する公式カリキュラムは，非公式カリキュラムへの配慮を伴っていなければならない．

## 非公式カリキュラムを最適化する：効果的な職場学習の方略
（OPTIMIZING THE INFORMAL CURRICULUM: STRARTEGIES FOREFFECTIVE WORK PLACE WORKING）

　3年生のSuzanneは，少なからず狼狽していた．数日間，彼女と彼女のチームは26歳の喘息の女性Anitaのケアをしており，彼女はだいぶよくなっていた．今回は，今年に入り，Anitaの3回目の喘息による入院であった．担当指導医による回診中にチームが部屋に入った時，Anitaの父親がおり，彼はチームに腹を立てていた．彼は，呼吸器の専門医が呼ばれていないことに激怒しており，彼女が貧しいから利用できる最良の医療が提供されていないと非難した．Suzzaneはどうすべきかわからなかった．彼は，差別だと彼らを非難した！彼女は怒った患者にどのように対応するかについての少人数講義に出席したことを覚えていたが，どのように反応す

べきか，彼女の頭は完全に真っ白であった．彼女は指導医の Zinsmeister 医師がどのようにこれに対処するか観察し，状況が悪くならずにこの状況から抜け出せる何らかの方法があればよいと思った．

プロフェッショナルに行動することは，医療提供者とその患者間の効果的な関係と相互作用に依存しているので，学習の多くは，複雑で非常に感情的なケア提供環境の中での経験に基づくものでなければならない．この出来事の中で，Suzanne は，いかに困難な患者と関わったらよいかということについて抽象的に考えることと，病棟で困難な状況に能動的にかかわることとは，完全に異なる経験であるということを理解する．Knowles（1978）が明確に述べているように，成人は，教えられていることがすぐに必要と感じるときに，そして問題解決に携わっているときに，最も良く学習する．Suzzane は，学ぶ用意がてきており，彼女の指導医は，学習者の教育的ニーズと，患者の臨床的ニーズの両方に対応する準備ができていなければならない．

　職場での学習（workplace learning），あるいは経験学習（experiential learning）は，非公式カリキュラムの中心となる．患者の差し迫った(そして時には命に係わる)ニーズという状況の中で起きるので，これらの非公式の出来事は全く予想不能で，かつ影響力が大きいことがある．隠れたカリキュラムとは対照的に（8 章「隠れたカリキュラムとプロフェッショナリズム」も参照），非公式カリキュラムは明確ではあるが，通常，台本がなく，即興的である．例えば，公式カリキュラムでは，学生は関連する規則，方針，指針を含め，事前指示に関わる倫理的ジレンマにどう対応するかについて，教科書的アプローチを学ぶであろう．非公式カリキュラムでは，終末期の話し合いをどのようにもつかについて，様々な手法，方略を学ぶことがあるかもしれない．

　臨床の環境で教える教員は公式カリキュラムで何が教えられているか理解しておく必要があり，臨床現場で学生と患者間の出来事にそれらの教えを適用できるようにし，生じた混乱的ジレンマ（過去の知識と新しい経験とのずれ）は，どのようなものであっても検証し，解決するよう手助けしなければならない（Mezirow, 2009; Kilminster & Jolly, 2000）．それを実行するために，教員は，ロールモデリング，監督，批判的省察などの効果的な手法を用いる．

## ロールモデル（ ROLE MODELING ）

プロフェッショナリズムにおけるロールモデルの構成概念は，ネガティブな視点から捉えられることが多い．ロールモデルが講義室でのプロフェッショナリズムの教えに反するような行動をする印象的な例を，学生は記憶する傾向があり，ロールモデルが多くの場合，プロフェッショナルな行動の良い例となっていてもあまり思い出すことはない．ある研究では，学生の 40％近くが，彼らの教師がヒューマニズムのある医

療提供者として行動せず，医師‐患者関係を教えるにはあまりよくないロールモデルだったと感じていることが分かった(Maheux et al, 2000)．もうひとつの研究では，どのように患者が病気に立ち向かっているのかについて，教師は無関心のようだったと大多数の実習学生が報告していた（Beaudoin ら，1998）．しかしながら，ロールモデルが効果的に実行されたときには，熟練したプロフェッショナルがどうやって困難な状況を乗り切るかを知るすばらしい機会となる．理想的なロールモデルは，「私たちが共感でき，見習いたい資質をもち，そして，達したい地位にいる人々」と定義される（Paice, Heard, & Moss, 2002）．教育方略としてのロールモデルの潜在価値を全面的に実現するには計画が必要であり，Althouse, Stritter, Steiner (1999) は，ロールモデルを通じた教育の段階を，**注目**(attention)，**保持**(retention)，**生産**(production)，**動機**（motivation）にまとめている．学生を確実に正しい行動に**注目**（attends）させるため，教師は，患者とのやりとりについて学生に予備知識を与え，ロールモデルのどこを見ればよいのか，その目的を明確にするべきである．例として，教員は部屋に入る前に学習者に，「今から Jones さんに手術の結果について話をします．私が彼女に話をしている間, 彼女が私の言葉にどのように反応するか注意しておいてください．あとでそのことについて話しましょう。」と言う．あるいは，「悪い知らせを伝えるための三段階のアプローチを使います．私が使う手順が分かるか見ていてください．何がうまくいったと思うか，何について新しいアプローチが必要か，あとで聞きたいと思います。」と言う．事前の会話の目的は，患者とのやり取りで最も重要な側面に学習者が注意を払うようにすることである．患者との出会いにおける医師の対応について分析し，話し合う準備をするよう促すことで，学生を積極的に問題解決に取り組ませることもできる．ロールモデルは，患者とのやり取りが終わった後でデブリーフィングすることにより，学生が学んだ教訓を保持することの手助けができる．デブリーフィングは教師にとっても，学習者が見たことの中で，特にどの面がうまくいったと考え，何があまり効果がないと思ったか，彼らと思慮に富んだ対話ができる機会でもある．**生産**（production）は，学生がある事例で学んだ教えを次の事例に適用することを学ぶ過程である．教員は，患者との次のやり取りの際にどのように新しい方略を適用するかを学生が想像するよう働きかけ，そしてその学生にとって良い「次の患者」を特定することにより，このプロセスを進める．学生が，継続して仕事の環境から学び，学びを適用していく**動機**（motivation）は，学生への思いやりや関心を気軽に示し，医師であることから得られる喜びについて明確に話し，プロフェッショナルへの挑戦に対応するための方法について率直に話し合うロールモデルによって促される．

Zinsmeister 医師が前に進み出たのを Suzanne は観察した．医師は怒っている父親の横に座り，言った．「私は，あなたがここにいらっしゃってお嬢さんのことをとても心配されていることを，ありがたいと思います．愛する方が呼吸障害で入院し

ているのを見るのは，とてもこわいことです．ご心配なことについてもう少し話し合いましょう．お嬢さんが健康を回復するために必要なケアを確実に受けられることを確認しましょう．それでよろしいでしょうか？」父親は目に見えて落ち着き，やり取りの終わりまでに，娘のためになされた全てのことに対してチームにお礼を述べた．部屋を離れるとき，Zinsmeister 医師はチームメンバーを脇に連れ出し，「チームとしてこのやり取りについて話し合いましょう．そして Anita と彼女の家族をどのように援助するか考えましょう．また，私がここにいなくても，あなた方全員がこのような状況に対処できるようになってほしいと思います．何がうまくいって，何がもっとうまくいけばよかったか，誰か意見を述べたい方はいませんか？」と言った．

Zinsmeister 医師は，チームがこの経験の中で学んだことに注目し，それを保持し，そして再現できるよう援助した．予期できない出来事であったため，学生に事前に教えることはできなかったが，プロフェッショナリズムの価値観である尊敬，共感，利他主義が示されたこの困難な出来事について，すぐに省察することを目的として，彼女は開かれた質問（open-ended question）で出来事をふり返った．父親に対する彼女の寛容さ，彼女がとった成功したアプローチの方法は，また，今後，学習者が彼女の対処法を見習う動機づけとしての役割も果たした．

Green 医師は，オンコール明けの朝，チームメンバーと新患の振り返りをしながら，少し慌ただしく感じていた．Green 医師は，最後の患者と家族を，以前，同じ問題で入院したときから知っていたので，チームに割って入って，自分は入院について知っていて，所定の計画があると家族に伝えた．彼はいくつかの検査が終わったあと経過観察するために後で戻ってくると言って，外へ出ていった．簡単な身体診察をするなど，Green 医師はいつもは患者のベッドサイドで多くの時間を過ごすので，レジデントは少し驚いた．おそらく Green 医師が本当はその患者を好きではないのではないか，あるいは臨床的にどうすべきか分からないのではないか，とレジデントたちは思った．

彼のチームメンバーは，Green 医師の朝の行動について考えた．彼は関心がない，十分なコミュニケーションをとっていない，と否定的にとらえていたかもしれないことに，Green 医師は多分気づいていない．しかし Green 医師は，実際，この患者・家族と長年の関係があり，彼らは速やかに治療を施し，家に戻してくれる Green 医師を信頼していた．実のところ，患者と家族は，異なるチームに何度も繰り返して自分たちの話をしなければいけないことにしばしば苛立っていたし，Green 医師がいるとそれを再度する必要がないことにほっとしていた．もし Green 医師が，この患者に

対してとった特有の行動について少しでも説明していれば，チームは彼の行動につい
てかなり異なる推測をしたであろう．その説明がなければ，チームに対して同じよう
な信頼関係のない別の患者に対して，Green 医師がこの患者に行ったようなアプロー
チを不適切に実行するかもしれない．

　この事例からの教訓は，教員やレジデントが教えているつもりでない時でさえ，彼
らはロールモデルであるということである．彼らの行動は，彼らを高く評価している
学生やレジデントの態度にすぐに影響する．このことは，プロフェッショナリズムの
文化を最適なものにしようと努力している私たちにとっての朗報である．Burack ら
（1999）は，回診で軽蔑的な言葉を使わないシニアレジデントとわずか一か月交流し
ただけで，チーム内での軽蔑的な言葉の使用が劇的に減ったことを報告している．

## 演習 9-1

1. 普段と違うようなことをしたロールモデルを目撃した時のことを考えてください．
2. その時の行動についてどのように考えましたか？行動の背後にある根拠について尋ね
ましたか？
3. そのロールモデルは，なぜ彼 / 彼女が予想とは異なることをしたか，説明しましたか？
4. もしあなたがこのようなことを再度見たら，見たあとに何か違った行動をとります
か？

### 効果的な監督（ EFFECTIVE SUPERVISION ）

Nicolas Guerra はインターンシップの 3 か月目だった．今日はいつもと違う日だっ
た．彼の新しい指導医，Masters 医師は，Guerra 医師が可能な限り最良の医師に
なるために必要な指導を自分ができているか確認したいと Guerra 医師に言った．
Masters 医師は時間を割いて，Guerra 医師が前の晩に入院した患者と話をし，診
察をするのを観察した．Guerra 医師は，観察されることに少し警戒感を持ったこ
とを認めなければならなかった—Masters 医師は，Guerra 医師が病歴聴取や身体
診察の仕方を知っているかどうか信用していないのか？しかし，患者とのやりとり
の前，Masters 医師が Guerra 医師に，診察のどの領域に取り組みたいのかを尋ね
たとき，彼の態度は変わった．Masters 医師は Guerra 医師を助けたいようであっ
た！Guerra 医師は Masters 医師に，情報を効果的に効率よく得られるように手助
けしてほしいと頼んだ．全体のやりとりは 15 分もかからなかったが，大いに有益
であった．Masters 医師は，Guerra 医師が腕を組んでベッドの端に立つ傾向があっ
たというような，Guerra 医師が気づいていなかったいくつかのことを指摘さえし
てくれた．Guerra 医師は確かに何かを学び，再びこのような指導をして欲しいと
願った．

職場（workplace）での真正の学習では，学習者は，他人が働くのを観察するだけでなく，熟達した臨床教員による密接な監督のもと，彼ら自身が業務に携わる必要がある（Kilminster & Jolly, 2000）．臨床現場における学習を監督するエキスパートは，学習者と教員との間の関係の質が最重要であると強調している．可能な限り，学生と教員が信頼関係を築くのに十分な期間があるべきである．学生，教員，医療環境の間に，長期的で連続的な関係構築ができていると，臨床教育者は学生の能力を信頼でき，彼らに積極的に真正の仕事を割り当てるようになるので，職場での学習が促進される（Hauer et al, 2012）．また，これらの職場での関係性によって，信頼が生まれ，学生はフィードバックを進んで受け入れ，彼らの学習ニーズを正直に述べやすくなる．このことは，例えば，学生が効果的にコミュニケーションをとっているのか，患者に共感を示しているのか，などの強い感情をかき立てる可能性がある問題を取り扱うときに，特に重要である．もし長期的に関係を持つことが不可能であれば，Masters 医師が前述のやりとりで行ったように，より速く学習者の信頼を得ることができるよう，教員は学習者自身の目標や興味を尊重していることを伝えるための段階を踏まなければならない．

　臨床現場での監督の鍵となるのは，学生が真正の業務体験に参加しているときに直接観察することであるが，残念なことにこれはあまりにも稀なことである（Kogan, Holmboe, & Hauer, 2009）．Nicolas は，インターンとしての3か月間，毎月の指導医による評価では，病歴聴取や身体診察において平均以上とされていた．しかし，観察されたのは今回が初めてであることを Nicolas は覚えている！教員は，学生のプレゼンテーションの質を評価することで臨床技能の質について推測することをあまりにも頻繁に行っている．患者との関係構築やカウンセリングの技能を評価するときは，学生が患者と接しているのを観察し，彼らが持つ技能を向上させるためにすぐに指導することが極めて重要である．風変わりなあるいは役に立たないコミュニケーションの取り方や，Nicolas の場合のようなボディーランゲージの癖は，観察によって確認することができる．**表9-3** は，Kilminster らによる研究（2007）が出典であるが，臨床現場での役立つ監督行為と役立たない監督行為を対比させている．

## 省察（REFLECTION）

行為についての省察（reflection on action）と行為中の省察（reflection in action）は，プロフェッショナリズムの開発・向上にとって重大な一面であると長らく考えられてきた．そのときに，あるいはしばらくしてから，自分の行為を省察することは，成功や失敗から学ぶのに効果的な方法であり，プロフェッショナルとしての成長と発達を促す（Lingard et al, 2001）．省察は，単に，出来事が起こっている間に自分の行為に

## 表9-3　臨床現場での監督者の行動

| | 役立つ | 役立たない |
|---|---|---|
| 学生との関係 | 支持的，励みになる | 打ち解けない，批判的 |
| 教訓の牽引役 | 学生，患者中心 | 教師中心 |
| 教育の場所 | 直接観察しながら，ベッドサイドで | 学生を直接観察せずに，廊下あるいはカンファレンスルームで |
| 教育手法 | 対話を通じた協働の問題解決 | 講義と質問 |
| 教育内容 | 明確に理論と実践を関連づける；一般化できるルールを教える | 患者とのやりとりに対する個人に特異なアプローチ |
| フィードバック | 形成的 | 総括的 |

Kilminster S, Courell D, Grant J, Jolly B. AMEE Guide No. 27: Effective educational and clinical supervision. Med Teach. 2007 Feb;29（1）:2-19 をもとに作成.

ついて考えることから，仲間あるいは助言者に話すこと，書くこと（私的に，あるいは公的に）など，様々な形態をとりうる．省察において重要なことは，出来事について単に再度語る（あるいは考える）のではなく，むしろ学びが生じたことの明示が含まれているべきである．多くの医科大学や研修プログラムでは，現在，例えば自己認識を促すための方法として，ポートフォリオの使用，省察的作文，そして同僚との対話など，カリキュラムの一部に省察を含めている．省察的作文は，プロフェッショナリズムのためということも含め，学習やパフォーマンスを改善することが知られてきた．しかしながら，「省察」という言葉と，それが達成すると思われていることについて，しばしば混乱が生じている．批判者たちは，特に成績にかかわるとき，強制的な省察は表面的となり，意味を欠くという懸念を提起している．つまり，学生は真に学んだり，考え方を変えることなく，省察するふりをしたり，適切な言葉を使用したりすることがある．省察が評価に使用されるとき，学生は，他のことを軽視してある一般的に認められた言説を強調する．例えば，学生にとって，積極的な学習と成長という「より良い」結果をもたらす話に比べて，不信感や無力感を生じさせる出来事について正直な省察を提出することは困難かもしれない．それゆえ，学習の最大限の効果が得られるように，省察が，何を達成することを意図していて，何の目的に利用されるかについて，明確にしておくことが重要である．

　Aronson（2011）は，省察をカリキュラムに導入する時，その利点を最大限に生かし，潜在的な否定的側面を最小限にするための，ガイドラインを作成した（**図9-4**）．

　学習者が行う省察についての演習を何らかの方法で評価することは役に立つと考えられている．これらの演習が形成的評価の一部として実施されたとしても，フィード

1. あなたが意図していることを学習者が理解するように，省察を定義する．
2. 省察の学習目標を設定する．
3. 適切な指導方法を選択する（どこで，どのように，紙あるいは電子媒体で，など）．
4. 省察を構造化されたものとするか，非構造的なものとするかを決め，学習者がそれに対応できる手がかりを作る．
5. 学習者の記述の中で起こりうる倫理的，感情的な不安に対処するための計画を立てる．
6. 学習者の計画をフォローアップする仕組みを作る．
7. 省察を行うのに助けとなる支持的で，中立的な環境を整える．
8. 学習者に省察させる前に，省察とはどういうものか教える．
9. 適時にフィードバックし，いかなる懸念もフォローアップする．
10. 省察を評価する．
11. プロフェッショナルとしての成長を促すために，より大きなシステム / カリキュラムの一部として省察の訓練を組み込む．
12. あなたの省察を省察する！

## 図 9-4　医学教育で省察を教えるための秘訣

Aronson L. Twelve tips for teaching refletion at all levels of medical education. Med Teach. 2011;33 (3) :200-205 をもとに作成．

バックを伴った何らかの評価は，学生やレジデントがいかに，より省察的になるかを学ぶのに役立てることができる．さらに，評価すると，学生は確実に，真面目に練習に取り組むであろう．省察の深さと程度を評価するための採点ルーブリックが開発されている．以下に引用して示すのは産婦人科で使用するための一例である．Learman, Antry, & O'Sullivan（2008）（**図 9-5**）

　もし演習に作文が含まれるのであれば，学生の作文や物語りの技能が評価に偏りを与えるのではないか，と心配する人がいるかもしれない（すなわち，作文や物語りがうまければ，作文が不得意な学生より高得点をとる）．この懸念は基本的に覆されている．適切なルーブリックで評価されれば，省察能力は作文能力と関連しないのである（Aronson et al, 2010）．しかしながら，記述を全く含まないで省察を教え，評価し，プロフェッショナルな意識を促進することができる他の方法がある．これらの方法は，学生がプロフェッショナリズムの重要な要素である洞察力や自己認識を得るのに役立つ．**表 9-4** で確認できる尺度は，全て医学生で調査されており，省察への態度，洞察力，自己効力感などの概念を測定することを目的としている．これらは比較的新しく，どれほど広く利用されているかは明らかでないが，内的一貫性は良好で，一定の構成概念上の妥当性を持っており，省察とはどういうことを意味するかを学生に示す手段として有用であろう．

1. 出来事について描写しているが，学んだ教訓について述べていない．
2. 学んだ教訓について考えを述べているが，例を用いて考えを支持していない．
3. 学んだ教訓について表面的に根拠を示している．
4. 課題，手法，学んだ教訓に関して事例によって十分に裏付けられた妥当な考察がされている．
5. 向上に貢献する経験から要因を解析している．
6. 用いた手法の妥当性と効果についてのエビデンスを含んでいる．

## 図 9-5　1（最低）から 6（最高）のスケールによる採点ルーブリックの例

Learman LA, Autry AM, O' Sullivan P. Reliability and validity of reflection exercises for obstetrics and gynecology residents. Am J Obstet Gynecol. 2008 Apr; 198（4）:461. e1-8; discussion461. e8-10 をもとに作成

### 無意識のバイアスを理解する手段としての省察
（REFLECTION AS A MEANS TO UNDERSTAND ONE' S UNCONCIOUS BIASES）

Matthew 医師は，主に女性の健康問題に関心を持って，週に 4 日，午前 9 時から午後 5 時まで患者を診ている小さな町の忙しい家庭医である．彼女は，困っているどんな患者でも診るために予約を空けようとするので，しばしばオーバーブッキングとなる．たいていの場合，患者は待ち時間が長いことについて不平を言わない．というのは，順番が来れば，Matthew 医師は集中してじっくり話を聞いてくれるからだ．最近，Matthew 医師は，隣の新しい減量センターから患者を引き受けるよう頼まれた．これらの患者はかかりつけの家庭医を持っておらず，減量に取り組む間，基本的な医療ケアを必要とする．患者の一部は肥満症で，多くが移動の問題を有している（例えば，一部は動き回るのにスクーターを必要とし，多くは診察台に上がることができない）．Matthew 医師は，このような患者を適切に（そして安全に）診るための，十分な場所や資源を持っていないのではないかと心配である．しかし今，彼女は，これらの潜在的な患者には，本当に継続的な医療が必要であることに気付いて罪悪感を感じ始めていた．振り返ってみると，自分の患者は皆かなり健康的で，活動的で，そして元気であることに，今，彼女は気づいたのであるが，これまでに自分が，太りすぎ，あるいは肥満の患者に対してバイアスを持っていると，思ったことは決してなかった．このようなことに気付いて彼女は動揺し，どうすればいいのか確信を持てなくなっていた．

私たちは全員バイアスを持っている—それらは人間であることの一部である．それらは，しつけ，家族，教育，その他もろもろのことに由来する．臨床の意思決定におけるバイアスはよく論じられており，それらを軽減する戦略もある（Elstein, 1999; Croskerry, 2013）．しかし，バイアスは，例えば医療への公平なアクセスの確保や，

## 表9-4　省察の尺度

| 尺度 | 対象 | 測定 | 質 |
|---|---|---|---|
| 自己省察と洞察力の尺度：(Roberts & Stark, 2008; Grant, Franklin, & Langford, 2002) | 医学生，自己記入式 | 省察のニーズへの態度，省察への取り組み，洞察力を測定 | 30項目，十分な内的信頼性 |
| Groningen省察能力尺度：(Aukes et al, 2007) | 医学生，自己記入式 | 自己省察，共感的省察，省察的コミュニケーション | 23項目，十分な内的一貫性 |
| 学習における省察の尺度：(Sobral, 2005) | 医学生，自己記入式 | 学習への態度，自己効力感 | 14項目，構成概念的妥当性 |

あるタイプの患者を他の患者とは異なって治療するなど，患者対応の他の側面にも影響を及ぼす可能性がある．バイアスはしばしば無意識であり，自分自身や同僚がそれに気づくことが重要である．このように，明示的に私たち自身のバイアスに焦点を当てることは，省察の重要な構成要素を形成することになり得る．

　言語や行動を通じて，私たちは，私たちがどのように感じているかを伝えている——これには，私たちがあるタイプの患者や他の医療従事者に認める相対的価値観，言い換えると値打ちも含まれる．いくつかのカテゴリーの患者は，一般的により否定的な言葉で表現される．これには，救急救命室の常連，麻薬中毒者，アドヒアランスの悪い患者，「傲慢」な連中，年寄りなどが含まれる（Higashi et al, 2013）．医師は肥満の患者を通常の体重の患者と異なるやり方で治療しているかもしれない（Gudzune et al, 2013）．米国内科専門医機構（ABIM）による最新の研究では，医師は微妙かつ無意識でさえある要因によって患者を異なるやり方で治療している可能性がある（Ginsburg et al, 2012）．意思決定に影響する患者側の要因としては，現在の患者との関係性，医師が患者をどれくらい昔から知っているのか，患者が医師の助言をどれくらい遵守しているのか，患者が医師の専門知識を疑っているかどうかなどがある．これらの要因は，医師が，新しい患者を受け入れるかどうか，特定の検査や治療をオーダーするかどうか，通常より医療サービスへのアクセスを良くすることを容認するかどうかに多少なりとも影響を及ぼすことがある．医師側の要因には，医師自身の満足度，同様の状況で他の医師がどうするかについての知識，時間や効率の問題，そして告訴されることへの恐れなどがある．これらの要因は，しばしばからみ合って作用し，2つの酷似した状況に対して，医師が全く異なる方法で対応するという状況を生み出すことがある．さらに，プロフェッショナルとしてのジレンマに取り組む自分自身の「矛盾」を知ってしばしば驚くので，そのような演習が啓発的であることがわかる．

　Matthew医師は，先のシナリオでの苦境において何をすべきだろうか？彼女は，自分の現在診ている患者について考え，無意識のバイアスを問うことにより，すでに

自己省察のプロセスを始めている．医学生の一人が，無意識のバイアスを判定する「暗黙の仮定テスト（Implicit Assumption Test: IAT）」を受けることができるウェブサイトについて教えてくれた（Project Implicit, 2011）．彼女は肥満に関するテストを受けることにし，驚いたことに，彼女は痩せた人を中等度に好んでいることが分かった．このことにより，彼女は省察を促され，体重に関する潜在的なバイアスに気づくために，協調的な取り組みを始めることとなる．彼女は，肥満患者によりよく対応するため，同僚の医師と設備や資源を改良できるかどうかについて話し合いを始める．

　自分のバイアスを評価するための文脈に応じた特有の方法がたくさんある．例えば，精神疾患，精神科医のキャリア，肥満，十分な医療を受けられない人たちへの対応に対する態度を評価する方法がある．これらの自己評価の目的は，省察して自分の内部のバイアスを見出し，それらを十分に理解し，願わくばそのバイアスを減らすことである．ここで焦点を当てているのは否定的なバイアスであるが，肯定的な偏見もまた問題である．すなわち，「良い」あるいは「重要な」ということで異なる扱いを受けた患者は，実際のところ，過剰診断，過剰治療によって，通常より悪いケアを受けることになるかもしれない（Detsky & Baerlocher, 2011）．

## 演習 9-2

1. 例えば，より長い時間枠，優先した日程，あるいはより良いアクセスなど，少し「余分」を患者（あるいは学生）に与えたときのことを考えてみてください．
2. その理由は何ですか？
3. どうしてこの患者あるいは学生に「余分」を与え，他の人には与えないのですか？
4. その時，あなたは「余分」を与えていることに気付いていましたか？多少なりとも気まずさを感じましたか？
5. 再度，類似の状況が起きたら，どのように対応しますが？

## 結論　（CONCLUSION）

要約すれば，プロフェッショナリズム教育では，学習者が実践の中でプロフェッショナルの価値観を保つことをサポートできる多数の技能を紹介することによって，学習者に真正の職場における学習経験の準備をさせる必要がある．学習者には，発達上，適切かつ真正の役割を割り当てられるべきで，彼らは新しく理解した知識を臨床現場でいかに適用するかをそこで学びながら，医療提供システムに貢献することができる．臨床での監督者は，効果的なロールモデルとして理想的な行動をとれるよう計画し，学習者が取り組む教育的業務を監督し，学習者の生涯にわたる学習のための必須の方

略としての批判的省察について指導することで，学習環境を最適化する準備をする必要がある．また最後に，自分のパフォーマンスを改善するために学習者が利用でき，また，学習者の独立した実践への準備を評価するためにプログラムが利用できる，そのような有意義で信頼性のあるデータを蓄積するために，総合的な評価プログラムを教育プログラムは開発しなければならない．

## 学習のキーポイント

1. プロフェッショナリズムは，公式，非公式カリキュラムの両方において，様々な効果的方略を通じて，教えること，学ぶことができる．

2. コンピテンシー開発，専門技能，職場を基盤とした学習などのカリキュラム開発に役立つ確立した教育理論がある．

3. 公式カリキュラムでの教育は合意した定義に基づくべきで，組織のあらゆる場所で（教師，管理・指導組織，全ての医療従事者の間で）一貫しているべきである．

4. 強力な非公式教育が，明確なロールモデリング，エキスパートによる監督，自己省察により起こり得る．

## 文献（REFERENCES）

1) Althouse LA, Stritter FT, Steiner BD. Attitudes and approaches of influential role models in clinical education. Adv Health Sci Educ Theory Pract. 1999 ; 4 (2) : 111-122.

2) Aronson L, Twelve tips for teaching reflection at all levels of medical education. Med Teach. 2011 ; 33 (3) : 200-205.

3) Aronson L, Niehaus B, DeVries CD, Siegel JR, O'Sullivan PS. Do writing and storytelling skill influence assessment of reflective ability in medical students' written reflections? Acad Med. 2010 Oct ; 85 (10 Suppl) : S29-S32.

4) Aukes LC, Geertsma J, Cohen-Schotanus J, Zwierstra RP, Slaets JP. The development of a scale to measure personal reflection in medical practice and education. Med Teach. 2007 Mar ; 29 (2-3) : 177-182.

5) Baernstein A, Fryer-Edwards K. Promoting reflection on professionalism: a comparison trial of educational interventions for medical students. Acad Med. 2003 Jul ; 78 (7) : 742-747.

6) Batalden P, Leach D, Swing S, Dreyfus H, Dreyfus S. General competencies and accreditation in graduate medical education. Health Aff (Millwood) . 2002 Sep-Oct ; 21 (5) : 103-111.

7) Beaudoin C, Maheux B, Côté L, Des Marchais JE, Jean P, Berkson L. Clinical teachers as humanistic caregivers and educators: perceptions of senior clerks and secondyear residents. CMAJ. 1998 Oct 6 ; 159 (7) : 765-769.

8) Birden H, Glass N, Wilson I. Teaching professionalism in medical education: a Best Evidence Medical Education (BEME) systematic review. BEME Guide No. 25. Med Teach. 2013 Jul ; 35 (7) : e1252-e1266.

9) Burack JH, Irby DM, Carline JD, Root RK, Larson EB. Teaching compassion and respect. Attending physicians' responses to problematic behaviors. J Gen intern Med. 1999 Jan ; 14 (1) : 49-55.

10) Cooke M, O'Brien B, Irby DM. Educating Physicians: A Call For Reform of Medical School and Residency. San Francisco, CA: Jossey-Bass; 2011.

11) Coulehan J. The possible dream: a commentary on the Don Quixote effect. Fam Syst Health. 2004 ; 22 : 453-456.

12) Croskerry P. From mindless to mindful practice—cognitive bias and clinical decision making. N Engl J Med. 2013 Jun 27 ; 368 (26) : 2445-2448.

13) Cruess RL, Cruess SR. Principles for designing a program for the teaching and learning of professionalism at the undergraduate level. In: Cruess RL, Cruess SR, Steinert Y, editors. Teaching Medical Professionalism. 1st ed. New York, NY: Cambridge University Press; 2009.

14) Detsky AS, Baerlocher MO. Do nice patients receive better care? JAMA. 2011 Jul 6 ; 306 (1) : 94-95.

15) Dreyfus SE, Dreyfus HL. A Five-Stage Model of the Mental Activities Involved in Directed Skill Acquisition. Washington, DC: Storming Media; 1980.

16) Elstein AS. Heuristics and biases: selected errors in clinical reasoning. Acad Med. 1999 Jul ; 74 (7) : 791-794.

17) Epstein RM. Mindful practice. JAMA. 1999 sep 1 ; 282 (9) : 833-839.

18) Ericsson KA. Deliberate practice and the acquisition and maintenance expert performance in medicine and related domains. Acad Med. 2004 Oct ; 79 (10 Suppl) : S70-S81.

19) Ginsburg S, Bernabeo E, Ross KM, Holmboe ES. "It depends" results of a qualitative study investigating how practicing internists approach professional dilemmas. Acad Med. 2012 Dec ; 87 (12) : 1685-1693.

20) Goldie J, Dowie A, Cotton P, Morrison J. Teaching professionalism in the early years of a medical curriculum: a qualitative study. Med Educ. 2007 Jun ; 41 (6) : 610-617.

21) Goldstein EA, Maestas RR, Fryer-Edwards K, Wenrich MD, Oelschlager AM,

Baernstein A, Kimball HR. Professionalism in medical education: an institutional challenge. Acad Med. 2006 Oct ; 81 (10) : 871-876.

22) Grant AM, Franklin J, Langford P. The self-reflection and insight scale: a new measure of private self-consciousness. Soc Behav Pers. 2002 ; 30 (8) : 821-835.

23) Gudzune KA, Beach MC, Roter DL, Cooper LA. Physicians build less rapport with obese patients. Obesity 2013 ; 21 (10) :2146-52.

24) Hatem CJ. Teaching approaches that reflect and promote professionalism. Acad Med. 2003 Jul ; 78 (7) : 709-13.

25) Hatem D, Ferrara E. Becoming a doctor: fostering humane caregivers through creative writing. Patient Educ Couns. 2001 Oct ; 45 (1) : 13-22.

26) Hauer KE, Hirsh D, Ma I, Hansen L, Ogur B, Poncelet AN, Alexander EK, O'Brien BC. The role of role: learning in longitudinal integrated and traditional block clerkships. Med Educ. 2012 Jul ; 46 (7) : 698-710.

27) Higashi RT, Tillack A, Steinman MA, Johnston CB, Harper GM. The "worthy" patient: rethinking the "hidden curriculum" in medical education. Anthropol Med. 2013 Apl ; 20 (1) : 13-23.

28) Huddle TS; Accreditation Council for Graduate Medical Education (ACGME) . Viewpoint: teaching professionalism: is medical morality a competency? Acad Med. 2005 Oct ; 80 (10) : 885-891.

29) Kern DE, Thomas PA. Curriculum Development for Medical Education: A Six Step Approach. Baltimore, MD: Johns Hopkins University Press; 2009.

30) Kilminster S, Cottrell D, Grant J, Jolly B. AMEE Guide No. 27: effective educational and clinical supervision. Med Teach. 2007 ; 29 (1) : 2-19.

31) Kilminster SM, Jolly BC. Effective supervision in clinical practice settings: a literature review. Med Educ. 2000 Oct ; 34 (10) : 827-840.

32) Knowles M. The Adult Learner A Neglected Species. 2nd ed. Oxford, UK: Gulf Publishing: 1978.

33) Kogan JR, Holmboe ES, Hauer KE. Tools for direct observation and assessment of clinical skills of medical trainees: a systematic review. JAMA. 2009 sep 23 ; 302 (12) : 1316-1326.

34) Kolb DA. Experiential Learning: Experience as the Source of Learning and Development. Englewood Cliffs, NJ: Prentice-Hall; 1984.

35) Kumagai AK. A conceptual framework for the use of illness narratives in medical education. Acad Med. 2008 Jul ; 83 (7) : 653-658.

36) Lave J, Wenger E. Situated Learning: Legitimate Peripheral Participation.

Cambridge, UK: Cambridge University Press; 1991.

37) Learman LA, Autry AM, O'Sullivan P. Reliability and validity of reflection exercises for obstetrics and gynecology residents. Am J Obstet Gynecol. 2008 Apr ; 198 (4) : 461. el-8 ; discussion 461. e8-10.

38) Lingard L, Garwood K, Szauter K, Stern D. The rhetoric of rationalization: how students grapple with professional dilemmas. Acad Med. 2001 Oct ; 76 (10 Suppl) : S45-S47.

39) Maheux B, Beaudoin C, Berkson L, Côté L, Des Marchais J, Jean P. Medical faculty as humanistic physicians and teachers: the perceptions of students at innovative and traditional medical schools. Med Educ. 2000 Aug ; 34 (8) : 630-634.

40) Mezirow J. Transformative Learning in Practice: Insights from Community, Workplace, and Higher Education. 1st ed. San Francisco, CA: Jossey-Bass; 2009.

41) Monrouxe LV, Rees CE, Hu W. Differences in medical students' explicit discourses of professionalism: acting, representing, becoming. Med Educ. 2011 Jun ; 45 (6) :585-602.

42) Paice E, Heard S, Moss F. How important are role models in making good doctors? BMJ. 2002 sep 28 ; 325 (7366) : 707-710.

43) Patterson K, Grenny J, McMillan R, Swizler A. Crucial Conversations: Tools for Talking When Stakes Are High. 1st ed. New York, NY: McGraw-Hill; 2002.

44) Piaget J. The Equilibration of Cognitive Structures. Chicago, IL: University of Chicago Press; 1985.

45) Project Implicit. 2011. Available at: https://implicit.harvard.edu/implicit/demo/takeatest. html

46) Roberts C, Stark P. Readiness for self-directed change in professional behaviours: factorial validation of the Self-Reflection and Insight Scale. Med Educ. 2008 Nov ; 42 (11) : 1054-1063.

47) Senge P. The Fifth Discipline: The Art and Practice of the Learning Organization. New York, NY: Doubleday; 2006.

48) Smith AK, White DB, Arnold RM. Uncertainty—the other side of prognosis. N Engl J Med. 2013 Jun 27 ; 368 (26) : 2448-2450.

49) Sobral DT. Medical students' mindset for reflective learning: a revalidation study of the reflection-in-learning scale. Adv Health Sci Educ Theory Pract. 2005 Nov; 10 (4) : 303-314.

50) Stern DT, Cohen JJ, Bruder A, Packer B, Sole A. Teaching humanism. Perspect Biol Med. 2008 Autumn ; 51 (4) : 495-507.

51) Vygotsky L. Interaction Between Learning and Development. Mind in Society. 1st

ed. Cambridge, MA: Harvard Universigy Press; 1978.

52) Wear D, Zarconi J. Can compassion be taught? Let's ask our students. J Gen Intern Med. 2008 Jul ; 23 (7) : 948-953.

53) Wilkinson TJ, Wade WB, Knock LD. A blueprint to assess professionalism: results of a systematic review. Acad Med. 2009 May ; 84 (5) : 551-558.

54) Yardley S, Teunissen PW, Dornan T. Experiential learning: AMEE Guide No. 63. Med Teach. 2013 ; 34 (2) : e102-e115.

# プロフェッショナリズムを評価する
## EVALUATING PROFESSIONALISM

**10**

**学習目標**

1. プロフェッショナリズムを評価することの重要性を明確に述べる.
2. プロフェッショナリズムを評価するときに伴う困難を説明する.
3. プロフェッショナリズムの評価に使用する一般的な手法を概観する.

医学部4年生であるLucyは,病棟のラウンドを終え,指導医である外科医のWong医師とともにホールへ向かって歩いている.LucyはWong医師に,これから診ようとする患者が最新の検査結果を知りたがっていることを伝えた.その患者は肝臓移植から数日後であったが,術後X線写真で術前に気づかれていなかった巨大な肺腫瘤が見つかったことをまだ誰も患者に知らせていない.患者は毎日どんな新たな検査結果についても尋ねてくるので,Lucyは彼女にそのことを伝えてないことを気まずく思っていた.Wong医師はLucyに対して,それは内科チームの責務で,私たちの責務ではなく,私たちはただ手術と術後管理に責任を持てばよいと言う.ちょうどその時,Wong医師は呼び出されて手術室へ向かったため,Lucyは一人で患者の部屋に入った.患者の体調はよく,すぐにでも家へ帰りたがっている.彼女はLucyに「私の検査結果はどうだったでしょうか」と尋ねてきた.

Lucyは何をすべきだろうか.彼女の基本的な選択肢は「伝える」か「伝えない」かであるが,事は明らかにそれよりも複雑である.仮に,Lucyが講義で正直に全てを患者へ告知することが重要だと教わっていて,「正直に」X線所見について患者に伝えようと決めたとしよう.次に何が起こるであろうか.患者が自分の状態についてすべて知らされることは学生にとっての目標とはなるが,彼女はひどく取り乱すであろうし,多くの新たな疑問を持つことになるであろう.Lucyは患者の感情的な反応に対応し,診断についての可能性,予後,移植からの回復への影響などについての質問にすべて答えられる態勢が整っているであろうか.ミスが生じて不必要なリスクに自分がさらされてしてしまったかもしれないことを知った今,どのように患者は感じるだろうか.更に悪いことに,今,彼女は,他の医師が知っていても隠していたと考えるに違いない.それが彼女の医師への信頼や,医療システム全般への信頼にどのような影響を及ぼすであろうか.

ここで仮に,Lucyが,どのような理由であれ,患者に伝えないというWong医師の指示に従うと決めたとしよう.次に何が起こるであろうか.Lucyはトラブルに巻き込まれず,最終的に指導医の一人が患者への告知を行うであろう.患者は(学生を含めて)皆が知っているにもかかわらず本人に知らせなかったことに,やはり腹を立てるかもしれない.指

導医は，効果的に患者の情動反応に対応出来るかもしれないし，診断や予後の可能性についての患者の質問に答え，双方が合意できる管理計画を作ることができるかもしれない.

このことは，評価という点ではどうなのだろうか．もしあなたが Lucy を評価しなければならず，彼女が X 線の結果について患者に伝えないと決心したらどうするか．もし，あなたが理由はどうであれ，真相を隠すことを悪いと感じたのであれば，告知をしなかったことはプロフェッショナリズムからの逸脱と考える．しかし，もし彼女が偶然に，少なくとも次に告知を共に行える経験豊富な誰かが見つかるまでの一時期，時には真実を隠すことは良いことであると思う評価者に当たったら，総じて患者の不安を最小限にとどめたという理由で，彼女はプロフェッショナリズムについて，非常に良い評価を受けるであろう．したがって，彼女の行動は基本的に不正直ということになるが，彼女を評価した人物がどのように状況を解釈したかによって，良いとも悪いとも評価されうる（Ginsburg, Regehr, & Lingard, 2004）.

このシナリオは，なぜプロフェッショナリズムの評価が非常に難しくなる場合があるかを示す良い例である．もし患者への正直さの課題に集中するならば，「常に正直であれ」と言うことは簡単であるが，事は明らかにそれよりも複雑である．単純に人々の感情や反応を考慮せずに「真実」を口にすることは，虚言と同程度に有害となりうる．これは人々の行動を解釈するうえで文脈が重要であることを示しており，この点については後ほど再び詳しく述べる（Ginsburg, et al, 2000）.

## なぜプロフェッショナリズムの評価はそれほど難しいのか？ ( WHY IS EVALUATING PROFESSIONALISM SO DIFFICULT? )

かつて，プロフェッショナリズムは他の知識やスキルとは違う方法で取り扱われ（教えられ，議論され，そして評価され）ていたか，しばしば，全く教えられないこともあった．一つの理由として，プロフェッショナリズムは伝統的に定義しづらく，明確に定義されない場合は，よくできた時とうまくできなかった時とを評価するのが困難であったからである．これこそが，本書の示すフレームワークが，プロフェッショナリズムを観察・評価できる一連の行動として扱う際に役立つ理由である．文献検索をすれば見つかるように，プロフェッショナリズムの定義は不足しておらず，一般的に主要なテーマに関してのコンセンサスはある（Lynch, Surdyk, & Eiser, 2004）．定義の間でしばしば異なることは，様々な要素への着目や優先の仕方，あるいは要素を隔てる線引きである．例えば，カナダとヨーロッパ圏の幾つかの国では，CanMEDS のフレームワークが学生とレジデントの評価に使用され，医師に必要な 7 つの役割の一つに「プロフェッショナルである」ことが含まれている（Frank, 2005）.「key*」や「enabling*」コンピテンシーとして組み込まれている定義を**図 10-1** に示す．米国で使用されている卒後医学教育認定評議会（ACGME）のフレー

ムワーク（**図10-2**）は，6つのコンピテンシーの1つにプロフェッショナリズムを含めている（ACGME, 2012）．これらのフレームワークは，卒後研修の場において教育を方向付け，評価できるように開発された．

> ・訳 注：CanMEDS は Canadian Medical Education Directions for Specialists の訳であり，現在は Royal College of Physicians and Surgeons of Canada（RCPSD: カナダ専門医協会）における医師コンピテンシーのフレームワークとして世界的に知られている．CanMEDS では医師に必要な7つの役割を上位項目とし，各役割に中位項目として key competency（**図 10-1** の 1, 2, 3）が存在し，さらにその下位項目に enabling competency（**図 10-1** の 1.1, 1.2, …）がある．

---

**鍵となるコンピテンシー（Key competency）と具体的なコンピテンシー（enabling competency）**
**臨床医は以下のことができる：**

1. 倫理的実践を通じて，患者，プロフェッショナル集団および社会への責務を示す
1.1. 正直さ，誠実さ，献身性，思いやり，尊敬，利他主義を含め，実践における適切なプロフェッショナルとしての行動を示す
1.2. 最良のケアの提供とコンピテンスの維持への責務を示す
1.3. 実践で出会う倫理的問題を認識して適切に対応する
1.4. 利益相反に適切に対応する
1.5. プロフェッショナルとしての実践基準と法律とで定義される患者の守秘義務の原理と限界を認識する
1.6. 患者と適切な関係を維持する

2. プロフェッショナル集団主導の規則に則ることを通じて，患者，プロフェッショナル集団および社会への責務を示す
2.1. プロフェッショナルとしての，あるいは法的および倫理的な実践の綱領を十分に理解する
2.2. 現在の実践で求められる制約や法的義務を履行する
2.3. プロフェッショナル集団の規制機関への説明責任を果たす
2.4. 実践における他人のアンプロフェッショナルな行動を認識して対応する
2.5. プロフェッショナル同士のピアレビューに参加する

3. 医師自身の健康と持続可能な臨床実践への責務を示す
3.1. 個人の健康と持続可能な臨床実践を保証するために，個人としての優先順位とプロフェッショナルとしての優先順位との間で均衡をはかる
3.2. 個人として，またプロフェッショナルとして，気づきや洞察力を高めるよう努力をする
3.3. 助けを必要としている他のプロフェッショナルを認識して適切に対応する

## 図 10-1 Can MEDS のプロフェッショナルの役割

提 供：Frank JR. The CanMEDS 2005 Physician Competency Framework. Better standards. Better physicians. Better Care; 2005. http://www.royalcollege.ca/portal/page/portal/rc/common/documents/canmeds/resources/publications/framework_full_e.pdf. にて入手可能． Copyright© 2005 The Royal College of Physicians and Surgeons of Canada http://rcpsc.medical.org/canmeds. 許可を受け複写．

プログラムはカリキュラムに以下のACGMEのコンピテンシーを組み込まなければならない：
ｉ．プロフェッショナリズム
レジデントはプロフェッショナルとしての責任を果たす決意を示し，倫理原則に忠実でなければならない．レジデントには以下のことを示すことが期待される．
1）思いやり，誠実さ，他人への尊敬；
2）自己利益に取って代わる患者ニーズへの対応；
3）患者のプライバシーや自律性の尊重；
4）患者，社会およびプロフェッショナル集団への説明責任；
5）性別，年齢，文化，人種，宗教，障害，性的志向およびこれらに限らない多様な患者群への感受性と対応

## 図 10-2　ＡＣGＭＥのコンピテンシー

提　供：　Accreditation Council for Graduate Medical Education（ACEME）. Program Director Guide to the Common Program Requirements September, 2012.

　CanMEDS の定義は ACGME のものよりも広く，私たちの考える一般的な行動（正直，倫理的態度など）だけでなく自己規制（ピア・レビューを含む）に関わる義務や，個人の健康と福祉に関心を向けることをも含んでいる．また，列挙された行動の多くに有効なコミュニケーションが関わっていることは明白であるが，この言葉は表立っては使われていない．これはコミュニケーションがプロフェッショナリズムに重要でないという意味ではなく，ただ CanMEDS や ACGME のフレームワークの他のコンポーネントにコミュニケーションの評価がしっかり組み込まれているからである．評価を計画する前にプロフェッショナリズムの定義を明確にすることが決定的に重要である．
　プロフェッショナリズムの評価が難しい理由は他にもある．その１つは,例えば「正直である」というような抽象的な原則から評価を始めてしまうと，それが正確に何を意味するのかを具体化することや，それぞれの状況でどのように適用していくのかが難しくなる．また，私たちは，しばしば前述した例のように，文脈での解釈にグレーな余地を作らず，学生が本当のことを話しているか，嘘を行っているか;ある人が「プロフェッショナル」である，また「アンフェッショナル」であるなどとあまりにも白黒をはっきりさせようとしてしまいがちである．（Ginsburg et al, 2000）．そして，おそらく最も重大なことは，プロフェッショナリズムの問題が行動の問題としてではなく，個人の性格，人格および特性の問題―この学生は「正直である」か，それとも「嘘つき」なのか―と考えられやすいことである．他人の性格について，その善し悪しを判断したい人はおらず，それ故に，プロフェッショナリズムを性格の特性という枠組みの中で考えることが，歴史的にプロフェッショナリズムを評価する妨げとなっていた．実際は,困難な状況下で基本的には「善い」（もしくは良く振舞おうとする）人々

にプロフェッショナリズムからの逸脱が起こることが最も多い．この枠組み設定によって，人格を判断せずにプロフェッショナリズムを評価することが容易になる（第2章「プロフェッショナリズムへの挑戦に向き合うレジリエンス」も参照のこと）．

## 態度と行動の関係と評価への影響
( RELATIONSHIP OF ATTITUDES TO BEHAVIORS AND IMPLICATIONS FOR EVALUATION )

Reid 医師は一般外科の指導医で，過去2週間一緒に働いたレジデントの一人である Kevin の評価を依頼された．当直明け，外来診療，その他の出来事の合間，彼女は Kevin の仕事ぶりの多くを直接観察していないことに気づいた．彼の患者評価は正確に思われ，その日のうちに仕事を完遂させている．彼の手術室での技術力は高い．彼女は，彼がプロフェッショナリズムの期待に沿っていると考えているが，評価表のプロフェッショナリズムについての項目を埋めるのに，今，不安を感じている．彼についての不満は何も聞かれず，ひどいことは何も目撃されていないが，一方で，彼は外科医のラウンジで肥満患者のことを話していたときにやや口が軽く，配慮に欠けていた．肥満に対する減量手術を，今，受けるのはこの患者の過失だ，と彼が言っていることを彼女はふと耳にしたのだ．医師室にいた他の外科医は全く反応しなかった．Reid 医師は今，振り返ってみて，彼のその態度によってたとえ患者へのケアが異なっていた証拠がないにせよ，彼の潜在的にネガティブな態度について心配している．

なぜ，Reid 医師は不安に思っているのだろうか．おそらく彼女は（もう遅いが）直接このレジデントの行動を観察する時間がなく，潜在的な「危険信号」について詮索して対応してこなかったことを認識しているからである．しかしもう一つの理由は，ある悪い態度が本当に重大なのか，重大とみなすべき行動ではないのかについて，彼女自身の考えがはっきりしていないからである．これは彼女に限ったことではない — 実際に，大規模なある研究でも態度と行動との関連は低いことが確かめられている．およそ 800 の心理学研究のメタアナリシスで，人の態度と行動との関連は中等度（約 0.4 の相関）であることが確認されている（Wallace et al, 2005）．特定の行動をしなければならないプレッシャーが高いとき，もしくは行動するのがより難しいとき，態度と行動との相関は有意に低いようである（Rees & Knight, 2007）．概して，もし態度がそれほど強烈でなく，行動がとても難しく，多くのプレッシャーがかかっているときは，態度そのものはあまり重要でなくなるとのエビデンスが示されている．これは，何故「善い」人々がときに「悪い」ことをするかを理解しようとするときに実際に役に立つことである．医学教育の文脈でいえば，このことは，まさしく私たちが

目にする，しかるべき方法で行動しようとする態度と意図を持っているが，多くのプレッシャーに直面して違った行動をしてしまう医学生の状況であり，このような行動の幾つかは非常に困難なことがある（例，レジデントや指導医の指示に逆らう）．いまだに私たちは評価する際にこれらの重要な影響を軽視し，個人を単独で評価して文脈を無視してしまったり，あるいは完全に無視しなくとも，このような外的要因に打ち勝つために学生は「十分に強く」，あるいは成熟していなくてはならないと信じてしまったりしている（Ginsburg, Lingard, & Regehr, 2008）．

　肥満患者について批判的にコメントする Kevin の例は，これとは逆の例である．態度はネガティブかもしれないが，実際，何ら悪いことはしていないようにみえる．患者にも何ら悪いことが起きていないため，Reid 医師はその態度を見逃すべきだったのであろうか．その答えは，もちろん，「ノー」だ！．この状況は，Kevin のコメントの背後にあるものを探るための極めて教育的な機会である．例えば，もしかしたら Kevin は他の外科医から聞いたことに同調しているだけなのかもしれず，実際にはネガティブな態度をとっておらず，おそらく彼はただ場になじもうとしていただけかもかもしれない．もしくは，Kevin は，彼の発言が彼がロールモデルの役割を示すべき学生など他者へ悪影響を与えることを理解せずに，冗談として軽薄なコメントをしてしまっただけかもしれない．Kevin は，Reid 医師が気づいていないだけで，緊迫した状況に立ち向かうときの精神浄化法としてブラックユーモアを使っていたのかもしれない．Kevin の行動をよく理解するうえで，これがたまたまの事例であったのか，それとも，ある行動パターンが存在するのかを知るために，Reid 医師は他の人たち（例，他の指導医，看護師，医学生など）から情報を集めてみるべきである．この例における行動だけからは問題はなさそうであるが，同じことが将来起こるかどうかは分からない．したがって，行動パターンと一貫性を見ることは，ある 1 つの時点で評価することよりもはるかに重要となる．

## 医療システムの中での評価
## （ EVALUATION IN THE CONTEXT OF THE HEALTHCARE SYSTEM ）

指導医の Brown 医師は，病棟でレジデントの Kessler 医師がコンピュータで検査をオーダーするのに手間取っている様子をみている．Kessler 医師のパスワードはログインの際にはじかれてしまうようだが，パスワードを初期化してもらうために情報技術部門に電話する時間はない．前回は 20 分以上かかってしまった．彼女は他のレジデントがコンピュータステーションの 1 つのパソコンからログアウトせずに離れたのに気づき，他のレジデントのアカウントを使って患者の検査をオーダーし，ログアウトして立ち去った．

Brown 医師は何をすべきだったのか．Kessler 医師は，どのような理由であっても他の病院職員のアカウントを使用してはならないと明示された病院の指針を侵した．彼女の行動は逸脱と考えられるかもしれない．しかし，病院の新しいコンピュータシステムがときどき効率的に仕事を片付ける妨げになっていることや，最近，パスワードのことで多くの問題があることを，Brown 医師は認識している．彼はこのレジデントのプロフェッショナリズムをどのように評価すべきであろうか．もしシステムの問題を考慮に入れるなら，評価書のどこに記入したら良いのであろうか．今ある評価書は個人だけに着目している．

　幸運なことに，今日，プロフェッショナリズムを評価するときには，より大きな視点を考慮に入れることが重要であるとの認識が高まっている．例えば，プロフェッショナリズム評価の国際ワーキンググループは，評価を考える上での 3 つの主要な観点，もしくは視点を提案している（Hodges et al, 2011）．

1. 第 1 の観点は，プロフェッショナリズムを，個人レベルの特徴，特性もしくは行動とするものである．
2. 第 2 の観点は，プロフェッショナリズムを，個人間（例，教師—生徒，生徒—生徒，もしくは生徒—患者）でのプロセスとしてとらえるものである．
3. 第 3 の観点は，最も忘れられがちであるが，プロフェッショナリズムは権限，施設および社会に関連し，社会的に規定される現象でもあるというものである．

私たちは 1 つの観点（通常は個人レベル）だけを考え，他の 2 つの観点の影響を無視することに陥りやすい．同様に，施設や機関の影響を考慮した際には，個人の責任を無視しないことが重要である．これは，本書で使用している日常のプロフェッショナリズムへのチーム，状況，外的環境の影響に着目したフレームワークと一致する．

　レジデントが他の病院職員のコンピュータアクセス権を使ったという前述の例においては，レジデントが不正をしたとは言え，他の要因があることがうかがえる．すなわち，コンピュータシステムの問題，不十分な IT サポート，ログアウトし忘れたというレジデントの過失，そしておそらく，より適切に行動するための他の知識や情報源の不足である．

　昨今の進歩にもかかわらず，ほとんどのプロフェッショナリズム評価がいまだに個人に注目しており，それは概して，各個人がプロフェッショナルとしての行動ができることを保証する必要があるという実質的な理由のためである．過去には，これらの評価にしばしば態度評価を含めようとしたが，私たちはここ数年にかけて，行動により着目するように転じてきた．本書で前述したように，これはひとつには，態度が行動を予測する優れた因子ではないという認識があるからである．行動のほうが簡便で「客観的」に評価できるだろうという議論があるものの，いまだに私たちは，（患者へ

の正直さについての最初の例のように）ある種の行動が，その背後にある動機をどう捉えるかによって，2 人の評価者間で異なる結果になることを知っている（Ginsburg, Regehr, & Lingard, 2004）．いくつかの研究によると，動機についての評価者の見解が，行動そのものについての見解よりも重視されることが確認されている．もし行動が私たちの考える「良い」意図によるものであれば，私たちはその行動が「良い」と考えるし，その逆もある．しかし，もちろん私たちは通常，意図が何なのかを知らず，代わりにそれを推察しているのである．

　私たちが他人の意図を知っているなら，彼らの行動を評価するのに大変良い立ち位置にいると考えられるかもしれない．しかしながら，実際に，行動とその背後にある動機とのどちらがより重要かを判断することは難しい（Ginsburg, Regehr, & Mylopoulos, 2009）．正当な理由で悪いことを行う学生と，不当な理由で正しいことを行う学生とのどちらが良いのだろう．Hafferty（2006）が問うたように，「私たちはプロフェッショナルである医師がほしいのだろうか，それともプロフェッショナルな態度で行動できる医師で妥協するべきなのであろうか．」患者はおそらく「正しい」行動が為されることを強く望むだろうが，教育や成長の観点からは，学生の行動理由に目を向けることがより重要であろう．というのは，そのときにこそ，私たちは教育の基盤を形成できるであろうから（Rees & Knight, 2008）．

　私たちのフレームワークが行動を強調しているにもかかわらず，行動を評価することに批判的なのは奇妙なことと思われるかもしれない．しかし，この 2 つの視点は矛盾しない．私たちは文脈の中で行動を評価することを推奨している．おそらく，より重大なことは，良きにつけ悪きにつけ，一回限りの出来事よりも行動のパターンや常態化が重要であるということである．他人のコンピュータパスワードを使っていたレジデント，すなわち Kessler 医師の例では，この明らかによく起きている間違った次善対応策について，指導医は彼女と話し合うことにした．Brown 医師は Kessler 医師と知り合って 3 週間になるが，問題行動を目撃したことはなかったので，他人のパスワードを使ったことは行動パターンの一部ではなく一回限りの出来事と捉えている．Kessler 医師はそれがルールに反することとは認識していたが，大勢の人達が同じ方法をとっていたことが分かった．この状況で最も重要なことは，プロフェッショナリズムからの逸脱を記録するのではなく，Kessler 医師が将来のためにより良い方法を学ぶこと（例えば，もっと我慢して自分の順番を待つ，使用中のコンピュータを使うことができるかを丁寧に尋ねる，他のナースステーションのものを使う，など．）である，と Brown 医師は認識した．それとともに，IT 部門にアプローチして，この間違った次善対応策の必要がなくなり，問題が解決するよう援助してもらうこととした．

**演習 10-1**

1. 学生，レジデント，医師が潜在的にアンプロフェッショナルな行動を示した出来事を考えてください．

2. そこにいた全ての人物（あなたも含む）の，言語的・非言語的反応を表現してください．

3. その反応は適切であったと思われますか．それは何故か説明してください．

4. この行動は評価事項に記録されていましたか．それはなぜですか．

5. もし再びそれが起きたら，何か違うことを行いますか．

## プロフェッショナリズムを測定する手法
## ( INSTRUMENTS FOR MEASURING PROFESSIONALISM )

プロフェッショナリズムを評価する可能な方法のすべてを包括的に解説することは，明らかにこの一章で扱える範囲を超えている．幸いなことに，その目的のためには，いくつかの優れたリソースがある（Lynchi, Surdyk, & Eiser, 2004; Stern, 2006; Goldie, 2013）．あらゆる文脈，複数の目的に対して，全てのプロフェッショナリズムの要素を評価できる1つの手法はない．したがって，様々な長所と短所を有する複数の方法を統合し，一個人のコンピテンスを，重要なことであるが，包括的に評価できるような評価のシステムが極めて重要である(Schuwirth & van der Vleuten, 2012)．プロフェッショナリズムは多元的なコンピテンシーで，個人の教育，訓練およびプロフェッショナルとしてのキャリアを通じて進化していくものと考えられることを忘れなければ，進化の段階に沿う良い評価とはどのようなものであるかを想像し始めることができる．

　まず，評価の目的を熟考することが重要である．人を評価するには下記のような多くの理由がある．

■ 実践（または学習の次の段階）のためのコンピテンスを保証する必要のため

■ 矯正について計画するため

■ 教育（システム内にギャップが発見された場合のカリキュラムへのフィードバック）のため

■ 医療ライセンス（免許）のため

しかし，最近では，評価は，学習（の結果）を評価するだけではなく，学習のために行われるという風に考えられるようになっている（Schuwirth & van der Vleuten, 2011）．学びのなかで評価すること，学びを評価すること自体が，学習経験なのである．通常，私たちは評価を形成的もしくは総括的と考える(形成的とは「採点」でなくフィードバックを目的としたもので，総括的とは方針決定のための採点である)．**図 10-3** に

評価が含むべき構成要素を示す.

　したがって，私たちは個々の評価ツールよりも評価のシステムを考えていくべきである（van der Vleuten & Schuwirth, 2005）．コンピテンシーとしてのプロフェッショナリズムの本質が培われていくものであるなら，異なる段階で異なる方法を用いることも重要である．Miller のピラミッドと成長の軌跡に着目することが，これらを考えるうえで重要であることを **図 10-4** に示す．各段階が評価のために重要であり，各段階で異なる方法が求められる.

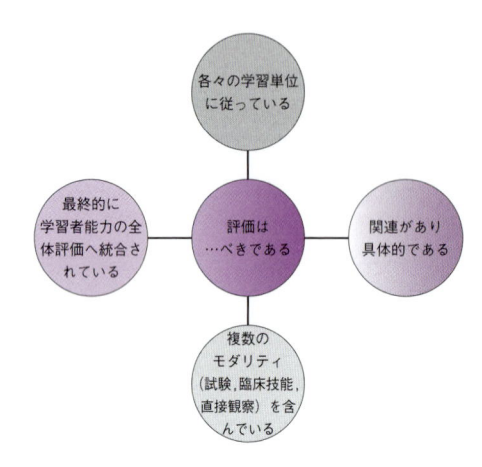

## 図 10-3　効果的な評価の要素

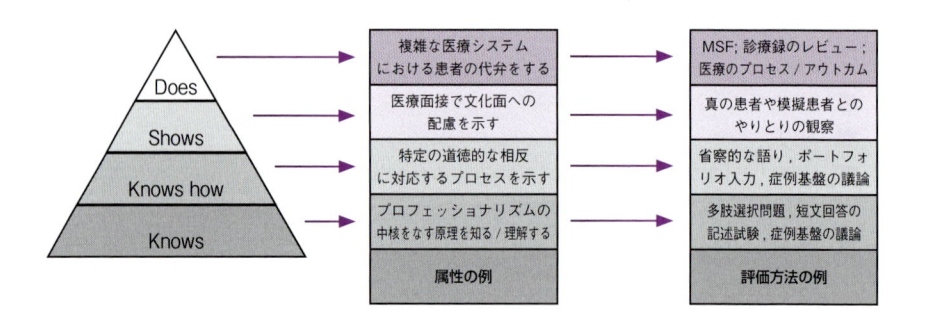

## 図 10-4　ＡＣＧＭＥのコンピテンシー

出典：Hawkins RE, Katsufrakis PJ, Holtman MC, Clauser BE. Assessment of medical professionalism: who, what, when, where, how, and…why? Med Teach. 2009 Apr;31（4）:348-361.

## 表 10-1　評価方法ー長所と短所

| 評価のタイプと概要 | 長所 | 短所 | 適用の秘訣 |
|---|---|---|---|
| **ローテーション中の評価報告**<br>（In-training evaluation reports: ITER） | | | |
| 通常，ローテーション終了時にレジデントや学生を評価するために教員が使用する．しばしばプロフェッショナリズムのための別枠が設けられる | シンプルで使いやすい．実践で人が何を実際に"している"のかを評価する．十分な数のレポートがあればおそらく信頼性／妥当性がある | しばしば直接観察に基づかない．想起バイアス，ハロー効果（Halo effect），その他のバイアス，"主観的"すぎて信頼性に影響すると考えられる．プロフェッショナルズムがどこで示されているかを知るのが難しい． | 直接観察を推進する．期待ではなくパフォーマンスに基づいたレーティングを用いる．コメントのための充分な空欄を設ける． |
| **相互評価（Peer assessment）***  | | | |
| 同僚学生／レジデント，時にスタッフからの評価 | 同僚（peer）はユニークな観点を提供してくれる．様々な文脈での多くの観察ができる．もし適切に利用されれば同僚は快く参加する．妥当性についていくつかのエビデンスがある． | 人間関係への影響の不安．報奨や更生には多くの場合繋がらない． | 名前を公開するか匿名にするかを考慮する．良質なトレーニングと安全な環境が必要である． |
| **多職種フィードバック（Multi-source Feedback）***  | | | |
| 同僚，自分自身，患者，他の医療従事者からのフィードバックを統合する | 他者観察のユニークな特質を利用する．実施可能で妥当なアプローチとみなされている．複数のソースによる信頼性． | 良質なインフラが必要．他の医療プロフェッショナルに対する多くのトレーニングが必要．信頼性を高めるには多くの評点法（とくに患者からの）が必要． | 形成的評価に用いる．トレーニングを受けしっかりと構成されたチームからであれば最良．どのようにこれが用いられ，誰が見るのかを明らかにする． |
| **標準模擬患者（SP）と OSCE** | | | |
| 教育と評価のために使用できる．しばしばプロフェッショナリズムの要素を含む構造化された評価手法とともに使用される． | 通常，SP は良くトレーニングされ，共感，ヒューマニズムやその他のプロフェッショナリズムの要素を評価できる．すでにしばしば用いられていて身近である． | 学習者にとって現実性に欠け，おそらく信頼性がない．SP は他の評価者と異なるタイプの行動に注意を払うことがある．実践で学生がどのように行動するかと関係しない台本上の反応を促してしまう．実施のコストが高い． | プロフェッショナリズムのどの要素がこの方法で評価するのに最も良いかを考慮し，すべてを評価しようとしないこと． |
| **対面指導のカード（Encounter cards）** | | | |
| その日やシフトの終わりに使用するために開発された．小規模な ITER のようなもの． | プロフェッショナルな行動を取り扱える．記載がシンプルである．使用について研究の良い裏付けがある．通常，評価システムの一部となる． | プロフェッショナリズムの課題がしばしば記述されない．生じた問題点が大量の集積データの中で見逃されたり，外れ値として棄却されうる． | プロフェッショナルな行動を計画的にもしくは不意に観察するために用いる． |

＊　臨床医や教員によく使われている．　　　　　　　　　　▶ 次ページに続く

## 表10-1　評価方法—長所と短所

| 評価のタイプと概要 | 長所 | 短所 | 適用の秘訣 |
|---|---|---|---|
| **重大事象報告（Critical incident reports）** | | | |
| 逸脱が生じた際に使用する. | ありがちな逸脱を振り返るために書く. 使いやすく分かりやすい. 修練コース全域での比較と行動様式の把握を可能にする. | 大部分の医学生には関係がない. ローテーションする科によって報告すべき閾値が違う. 通常過失だけを取り上げ, 良い行動を取り上げない. | より大きな評価のプログラムの中に埋め込むべきである. コース間で標準化することが有効である. |
| **P-MEX** | | | |
| Mini-CEX (clinical evaluation exercise) と並行して Professionalism Mini-Evaluation Exercise は開発された. 直接観察とトレーニング受講者によるフィードバックを含む. | プロフェッショナリズムだけに着目している. 直接観察と書面でのフィードバックが義務付けられる. 8つ以下の報告数でも信頼性がある. いつでも使用できる. | 他の評価との時間調整と時間の確保が難しい. 8つ以上のデータを集めることは難しい. | プロフェッショナリズムに関する行動の計画的な観察 |
| **医師達成度レビュー（Physician achievement review）** [*] | | | |
| 多職種フィードバックの特殊なタイプで, Canada の Alberta で5年ごとに義務付けられている. | 様々な評価関係者グループに適合し, よく検証された特定の様式である. 信頼性や妥当性についてエビデンスがある. | 実地臨床医にとって360度評価は受け入れにくい. フィードバックするのに時間と資金が必要となる. | フィードバックして更生を計画できる訓練を受けたプロフェッショナルが含まれる. 報奨を与える. |
| **良心性指数（Conscientiousness Index）** | | | |
| 重要な管理業務のコンプライアンスに対して加点（もしくは減点）するタイプの評価 | 実施した業務に基づいて加点されるので客観的である. 将来のプロフェッショナリズムと相関する. | もし学生が何が評価されているか知ってしまうと長所が失われる. 全ての管理職がこの役割を快く思うとは限らない. | プロフェッショナリズム評価のシステムの一部とする. 規範となる行動に対して追加点が与えられる可能性を含む. |

[*]　臨床医や教員によく使われている.

## 具体的な評価方法（SPECIFIC EVALUATION METHODS）

　プロフェッショナリズムを評価する最も一般的な方法はどのようなもので, それぞれの長所と短所は何であろうか. 先に示した注意点に加え, 同じ方法でも, ある状況では形成的評価（フィードバック提供のためにデザインされたもの）として, また別の状況では総括的評価として用いるのが適切である場合があることを述べておきたい. 表10-1は様々な評価とその長所と短所, 適用の秘訣を要約したものである. 多くの評価方法が医学生とレジデント向けに使用されているが, いくつかのものは臨床に従事している医師もしくは大学教員に頻繁に用いられている（それらはアスタリスク（※）で示している）.

## 具体的な手法（SPECIFIC INSTRUMENTS）

### 1.　ローテーション終了時の実習生評価
### （Assessment of trainees at the end of a rotation）

ローテーション終了時の評価，もしくはローテーション中の評価報告（in-training evaluation reports（ITERs））は，一般的に実習生の実践力を評価するために最も頻繁に使用される方法であり，プロフェッショナリズムに直接ないし間接的に関わる項目を有し，病棟や外来におけるローテーションの終了時に教員が記入する．学生とレジデントは複数の指導医とともに働くので，ローテーションや年度の終わりまでには多くの ITERs を受け取る．指導医にとっても大変一般的でなじみのあるものであり，広く研究されている．これらの書式をプロフェッショナリズムの評価に用いる主なメリットは，すでにトレーニングプログラムの中に組み込まれており，そのため，通常業務の一部となっているということである．CanMEDS と ACGME の枠組みも，このよく知られた評価書式の基盤を形成しており，典型的にはプロフェッショナリズムを含むコンピテンシーのひとつひとつを評価する項目がある．また，総合的もしくは包括的な尺度と，コメントを書くための空欄もある．

　広く使用されているものの，ITERs は優れた信頼性と妥当性を有していることをまだ示していないと批判されることがしばしばある．しかしながら，もし十分な評価票が学習者ごとに集められたら（ツールにもよるが8つ程度）信頼性は許容範囲内のようである．少なくとも一つの専門科（内科）では，この書式が実践における将来のプロフェッショナリズムを予想するために使用できることが示された（Papadakis, et al , 2008）．この研究では，研修中にプロフェッショナリズムの評価が低かった実習生は，将来の実地臨床で州の医事委員会から懲戒されやすいことが示された．

　この書式の主だった短所の1つは，プロフェッショナリズムを選り分けて記録するのが困難なことである．例えば，他のチームメンバーとのコミュニケーション不足は不十分なプロフェッショナリズムと考えられるが，評価書式上はコミュニケーションや対人間スキルの問題と捉えられる．したがって，他のコンピテンシーと切り離してプロフェッショナリズム上の課題を追跡することが難しくなり得る．この理由から，あるプログラムではプロフェッショナリズムだけを別個の形式で文書記録して追跡している．トロント大学では，各コースもしくはローテーションにおいて学生のプロフェッショナリズムを切り離して点数化する書式を用いている（**図 10-5**）．これは行動に基づいて構成され，評点は逸脱（なし，軽微，重大）に焦点を置いている．各項目は，特定のコースにおいて学生が示すべき行動に基づいている．

University of Toronto- Faculty of Medicine　81195

臨床実習プロフェッショナリズム評価様式 - 2001-2002

| 名前： | 指導者<br>記入してください． |
| --- | --- |

以下のスケールを使用してください．　　　　　　　　　　　　　　　　　　　　　　　W6

| プロフェッショナルとしての期待に応えている | プロフェッショナルな行動において１つまたは２つの小さな逸脱がみられた | プロフェッショナルな行動において１つの大きなもしくは３つ以上の小さな逸脱がみられた | プロフェッショナルなもしくはアンプロフェッショナルな行動を観察する場にいなかった | 黒いインクで四角をマーク　⇨■ | | | |
| --- | --- | --- | --- | --- | --- | --- | --- |
| A | B | C | N | A | B | C | N/O |

**A．利他主義**

| | | A | B | C | N/O |
| --- | --- | --- | --- | --- | --- |
| １． | 患者のニーズに敏感であることを示している | ☐ | ☐ | ☐ | ☐ |
| ２． | 患者に情報を説明するのに時間と労力をかけている | ☐ | ☐ | ☐ | ☐ |
| ３． | 病める患者を慰めるために時間と労力をかけている | ☐ | ☐ | ☐ | ☐ |
| ４． | 患者の心配事を同情しながら聞いている | ☐ | ☐ | ☐ | ☐ |
| ５． | 自分自身より患者の関心事を優先する | ☐ | ☐ | ☐ | ☐ |
| ６． | 患者の秘密保持を尊重する | ☐ | ☐ | ☐ | ☐ |

**B．義務：信頼性と責任感**

| | | | | | |
| --- | --- | --- | --- | --- | --- |
| ７． | 時間通りに与えられた仕事を完遂する | ☐ | ☐ | ☐ | ☐ |
| ８． | 引き受けた義務を果たしている | ☐ | ☐ | ☐ | ☐ |
| ９． | チームの仕事を適切に分担している | ☐ | ☐ | ☐ | ☐ |
| １０． | 応召義務を果たしている | ☐ | ☐ | ☐ | ☐ |
| １１． | 患者に対する診療行為を正確に全て報告している | ☐ | ☐ | ☐ | ☐ |
| １２． | 常に患者ケアにおける責任の委譲を確実に行っている | ☐ | ☐ | ☐ | ☐ |
| １３． | ミスが生じたとき指導者やチームに報告している | ☐ | ☐ | ☐ | ☐ |
| １４． | 利益相反に直面したとき指導者やチームに報告している | ☐ | ☐ | ☐ | ☐ |

**C．卓越：自己改善と順応力**

| | | | | | |
| --- | --- | --- | --- | --- | --- |
| １５． | 建設的なフィードバックを受け入れている | ☐ | ☐ | ☐ | ☐ |
| １６． | 自身の限界を認識して適切な援助を要請している | ☐ | ☐ | ☐ | ☐ |
| １７． | 行動変容のためにフィードバックを取り入れている | ☐ | ☐ | ☐ | ☐ |
| １８． | 変化する環境によく順応している | ☐ | ☐ | ☐ | ☐ |
| １９． | 患者の事例について十分に勉強している | ☐ | ☐ | ☐ | ☐ |
| ２０． | 回診，セミナーおよび他の学習行事に参加している | ☐ | ☐ | ☐ | ☐ |

**D．他人への尊敬：学生，教員およびスタッフとの関係**

| | | | | | |
| --- | --- | --- | --- | --- | --- |
| ２１． | チームのメンバーとラポールを築いている | ☐ | ☐ | ☐ | ☐ |
| ２２． | 仕事と学習との間に適切な境界を保持している | ☐ | ☐ | ☐ | ☐ |
| ２３． | 学習環境のなかで同僚学生と良好なの関係を築いている | ☐ | ☐ | ☐ | ☐ |
| ２４． | 学習環境のなかで教員と良好な関係を築いている | ☐ | ☐ | ☐ | ☐ |
| ２５． | 学習環境のなかで他の医療従事者と良好な関係を築いている | ☐ | ☐ | ☐ | ☐ |

**E．敬意と誠実さ：学生およびプロフェッショナルとしての行動規範に則っている**

| | | | | | |
| --- | --- | --- | --- | --- | --- |
| ２６． | 自分の資格について正しく称している | ☐ | ☐ | ☐ | ☐ |
| ２７． | 患者や同僚との議論において適切な言葉を使用している | ☐ | ☐ | ☐ | ☐ |
| ２８． | 関係者の尊厳を重んじながら，お互いの相違を解決している | ☐ | ☐ | ☐ | ☐ |
| ２９． | 正直に行動している | ☐ | ☐ | ☐ | ☐ |
| ３０． | 人種，性，宗教，性的志向，障害，知性，社会経済的地位の多様性を尊重している | ☐ | ☐ | ☐ | ☐ |
| ３１． | 患者との適切な境界を保持している | ☐ | ☐ | ☐ | ☐ |
| ３２． | プロフェッショナルとしての適切な身なりをしている（状況により異なる） | ☐ | ☐ | ☐ | ☐ |

**F．プロフェッショナリズムの全般評価　6= 優秀　1= 不可**　　　　6☐ 5☐ 4☐ 3☐ 2☐ 1☐
　　もし全般評価が４未満であれば，批評コメントの箇所に理由を記述してください．

批評コメント：（もし重大な出来事があれば，ここに記載してください）　　重大な出来事：☐あり　☐なし

この評価は：☐１人　☐２人以上の合意に基づいて行った

学生と評価について話し合った場合に限り以下にサインをお願いします．学生のサインは必ずしも評価に同意したことを意味せず，話し合ったことだけを意味します．

　　　学生のサイン：＿＿＿＿＿＿＿＿　　　　　　　　　指導者のサイン：＿＿＿＿＿＿＿＿
　　　　日付：＿＿＿＿＿＿＿＿　　　　　　　　　　　　　　日付：＿＿＿＿＿＿＿＿

## 図 10-5　トロント大学クラークシップ評価書式

Jay Rosenfeld, University of Toronto の許可を得て転載

## 2. 同僚評価（Peer assessment）

学生にお互いを評価させるのには長所と短所とがある（Norcini, 2003；Arnold et al, 2005）．明確な長所の一つは，様々な状況や文脈において，そしてしばしば長期間にわたって，学生は別の学生の行動を実際に観察するのに最良の位置にいることである．他の誰もいない時に同僚は一緒にいられるということは重要で，そのため他者のプロフェッショナリズムについて独自の観点を示すことができる．一方，交友や仕事関係に影響するかもしれないという懸念や，自分の責任ではないと感じることから，学生はしばしばお互いを評価することを躊躇する．しかしながら，相互評価は教育現場や実地臨床の一部においては受け入れられつつあり，適切にそれを行う方法を学ぶ機会を学生に与えることは重要な目標である．

　相互評価には主に2つのタイプがある．評点と指名（ノミネーション）である．相互評点は病棟評価やITERsと似ており，異なるコンピテンシーの要素について探索するための複数の質問項目があり，それぞれLikert式スケール（例，1から5）で評点する．評価票は，学生が，同僚の何を最も評価できるかを反映してデザインされている（例，知識基盤の評価は外し，協調性，コミュニケーション，プロフェッショナリズムの項目を含むなど）．誰が自分達を評価するかを学生自身が選ぶことができると，バイアスが生じるのではないかという懸念がある．しかし，実際の研究ではそのようにはならないことが示された．学生が評価者となっても，また，同僚が評価者を選んでも，この評価方法は信頼性，妥当性を持ちうる．（Lurie et al, 2006）．中央で一括して割り振れば，もし希望があった場合でも相互評価の匿名性は担保でき，また追跡が容易である．

　もう1つの相互評価の方法は指名（ノミネーション）である．これは，学生にプロフェッショナリズムが高いと感じられる，もしくは，共に働きたかったり，愛する人を受診させたかったりするクラスメイトを何人か指名ないし投票させるものである．同様に，彼らはその真逆と感じられる学生を選ぶこともできる．これらのシステムは，クラスの中での上位と下位とを選び出すのに信頼性が高い．ある研究では，優れた人であると指名されることによって，臨床での優れたコンピテンシーと共感とを予測できることが示された（Pohl, Hojat, & Arnold, 2011）．自明なことであるが，多くの学生は上位・下位どちらにも位置せず，指名されることがないため，日常レベルでの形成的評価に使うことはできない．

　研究者の中にはプロフェッショナリズムの相互評価の使用において，とくに匿名性や機密性，どれがどのように総括評価に使われるかについて，学生に強い要望があることを報告している研究者もいる．学生はまた，努力の結果を知りたい強い欲求がある．例えば，もし他の学生の行動を指摘するためにストレスや労力を経験したのであれば，その情報が矯正や改善に繋がるようにするべきであり，単にファイル保存するだけで終わるべきではないというのである（Arnold et al, 2005）．

### 3.　多職種フィードバック（Multisource Feedback：MSF）

Verma 医師は熟達した外科医で，同じ病院に 15 年勤務し，彼に不満が出たことは一度もなかった．新しい認証基準により，病院では，最近すべての職員に MSF を導入した．Verma 医師はチームである手術室の看護師，麻酔科医，呼吸療法士やその他の技術者，そして予約事務員らから，1 回目の評価を受けたばかりであった．彼らは皆，彼の患者との優れたコミュニケーション，卓越した専門技術，教育の質についてコメントした．しかしながら，手術室でストレスの多い状況になると，彼は「無口」になりコミュニケーションが困難となる，と 3 人の評価には記載されていた．彼はそのような時，彼を邪魔する人につらく当たることがあった．最初，Verma 医師はこれらのどちらかといえば否定的なコメントを読んでショックを受け，誰が書いたかを特定しようとした．それらが「人柄の違い」を反映しているに過ぎないと思ったからである．しかしその時，彼はちょっと時間をおいて振り返り，もし異なる 3 人が同じ観察をしているならば，そこには何らかの真実があるだろうと考えた．彼は問題となったと思われる最近のいくつかの状況を思い起こし，彼が手術の正念場で集中していた際，背後のおしゃべりで気が散った時のことを思い出した．自分の態度が単に同僚に不快感を与えているだけでなく，患者の安全にも影響しうる良好なコミュニケーションを，事実上，妨げてしまっていたとは思いもよらなかった．Verma 医師は，次にこのようなことが起きたときには，集中したいから静かにしてほしいと，チームに言おうと決心した．

MSF とは何であろうか．これは 1 つのツールではなく，むしろ個人を「取り巻く」複数の情報源からの評価を統合するものである．そのような理由から，時々これは 360 度評価と呼ばれる．（教員から学習者への）一方向的な評価に代わり，各学習者が目上の人（監督者，教員），同等の人（同僚間評価），目下の人（学生），および周囲の人々（看護師，管理者，薬剤師，ソーシャルワーカー，など）から評価される，という考えである．MSF の主な長所は，複数の関連する情報源からの評価を統合できることにあり，このことが信頼性と真正性を高める．Verma 医師と同様，複数の情報源からの批判があれば拒絶しがたい．
　MSF を実施するには様々な方法がある．考慮すべき点は：

- ■　様々なグループに，同じ書式か，違う書式のどちらを用いるか
- ■　評価用紙を記載する人をどのように適切にトレーニングするか
- ■　すべての結果を統合させるか，異なるグループからの評価は分けておくか
  （例：患者のフィードバックを看護師の評価から分ける，など）

異なるグループからのフィードバックでは，しばしば意見が分かれるが，これが起きた際，私たちは好ましい（例：私たちのセルフイメージと一致する）評価を信じる傾向があり，賛同できないとか，脅威に思える評価は割り引いて聞く傾向がある．そのため，このフィードバックを個人に戻して，自問したり，学習したり，将来の目標設定をしたりする機会を保証するには，スキルと安全な環境が必要である．同じ人に互いに繰り返して多くの評価用紙を記載させることから，「評価者疲れ」が生じることを理解しておくことも重要である．このため，評価様式は短く簡潔なものがよく，また，一斉に全部の用紙が集まらないよう時間差を設けて実施するのがよい．評価の価値とその結果について予め賛同を得ておくことも，このシステムを成功させるには決定的に重要である．

## 4．標準模擬患者，OSCE（Standardized Patients, OSCEs）

標準模擬患者（standardized patients: SP）は長年にわたり，とくに患者インタビューや身体診察所見に関連した教育と臨床手技の評価に用いられている．個別のセッションとしても，客観的臨床能力試験（Objective Structured Clinical Exams：OSCE）の一部としても，標準模擬患者はプロフェッショナリズムの一定の要素を評価できることが示されている．プロフェッショナルとしての「あるべき姿」，あるいは，少なくともプロフェッショナルらしい行動とはどういうものかに関する視点は，それぞれのグループによって異なっており，これはSPにおいても例外ではない（Zanetti et al, 2010）．本物の患者と同様，SPによっては，ある特定の様式のコミュニケーションや，やり取りを評価するかもしれないが，もしよく訓練されていれば，かなりの信頼性をもって学習者を評価することができる．このことによって，SPは標準化が決定的に重要である大人数の学習者の評価に適している．実際にアメリカ合衆国やカナダの資格試験で広く使われている．

　評価ということになると，SPやOSCEの主な欠点は，やらされている感や非現実感であり，「チェックリスト行動」が促される，との批判がある．これは学習者が，評価の標準化が困難な，より自然で包括的なアプローチを犠牲にして，点数を得るために質問を連発するというものである（Hodge et al, 1999）．OSCEステーションでは，総合評価のほうがチェックリストでの点数よりも実際に信頼性が高いことが優れた研究で示されているが，学生が修正すべき行為に対して具体的なフィードバックを十分与えられないことが代償となる．繰り返すと，私たちはテストのためのプロフェッショナルらしい行為と，患者や同僚がいる現場でのプロフェッショナルとしての行動（もしくは態度）との差異に悩まされている．この点は，特にOSCEの不自然さにより増強される．そうは言っても，SPやOSCEが，共感，不確実なものへの対応，コンフリクトマネジメントなど，プロフェッショナリズムのいくつかの要素を評価するの

に有用であることが分かっている．鍵となるのは，評価しようとしている要素を定義すること，さまざまなパフォーマンスレベルを示す基準を提示すること，全ての評価者をトレーニングして，信頼感のある形で尺度が使用されるようにすることである．まとめると，OSCE は，おそらく，ハイステークス*な評価よりもプロフェッショナリズムの形成的評価に使われるのが良いだろう．

*訳注：ハイステークス（high-stakes）：教育学の分野でしばしば用いられ，とくに評価において結果の影響力の大きいもの（進級判定試験や医師国家試験など）を示す．

---

**ジュニアレジデントのシフトフィードバックカード —救急医学（表）**

ジュニアレジデント：＿＿＿＿＿　日付＿＿＿＿　指導医：＿＿＿＿

1. 今回のシフトにおける全体的なパフォーマンスを下の線に丸か "×" を用いて評点してください

期待通り

| 実施して＞１年 卒業年レベル未満 | 段階に比して やや劣っている | 段階に比して やや優れている | 期待よりも はるかに良い | コンサルト医 レベル |

2. 次に示す CanMEDS の役割の２つないし３つを使用して，レジデントが上記スケールのレベルを上げるために改善が必要な点を説明してください．評価のために具体例を示してください
　　N= 注意が必要；　S= 際立った強み

医療のエキスパート（MEDICAL EXPERT）：　　　　評価　　　例
　　—最も顕著な問題にアプローチできる　　　N　　S　＿＿＿＿＿＿
　　—安全で基本的な施術手技　　　　　　　　N　　S　＿＿＿＿＿＿

---

**ジュニアレジデントのシフトフィードバックカード —救急医学（表）**

|  | 評価 | 例 |
|---|---|---|

学者（SCHOLAR）：
　（探究心がある，エビデンスに基づいている IT をよく使う）　N　　S　＿＿＿＿＿＿
管理者（MANAGER）：
　（資源問題と効率を考える）　　　　　　　　　　　　　　N　　S　＿＿＿＿＿＿
健康擁護者（HEALTH ADVOCATE）：
　（健康の決定要因を知り，患者を擁護する）　　　　　　　N　　S　＿＿＿＿＿＿
伝達者（COMMUNICATOR）：
　（患者との意思疎通，事例の提示，診療録記載）　　　　　N　　S　＿＿＿＿＿＿
協力者（COLLABORATOR）：
　（平等な関係，役割の理解）　　　　　　　　　　　　　　N　　S　＿＿＿＿＿＿
プロフェッショナル（PROFESSIONAL）：
　（時間厳守，責任感がある，誠実である，倫理的である）　N　　S　＿＿＿＿＿＿
3. 一般的なコメント
＿＿＿＿＿＿＿＿＿＿＿＿＿＿＿＿＿＿＿＿＿＿＿＿＿＿＿＿＿＿＿＿＿＿＿＿
＿＿＿＿＿＿＿＿＿＿＿＿＿＿＿＿＿＿＿＿＿＿＿＿＿＿＿＿＿＿＿＿＿＿＿＿

スタッフの署名：＿＿＿＿＿＿＿＿　レジデントの署名：＿＿＿＿＿＿＿＿

## 図 10-6　トロント大学対面指導カード

Jay Rosenfeld, University of Toronto の許可を得て再掲

## 5. 対面指導カード（ Encounter Cards ）

対面指導カード（**図 10-6**）は「ITERs の小規模版」と考えられ（Sherbino, Bandiera, & Frank, 2008），しばしば救急医学や麻酔科で使われ，特定の指導者が 1 日もしくはそのシフトの中で学習者を担当し，学習者はその日の評価を得る．対面指導カードの長所はその場で記入されるために recall bias（思い出しバイアス）の影響が少なく，日毎，シフト毎の評価が得られる．このことにより学習者単位での大量なデータが収集できる．また，より直接的な観察とフィードバックになることになる．実際に迅速なフィードバックが必須であることが最も有益なことかもしれない．対面指導カードはプロフェッショナリズム評価に利用されてきたが，課題もある ― それは，プロフェッショナリズムに関わる問題が生じたとしても，いつも評価されるとは限らないことである．また，回収した用紙の数の多さのために，記載されたプロフェッショナリズムの問題が混乱の中で見失われる可能性がある．

　しかしながら，対面指導カードには明瞭な長所があり，もし適切に使用すれば，見逃されがちな行動の様式や一貫性を浮かび上がらせることができる．前述のとおり，このような行動パターンは，単一な 1 回かぎりの出来事よりもはるかに重要であろう．

## 6. 重大インシデントレポート（ Critical Incident Report ）

重大インシデントレポート（Critical incident report）は，プロフェッショナリズムからの逸脱が生じたときに記録として残すために用いられる方法である．評価システムの一部として使用されるよう設計され，多くの学習者に適用されるわけではないため，唯一の方法として使用するべきではない．手本となるプログラムは，カリフォルニア大学サンフランシスコ校で開発され，公表され，広く用いられている．Physicianship 評価書式（**図 10-7**）と呼ばれ，医学生として満足できるプロフェッショナリズムのパフォーマンスに到達していない学生に対して記載され提出される．記入すべき評価票の内容には，信頼性や責任感，自己改善や適応力，学生や教員，自身や患者との関係が含まれる．幾つかのアンプロフェショナルな行動の領域（例：不十分な信頼性や責任感，自己改善や適応力の不足，低い率先力や動機）は，卒業して実地臨床についてからの将来の懲戒処分と特に関連している（Papadakis et al, 2005）．

　このシステムにより，大学はプロフェッショナリズムの問題を追跡することが可能となり，例えば，フィードバックにもかかわらず繰り返して逸脱してしまう学生を退学させるなど，決定的な判断を下すことができるようになった（Papadakis et al, 2005）．

## UCSF SCHOOL OF MEDICINE
## PHYSICIANSHIP 評価用紙

学生の名前（読めるようタイプか印字してください）_____
コース（部門とコース番号）_____
学期の現場責任者（ブロックと年）_____
現場責任者のサイン_____

学生とこの評価用紙について話し合った日付_____

以下の行動様式を示す学生は，医師として備えるべきプロフェッショナリズムの基準を満たすプロフェッショナルとしての，あるいはまた個人的資質を十分に示していない．

相当するカテゴリーに〇をつけてください．コメントが必要です．

## 1．プロフェッショナルとしての責任感が不十分：

a. 学生は患者もしくは他の医療従事者への責任を果たすには継続的なリマインダーを必要とする．

b. 学生が仕事を完遂させることを信頼できない．

c. 学生は行動や情報を不正確に伝えたり改ざんしたりする．

_____
_____
_____
_____

## 2．自己改善や順応性への努力不足：

a. 学生が批判を受け入れることに関して反抗的か自己防衛的である．

b. 学生が自分の不十分さに気づいていない．

c. 学生が熟考や改善を拒んでいる．

d. 学生が失敗の批判や過失の責任を受け入れない．

e. 学生がストレスのある時に口が悪く批判的となる．

f. 学生が横柄さをあらわにしている．

_____
_____
_____
_____

▶ 次ページに続く

### ３．患者もしくは家族との関係の破綻：

a. 学生が患者もしくは家族とのラポールを不十分にしか確立できない.

b. 学生がしばしば患者や家族の感情やニーズ, 希望に鈍感である.

c. 学生が患者や家族メンバーと恋愛や性的な関係を築くためにプロフェッショナルとしての地位を利用している.

d. 学生が共感に欠けている.

e. 学生が患者の希望を尊重しようとする個人としての責務を十分果たしていない.

### ４．医療チームのメンバーとの関係の破綻：

a. 学生が医療チームの中で機能していない.

b. 学生が医療チームメンバーのニーズ, 感情および希望に鈍感である.

### ５．学生をカウンセリングする際の適切な行動計画についてコメントしてください.

このセクションは学生が書き込みます.
### ６．私のコメント：（任意）

### ７．私はこの評価を読んで臨床実習の責任者と上記のことについて話し合いました.
学生の署名：＿＿＿＿＿＿＿＿＿＿＿＿＿＿＿＿＿＿＿＿
日付：＿＿＿＿＿＿＿

2/27/03

## 図 10-7　Physicianship 評価書式

出　典　：カリフォルニア大学サンフランシスコ校：Physicianship Evaluation Forms and Policies; 2013. http://meded/ucsf.edu/ume/physicianship-evaluation-forms-and-policies. にて入手可能.

### 7.　P-MEX ( Professionalism Mini-Evaluation Exercise )

P-MEX（**図 10-8**）は，マギル大学と米国内科専門医認定機構財団（ABIM Foundation）によって，プロフェッショナリズムに焦点を置いた mini-CEX（clinical evaluation exercise）として共同開発された（Cruess et al, 2006）．患者インタビュー，身体診察，臨床推論などのすべての要素を含めるのではなく，プロフェッショナリズム関連の行動に焦点をあてている．この 24 項目の用紙は，優れた信頼性とある程度の妥当性が証明され，様々な環境で用いられている．長所の一つは，プロフェッショナリズムの具体的な問題点（例，限界に気づいていることを示した，フィードバックを受け入れた，適切な境界を保つことができた，など）だけに着目していることである．

各 P-MEX には，「その場で」フィードバックを記述して学習者に与える箇所がある．学生はいつ観察されるかを選ぶことができるし，代わりに指導者がたまたま遭遇した出来事を観察して記入してもよい．空欄を埋める形式であり，学生に直接フィードバックを渡す．しかしながら，いくつか短所があり，実施すべき他の評価に追加されるため，教員の労力が必要となり，実現可能性に問題がある．また，全ての用紙とフィードバックとを追跡するためのシステムサポートが必要である．

### 8.　医師達成度レビュー ( Physician Achievement Review (PAR) )

PAR は，「医師が一緒に働く人たち，医師が奉仕する側の人達の目からみた，医師の診療についての情報を与える」1 つの方法として，Canada の Alberta で開発された一種の MSF である（Physician Achievement Review, 2011）．現在では，その州のすべての実地診療医は，5 年ごとに評価を受けなければならなくなっている．プロフェッショナリズムに特化したものではないが，尊敬やコミュニケーションなど，プロフェッショナリズムの要素が示されている．異なった質問票が評価する関係者に配られ，例えば，患者からは 25，同業医師からは 8 つ，コメディカルからは 8 つの用紙が回収される．医師は自分自身も評価する．データは独立した仲介人が照合して要約し，Physician Performance Committee のメンバーへと報告される．もし問題が示されれば，委員会は個々の医師に働きかけ，改善を援助する．信頼性，妥当性および実現可能性は許容範囲であること，また，フィードバックが役に立つと多くの医師がみなしていることが，研究で証明されている．1 つの縦断的な研究で，同業医師やコメディカルによる評価が行われると経時的な得点の改善が見られ，患者の評価が行われた際には改善が見られなかったことが示された（Violato, Lockyer, & Fidler, 2008）．

評価者：_____
学生／レジデント：_____

レベル：（チェックしてください）　□3年生　□4年生　□レジデント1　□レジデント2
　　　　　　　　　　　　　　　　　□レジデント3　□レジデント4　□レジデント5
状況：患者が関わる：　　　　　　　□患者あり　□患者なし
　　　　　　　　　　　　　　　　　□病棟　　□外来　　□手術室　　　　□救急室
患者が関わらない：　　　　　　　　□例；　　一般的な学習，小グループ学習など

| | 評価不能 | 不可 | 期待以下 | 期待通り | 期待以上 |
|---|---|---|---|---|---|
| 患者の話を積極的に聞いていた | | | | | |
| 人間としての患者に関心を示していた | | | | | |
| 患者のニーズを認識し，満たした | | | | | |
| 患者のニーズに合わせていた | | | | | |
| 患者ケアの継続性を保証していた | | | | | |
| 患者の代弁者として意見した | | | | | |
| 限界を認識していることを示した | | | | | |
| 過失／怠慢を認めた | | | | | |
| フィードバックを求めた | | | | | |
| フィードバックを受け入れた | | | | | |
| 適切な境界を保持していた | | | | | |
| 難しい環境で平静を保持していた | | | | | |
| 適切な外見を保持していた | | | | | |
| 遅刻しなかった | | | | | |
| 信頼できるやり方で仕事をこなした | | | | | |
| 知識や技術のギャップに対処した | | | | | |
| 同僚のために時間を割くことができた | | | | | |
| 同僚への尊敬を表していた | | | | | |
| 軽蔑的な言葉を避けた | | | | | |
| 患者の秘密を保持していた | | | | | |
| 医療資源を適切に用いていた | | | | | |

　　▶　今回遭遇した際のこの生徒／レジデントのプロフェッショナルとしての行動について総合
　　　　的な評価をしてください．
　　□不可　　　　　　□期待通り　　　　　　□期待以下　　　　　　□期待以上

　　▶　重大な出来事を目撃しましたか．　□いいえ　□はい（コメントが必要です）
コメント：_____
_____
_____

評価者の署名：_____
学生／レジデントの署名：_____
日付と時間：_____

## 図 10-8　P-MEX

出　典：Cruess RL, McIlroy J, Cruess SR, Ginsburg S, Steinert Y. The professionalism Mini-evaluation
　　　　Exercise: a preliminary investigation. Acad Med. 2006 Oct;81（10 Supple）: S74-78.

　短所には，PAR に参加するために取られる時間（実際はとても短い），患者や同業者からの否定的なフィードバックを受けたときに起こり得る心痛や困惑，が挙げられる．そうは言っても，長所がこれらの問題よりもはるかに勝っており，このようなシステムが存在することにより，公衆の目から見た私たちの職業の品位や社会的責任が大いに高まる．

### 9.　良心性指数（ Conscientiousness Index ）

Smith 医師は病棟実習前医学生の責任者で，1 年生の学生の 1 人である Jacob が電子メールによる簡単な要求に答えるまでに何度もリマインダーが必要であることに気づいていた．例えば，多くの学生はスケジュール確定のメールに速やかに応答するが，Jacob は返事をするまでに秘書が 3 通もメールを送らなければならなかった．コース評価の提出が遅く，また，予防接種記録のコピーがまだ提出されていない．Smith 医師はこの行動パターンを心配しているが，何をしてよいかわからない．Jacob は授業に現れ，試験には合格する．彼と話すと，彼はこの問題が医師になることと関係がないと思っているようであった．彼女はこのことを気にかけるべきであろうか．

Stern, Frohna, Gruppen（2005）は，臨床研修期間中にどの医学生がプロフェッショナリズムの問題を持つのかを予測したいと考えた．彼らが調べた評点や評価，MCAT の点数では何も予測できなかった．しかしながら，例えばコース評価の提出や予防接種証明の提示など，単純な管理上の要求に従えなかった学生が，臨床研修期間中にプロフェッショナリズムの問題を起こしやすいことがわかった．他のグループがこれに着目して，この課題に継続的に対処し，最終的に "conscientiousness index"（CI）を作成するに至った．これには，ある程度の信頼性と妥当性があり，非常に客観的であるという長所を持つことが示された（課題順守の評価と学生の追跡は管理者にとって容易であるからである）．学生の CI はプロフェッショナリズムについての学生間評価と良い相関があることが報告されており，さらに妥当性が強まる結果となった．

　一つの欠点は，一旦，学生が何を評価されているかを知ると，彼らは容易に従順な行動をとろうとするため，この方法の予測妥当性を損なうかもしれないことである．一方，課外活動やボランティアなどに参加することで学生は追加点を得ることができる．したがって，もし彼らが「評価システムと駆け引き」することを試みるならば，彼らは少なくともよく振舞い，よく学習するであろう．

## 演習 10-2

あなたは最近，大規模な小児科研修プログラムの責任者になった．レジデントの評価を振り返ると，「プロフェッショナリズム」の領域に教員のコメントがほとんどなく，評点にほとんどばらつきがない（ほとんど全員が（1から9のスケールで）8や9をつけられている）ことに気づいた．

あなたはプロフェッショナリズム評価の新しいシステムを導入したいと考えた．良い環境を作りたいと考えており，逸脱した者を罰するというよりも，スキルを育成することが目標であることははっきりしている．しかし，あなたの目標を逸脱探しだとレジデントが憂慮しているということを，あなたは知っている．どのようにこの目標を達成させていくのがよいのだろうか．

1. どのようにして目標を達成しますか．
2. 誰のアドバイスや情報提供を求めますか．
3. 理想的な評価システムとはどのようなものになりますか．すなわち，どのような種類の評価で，だれが，どの時点で，など．
4. あなたの目標に最も適合する具体的な評価手段は何ですか．あなたのシステムでそれは実行可能ですか．それはなぜですか．
5. どのようなファカルティ（レジデント）・ディベロップメントがこれを成功させるためには必要ですか．
6. 目標を達成しているかどうかをどのように評価しますか．

## 結論 （CONCLUSION）

プロフェッショナリズムの評価は，医師への公衆の信頼を保持するために必須のものである．プロフェッショナリズム評価における困難はあるものの，現在多くの方法や方略がすべてのトレーニングの段階で利用可能であり，これらは時とともに更に発展している．

各利害関係者（例，患者，学生，指導医）は，それぞれ異なるツールを用い，各々がプロフェッショナリズムの異なる側面を異なる視点からみるであろう．可能な限り，方法は形成的であるべきで，つまり必要があれば改善のために特定の手順とともにフィードバックを常に与えるべきである．異なった方法や方式が組み込まれた評価のシステムないしはプログラムを考えるのが良い．自己評価や自己省察はプロフェッショナルとしての成長の鍵であり，ポートフォリオの様式の中に組み込ませることができる．

最後に，単一のアンプロフェッショナルな出来事や逸脱が，私たちの誰にでも生じ，特に学習者がプロフェッショナルとして新たな役割を果たしていく歩みの中で生じる

ことを知っておくのは重要なことである．私たちは誰でも間違いを犯すが，そこから学ぶことができると期待したい．よって，人をアンプロフェッショナル「である」とレッテルを貼らないようにすることが極めて重要であり，代わりに行動に目を向け，その行動が再び起こらないようにフィードバックを与えるべきである．長期間にわたってみられる行動パターンと恒常性は，単発の逸脱よりもはるかに多くのことを物語る．多くの場合，プロフェッショナリズムからの逸脱は難しい環境にいる「良い」人に起こるため，プロフェッショナルとしての行動を育てる環境の確立が必須である．

## 困難事例

Sarah は最終学年の医学生で，担当患者の診療録をナースステーションで記載している．彼女のシニアレジデントは当直明けで，コートを着て，申し送りをして家路に着こうとしている．彼は自分がその日に退院する患者の胸部 X 線の再撮影をオーダーし忘れたことに気づいた．ルーチンでの胸部 X 線検査が済むまでには 4 時間もかかるため，彼は 1 時間以内に済ませられるように，Sarah に「緊急で」それをオーダーするように言った．急ぐことについての臨床的適応はなく，Sarah は有限な資源の適正管理に関する講義を覚えており，急性期ケアベッドが患者に半日余分に占拠されることも問題であると認識している．その時，指導医が現れ，Sarah が放射線科に X 線検査は緊急オーダーで速やかに実施しなければならないと話しているところを耳にした．放射線科は明らかに同意せず，臨床的適応がなければやらないと言っている．Sarah はどうしたら良いか解らず，患者が喀血しており X 線検査が必要，と伝えることにした．

もしあなたが教育担当中の指導医で，学生が放射線科に嘘を言っているのをみたら，あなたはどう反応するであろう．どのようにこの学生のプロフェッショナリズムを評価するであろう．

　この設定では，どのような方法で Sarah は評価されるのだろうか．指導医は，彼女が放射線科医に嘘を言っているところを耳にしたので，これはプロフェッショナリズムからの逸脱であるとみなされるであろう．評価票には誠実さという質問項目があり，正直に行動するとされているので，彼はそこに逸脱があったと記録できる．その記録は，臨床実習責任者の目に留まり，彼女の最終報告に掲載されてしまうかもしれない．しかしながら，指導医は Sarah とまずは話し合って，なぜ嘘をついたか尋ねようと決心するかも知れない．今，彼女は迷っている．正直に話せばおそらく指導医の目にはよく映るであろう，あるいは何も言わなければ X 線のオーダーを忘れたシニアレジデントを守ることができる．シニアレジデントは彼女の最終評価にいくらか影響力をもつが，それは彼女が，今，心配していることではない．彼女はこのシニアレジデントが憤慨して，例えば彼女に貴重な学習の機会を与えないとか，それとない方法で彼女に腹いせすることを恐れている．

　では，このレジデントの評価はどうなるであろう．もし，彼がこの状況を作り出した当の本人とわかれば，彼の逸脱と判断されるだろう．単に緊急検査の理由についての不正のためだけではなく，医学生をそのような苦境に陥らせたことについても，である．これはプロフェッショナリズムに関連する不十分なリーダーシップ，教育指導，ロールモデルの問題と考えられる．

　このケースでは，複数の情報源による相互評価によって状況の全体像をとらえることができたかもしれない．例えば，看護師やソーシャルワーカーは事の一部始終を目撃しており，これを重大な過失ととらえなかったかもしれない．それはレジデントと学生が信じる患者の最大利益（例，患者を時間通りに退院させることなど）を優先して行動しているように見られたからだ．この学生は未熟ではあったが，他人との意思疎通において大変責任感があり誠実であった．事実，この行動は不適切であったが，

いつもの彼女に似つかわしいものではなく，彼女の行動パターンの一部ではなかった．多職種チームなら，この行動を文脈のなかでとらえ，この機会を形成的評価として利用できたかも知れない．多職種チームは，もしその状況が再び起こるなら，どのように違った行動をとるべきかを彼女に提案したに違いない．

言うまでもないかもしれないが，もしこれが標準模擬患者のシナリオや OSCE ステーションであったら，おそらく全く違うように演じられるであろう．おそらく，学生は丁寧に放射線科になぜ検査が必要なのかを説明し，もし4時間待たなければならないようであれば，患者やその家族になぜまだ帰宅できないかを説明するであろう．もし巧みに行えば，プロフェッショナリズムについて彼女は本当によい点数を獲得できるであろう．これは，書かれたシナリオには自分の行動の結果何が起こるかには触れられておらず，さらに学生は自分が見られていることを知っているからである．そのため，SP によるシナリオや OSCE は今回の状況の助けにはならないであろう．

上記の例は，評価方法のほとんどが，誰か（指導医，看護師，医学生）が他の誰か（同期生，教師，レジデント）を判断するものであることを思い出させるのに役立つ．ここまでで，私たちは自分自身への個人評価については議論してこなかった．一般的に自己評価は信頼できないと考えられているが，自己省察は大変役立つことがある．多くの大学がポートフォリオのプログラムを実施していて，それには様々な形で学生自身が自分の行為を省察することが含まれている．これらの省察は自己の気づきや自己規律を促進するが，この双方とも，レジリエンスのために重要である．これはその週に Sarah がポートフォリオに書いた内容である：

> 木曜日に病棟で起きたことについて，私は本当に嫌な気持ちでいます．このローテーションはうまくいっており，私はスタッフに良い印象を持ってもらいたいと思っていました．私は内科を専攻しようとまで考えていました．そのようなときに事は起こりました．私はレジデントが当直明けであり，2つの急変と多くの新しいコンサルトを受けたおぞましい夜だったことを知っていました．私は彼がうっかりして X 線検査をオーダーし忘れたのは仕方のないことだと思っています．しかしそれが私の問題にならなければよかったのに，と思っています．もし彼自身がただ気を付けていれば，と．しかし実際にはそれが問題点でないことは分かっています．完全に疲れ切って寝不足なときには家へ帰らなくてはなりません．彼には帰宅前に記録すべき他の多くのことがあったのでしょう．事実，私がレジデントのときにもそのような申し送りシステムがあるのなら，うれしく思いますし，しかし，私は違ったやりかたができたでしょう．嘘をつく必要はなかったし，私は本当に正直者なのです！私はただ放射線科に状況を説明すればよかったのですし，私が立つ瀬のない状況にあったことを認めればよかったです．おそらく彼らは私を助けてくれたでしょう．もしくは，このようなことが起きることは初めてでないはずなので，私は看護師の1人に何をすべきか尋ねることもできました．もし最悪の状態となれば，私は患者やその家族にミスを丁寧に説明できたし，病院を離れるまで数時間かかることを知らせることができたかもしれません．おそらく彼らは理解してくれたでしょう．ああ，次はこのようにしよう．Y 医師に今週会ってこのことを話し合う時間があるか尋ね，そして私が悪い人物ではないことを知ってもらおう．

この種の省察は特に書いた本人にとって大変効果的なものとなる．この学生は失望や怒りと向き合って，最後には良い解決方法にたどり着いた．彼女はレジデント生活を始めたときに，記述と振り返りを続けようと思っている．これはプロフェッショナルとしての成長を示し，コンピテンシーを高めるための優れた方略となるであろう．プロフェッショナルとして成長するうえでポートフォリオや自己省察は重要であるが，一方で意見の相違がないわけではない．教育現場においては，それらはしばしば閲覧され，時に得点を付けられるので，真実の，正直な省察が妨げられるかも知れない，というのである．

## 学習のキーポイント

1. プロフェッショナリズムは他のすべてのコンピテンシーと同様，明白かつ綿密に評価しなければならない．
2. 情報と評価は，指導者，同僚，学生，患者など，様々な利害関係者から収集しなければならない．
3. 評価はできるかぎり形成的であるべきである．すなわち，必要なところを学習者や教員が改善できるよう，全ての評価には具体的なフィードバックが含まれるべきである．
4. 全ての重要な要素をとらえるためには，単一の方法では十分ではなく，複数の方法を用いなければならない．
5. よくデザインされたプログラムもしくは評価システムには，複数の情報源，コース，ローテーションからの評価を統合して総合的に扱うことが求められる．

## 文献（REFERENCES）

1) Accreditation Council for Graduate Medical Education（ACGME）. Program Director Guide to the Common Program Requirements September, 2012. Available at: http://www.acgme.org/acgmeweb/Portals/0/PDFs/commonguide/CompIeteGuidev2%20.pdf

2) Arnold L, Shue CK, Kritt B, Ginsburg S, stern DT. Medical students' views on peer assessment of professionalism. J Gen Intern Med. 2005 Sep ; 20 (9) : 819-824.

3) Cruess RL, Mcllroy J, Cruess SR, Ginsburg S, Steinert Y. The Professionalism Mini—Evaluation Exercise: a preliminary investigation. Acad Med. 2006 Oct ; 81 (10 Suppl) : S74-78.

4) Finn G, Sawdon M, Clipsham L, McLachlan J. Peer estimation of lack of professionalism correlates with low Conscientiousness Index scores. Med Educ. 2009 Oct ; 43 (10) : 960-967.

5) Frank JR. The CanMEDS 2005 Physician Competency Framework. Better standards. Better physicians. Better Care; 2005. Available at: http://www.royalcollege.ca/portal/page/portal/rc/common/documents/canmeds/resources/publications/framework_ full_e.pdf

6) Ginsburg S, Lingard L, Regehr G, Underwood K. Know when to rock the boat: how faculty rationalize students' behaviors. J Gen Intern Med. 2008 Jul ; 23 (7) : 942-947.

7) Ginsburg S, Regehr G, Hatala R, McNaughton N, Frohna A, Hodges B, Lingard L, Stern D. Context, conflict, and resolution: a new conceptual framework for evaluating professionalism. Acad Med. 2000 Oct ; 75 (10 Suppl) : S6-S11.

8) Ginsburg S, Regehr G, Lingard L. The disavowed curriculum: understanding students' reasoning in professionally challenging situations. J Gen Intern Med. 2003 Dec ; 18 (12) : 1015-1022.

9) Ginsburg S, Regehr G, Lingard L. Basing the evaluation of professionalism on observable behaviors: a cautionary tale. Acad Med. 2004 Oct ; 79 (10 Suppl) : S1-S4.

10) Ginsburg S, Regehr G, Mylopoulos M. From behaviors to attributions: further concerns regarding the evaluation of professionalism. Med Educe 2009 May ; 43 (5) : 414-425.

11) Goldie J. Assessment of professionalism: a consolidation of current thinking. Med Teach. 2013 ; 35 (2) : e952-e956.

12) Hafferty FW. Measuring professionalism: a commentary. In: Stern DT, Measuring Medical Professionalism. 1st ed. New York, NY: Oxford University Press; 2006.

13) Hawkins RE, Katsufrakis PJ, Holtman MC, Clauser BE. Assessment of medical professionalism: who, what, when, where, how, and . . . why? Med Teach. 2009 Apr ; 31 (4) : 348-361.

14) Hodges BD, Ginsburg S, Cruess R, Cruess S, Delport R, Hafferty F, Ho MJ, Holmboe E, Holtman M, Ohbu S, Rees C, Ten Cate O, Tsugawa Y, Van Mook W, Wass V, Wilkinson T, Wade W. Assessment of professionalism: recommendations from the Ottawa 2010 Conference. Med Teach. 2011 ; 33 (5) : 354-363.

15) Hodges BD, Regehr G, McNaughton N, Tiberius R, Hanson M. OSCE checklists do not capture increasing levels of expertise. Acad Med. 1999 Oct ; 74 (10) : 1129-1134.

16) Lucie SJ. Nofziger AC, Meldrum S, Mooney C, Epstein RM. Effects of rater selection on peer assessment among medical students. Med Educ. 2006 Nov ; 40 (11) : 1088-1097.

17) Lynch DC, Surdyk PM, Eiser AR. Assessing professionalism: a review of the literature. Med Teach. 2004 Jun ; 26 (4) : 366-373.

18) Norcini J. Peer. assessment of competence. Med Educ. 2003 Jun ; 37 (6) :539-543.

19) Papadakis MA, Arnold GK, Blank LL, Holmboe ES, Lipner RS. Performance during Internal Medicine Residency Training and Subsequent Disciplinary Action by State Licensing Boards. Ann Intern Med. 2008 Jun ; 148 (11) : 869-876.

20) Papadakis MA, Osborn MC, Cooke M, Healy K. A strategy for the detection and evaluation of unprofessional behavior in medical students. Acad Med. 1999 Sep ; 74 (9) : 980-990.

21) Papadakis MA, Teherani A, Banach MA, Knettler TR, Rattner SL, Stern DT, Veloski JJ, Hodgson CS. Disciplinary action by medical boards and prior behavior in medical school. N Engl J Med. 2005 Dec 22 ; 353 (25) : 2673-2682.

22) Physician Achievement Review (PAR) . Information About The PAR Program; 2011. Available at : http://www.par-program.org/information/

23) Pohl CA. Hojat M, Arnold L. Peer nominations as related to academic attainment, empathy, personality, and specialty interest. Acad Med. 2011 Jun ; 86 (6) : 747-751.

24) Rees CE, Knight LV. Viewpoint: the trouble with assessing students' professionalism: theoretical insights from sociocognitive psychology. Acad Med. 2007 Jan ; 82 (1) : 46-50.

25) Rees CE, Knight LV. Banning, detection, attribution and reaction: the role of assessors in constructing students' unprofessional behaviors. Med Educ. 2008 Feb ; 42 (2) : 125-127.

26) Schuwirth LW, van der Vleuten CPM Programmatic assessment and Kane's validity perspective. Med Educ. 2012 Jan ; 46 (1) : 38-48.

27) Schuwirth LW, van der Vleuten CP. Programmatic assessment: from assessment of learning to assessment for learning. Med Teach. 2011 ; 33 (6) : 478-485.

28) Sherbino J, Bandiera G, Frank JR. Assessing competence emergency medicine trainees: an overview of effective methodologies. CMEJ. 2008 Jul ; 10 (4) : 365-371.

29) Stern DT. Measuring Medical Professionalism. 1st ed. New York, NY: Oxford University Press; 2006.

30) Stern DT, Frohna A, Gruppen LD. The prediction of professional behavior. Med Educ. 2005 Jan ; 39 (1) : 75-82.

31) University of California, San Francisco. Undergraduate Medical Education: Physicianship Evaluation Forms and Policies; 2013. Available at: http://meded.ucsf. edu/ume/physicianship-evaluation-forms-and-policies

32) van der Vleuten CP, Schuwirth LW. Assessing professional competence: from methods to programmes. Med Educ. 2005 Mar ; 39 (3) : 309-317.

33) Violato C, Lockyer JM, Fidler H. Changes in performance: a 5-year longitudinal study of participants in a multi—source feedback programme. Med Educ. 2008 Oct ; 42 (10) : 1007-1013.

34) Wallace DS, Paulson RM, Lord CG, Bond CF. Which behaviors do attitudes predict? Meta—analyzing the effects of social pressure and perceived difficulty. Rev Gen Psychol. 2005 Sep ; 9 (3) : 214-227.

35) Zanetti M, Keller L, Mazor K, Carlin M, Alper E, Hatem D, Gammon W, Pugnaire M. Using standardized patients to assess professionalism: a generalizability study. Teach Learn Med. 2010 Oct ; 22 (4) : 274-279.

# 事態が悪い方向に進んだとき：自己規制の試練

## WHAT THINGS GO WRONG: THE CHALLENGE OF SELF-REGULATION

**11**

### 学習目標

1. プロフェッショナリズムからの逸脱の性質や頻度を詳述できる.
2. アンプロフェッショナルな行動が患者や学生，医療チームに及ぼす影響を説明できる.
3. なぜプロフェッショナリズムからの逸脱が起こるのかを同定できる.
4. プロフェッショナリズムからの逸脱を目撃した多くの人々がそれに対してどう反応するかを説明できる.
5. プロフェッショナリズムからの多様な逸脱に対処するための戦略を概説できる.

現代の複雑で時に混沌とした環境の中にあっては,医師たちは,自分たちのプロフェッショナルとしての価値観に基づいて生きようと努めても，しばしば困難に直面させられる． 重症で瀕死の病人と直面し，高い生産性を求められ，自身も疲労困憊し，苦しんでいる同僚に囲まれていても,医師たちは平静を保とうと努力を続けるであろう． 一人の人間として，仕事以外の面でも格闘しなければならないことがあろう． 医師たち自身も，自分の病気や人間関係のトラブル，育児や両親の問題なしでいられるわけではない． プロフェッショナリズムからの逸脱が生じることに驚くよりも，事前にこのことを予期し，自己規制する特権を個々の医師に対しても，集合体としてのプロフェッショナル集団に対しても付与してくれた，社会の信任を大切にする形で対処するべきであろう.

　残念ながら，私たちは，個人的にも集団としても，医師として常にこの期待に添えているわけではない. 医師が犯罪者として派手に報道される反社会的事件には，経済的不正行為から婦女暴行，更に常軌を逸するような犯罪まであるが，これらは稀である. しかしながら，一旦そのような犯罪が生じると，なぜそのような欠陥のある人物が医療職に参入し，留まるのを，プロフェッショナル集団は許していたのかという疑問が持ち上がる (Stewart, 2000). もっとよくある例は，研究や臨床における利益相反などの倫理違反である. この場合,医師は，患者に最善を尽くすことよりも，個人の経済的利潤や職業的成功を優先させている (Brownlee, 2008). しかし，さらにもっとよくあるのは，マスコミの話題に上ることはなくとも，患者の診療や教育環境が効果的に機能する上で必須とされている「相手を尊重する文化」をじわじわと蝕むという類のプロフェッショナズムからの逸脱である. (Leape et al, 2012a; Walrath, Dang, & Nybert, 2013; Wear et al, 2009; Hickson et al, 2007; Samenow et al, 2013; Silverman et al, 2012). これには，職場で日々繰り返される無礼な行為が含まれる. 例えば，敬意のない言葉使い，ギクシャクした人間関係，規則や手順の無視，そして

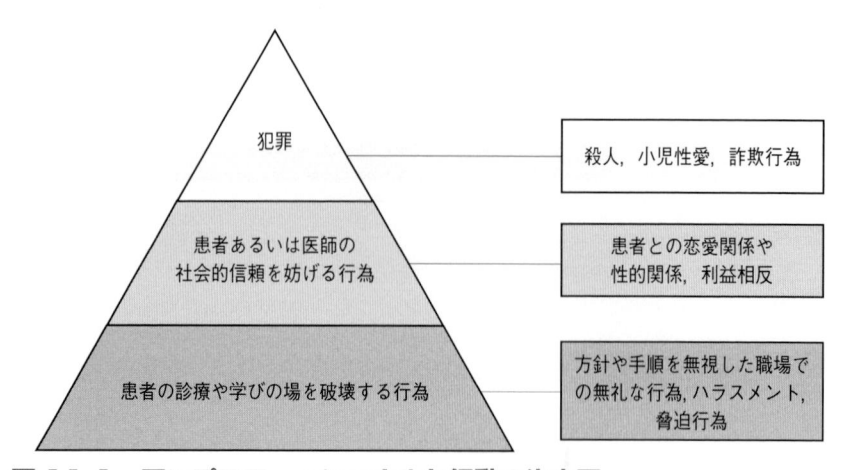

## 図 11-1　アンプロフェッショナルな行動の氷山図

提　供：　Accreditation Council for Graduate Medical Education（ACEME）. Program Director Guide to the Common Program Requirements September, 2012.

臨床上の意見の相違や不確実性に対する拒絶的，破壊的反応などがその代表である．図 11-1 にプロフェッショナリズムからの逸脱の分類を図示する．

> **プロフェッショナリズムからの逸脱はどのようなものか？そして，それらは多くの場合，どのようにして起こるのか？**
> **（WHAT DO PROFESSIONALISM LAPSES LOOK LIKE AND HOW COMMONLY DO THEY OCCUR?）**

アンプロフェッショナルな行為は，たんなる逸脱行為から道徳的違背，さらには犯罪までと幅広いので，プロフェッショナリズムからの逸脱の発生頻度を正確に示すことは難しい．これらの逸脱を理解するのに役立つ文献も数多く，プロフェッショナリズムを扱うことを明記している論文だけでなく（Hickson.et al, 2007;Teherani et al, 2005;Adams, Emmons, & Romm, 2008; Campbell et al, 2007;Buchanan et al, 2012; Humphrey et al, 2007; Arnold, 2006; Brater, 2007; Brainard & Brislen, 2007, Papadakis et al, 2005; Wasserstein, Brennan, & Rubenstein, 2007），隠れたカリキュラム（Halferty, 1998; Testerman et al, 1996; Billings, 2011），道徳的な苦悩（Wiggleton et al, 2010），破壊的人物や行動（Walrath, Dang, & Nybert, 2013; Samenow et al, 2013; Silverman et al, 2012; Saxton, Heinz, & Enriquez, 2009; Reynolds, 2012; Leape et al, 2012a; McLaren, Lord, & Murray, 2011; Williams & Williams, 2008; Rosenstein & O' Daniel, 2008; Rosenstein & Naylor, 2012; Pronovost et al, 2003), 問題のあるレジデント（Wear et al, 2009, Adams, Emmons, & Romm, 2008; Brenner et al, 2010, Dupras et al, 2012; Sanfey et al,2012; Zbieranowski et al, 2013), 燃え尽き症候群（Billings et al, 2011; Dyrbye & Shanafelt, 2011; Dyrbye et al, 2010), 正常に機能できない医師（Campbell et al, 2007）について書かれた論文の中にも見られる（**表11-1**）.

どのような行為がアンプロフェショナルか，破壊的であるか，というプロフェッショナル集団の定義は，この10年程の間に拡大した. 前世紀には，医師のプロフェッショナリズムは，主に，どのように患者と関わったかによって評価され，医療環境の中で学習者や同僚などの他者をどのように扱ったかは考慮されてこなかった. 「彼は素晴らしい医者です. 看護師に対する態度はあまり良くないけど」というコメントは，その傾向

## 表11-1 プロフェッショナリズム問題に関与する構成概念とその定義

| 構成概念 | 定義 | コメント |
|---|---|---|
| 破壊的行為 | 「言語的・物理的にかかわらず，医療に否定的影響を及ぼす，またはその可能性のある個人の行動」(Samenow et al, 2013) | 破壊的行為はアンプロフェッショナルである. 臨床現場で手本になるべき医師が行った場合は，隠れたカリキュラムを生じる. |
| 隠れたカリキュラム | 明らかに意図したわけでないのに，正規カリキュラムとは真逆に伝わった教訓 (Hafferty, 1998 ). | 学生が憧れる(医師としての)役割を立派に果たしているロールモデルが行うので，隠れたカリキュラムの方が，明示されたカリキュラムよりもしばしば影響力が強い. |
| 道徳的な苦悩 | ある状況において道徳的に正しい対応が分かっていても，組織的・地位的な束縛により実施できないとき，道徳的な苦悩が生じる (Wiggleton et al, 2010) | 学習者が教室や職場での経験を基にプロフェッショナルとしての自覚を身につけるにつれ，制度の壁のせいで「正しい」ことを実施できないときに，彼らは道徳的な苦悩を経験するであろう. |
| 燃え尽き症候群 | 燃え尽き症候群の特徴は，感情的消耗，現実感喪失や個人的達成感の減退である. | 道徳的苦悩と皮肉な考え方は解決されない道徳上の板ばさみから派生し，燃え尽き症候群やさらなる皮肉な考え方や現実感喪失，そして破壊的行動へと発展する. |
| 正常に機能できない医師 | アメリカの州医事委員会連合(FSMB)は医師としての機能障害を以下のように定義している. 精神疾患，病気，薬物乱用などの結果，医療資格者が妥当な技術と安全性を保って医療を実践できない状態 (FSMB, 2011). | 疾患は機能障害と同等ではない. 機能障害とは，疾患を持つ医師が標準に達する仕事ができない状態を指す. |

## 表 11-2　アンプロフェッショナルな行動のスペクトラム

| | 脅迫的行動 | 受動的攻撃行動 |
|---|---|---|
| 直接，患者に影響する行動 | ・性的不品行<br>・緊急時に医療を施すことを拒むこと<br>・個人の能力範囲を超えた医療を実施すること<br>・守秘すべき患者の情報を開示すること<br>・差別すること<br>・十分な説明を受けたうえで患者が自律的に選択したことを尊重しないこと<br>・患者を放棄すること<br>・患者に対する暴力や脅し<br>・深刻な医療ミスを開示しないこと | ・電話の折り返しや約束した仕事の遂行を拒むこと<br>・研究や臨床における利益相反<br>・貴重な資源の適正管理を軽視すること<br>・生涯を通じて実地診療の中で十分な能力を証明するのを拒むこと |
| 他職種に，直接的な影響を与え，間接的に患者に影響を与える行動 | ・脅かすこと，または実際に暴力を振るうこと<br>・身体的な脅迫行為<br>・いじめ<br>・怒鳴ること<br>・相手を侮辱する言葉を使うこと<br>・人種や性差などについての差別的発言<br>・言葉での脅迫や自尊心を貶める行為<br>・他職種の人を公然と批判すること，または叱責すること<br>・性的嫌がらせ | ・常習的な遅刻癖や無断欠勤<br>・恩着せがましい行為や皮肉<br>・重要な情報を秘匿する行為<br>・立場の弱い個人や集団を揶揄すること<br>・根拠に基づいた安全な医療の実施を積極的または消極的に拒むこと<br>・他科の専門性を不当に非難し，悪口を言うこと<br>・他職種やレジデントの噂話をすること<br>・電話に出ないこと，書類や請求書・評価表などの記載をしないこと<br>・他者の犯したプロフェッショナリズムに関する逸脱を目撃しても，対処しないこと |

を如実に表している．以前は，アンプロフェッショナルな行為は，暴言や脅迫行為といったあからさまな行為（怒鳴る，他の職員の仕事や安全を脅かす）や，物理的暴力行為（手術室でメスを投げてよこすこと）などに限局したことと捉えられていた．現在では，破壊的行為はより幅広く捉えられるようになっていて，その中には受動的攻撃行動も含まれる．エビデンスに則った安全手順やパスを順守することを拒否したり，質問に対して恩着せがましく皮肉めいた反応をすること，文書作成や電話対応をしないこと，同僚との対話を故意に避けたり拒否したりすること，患者や職員に対して不遜な発言をすること，不適切なユーモアを用いることなどである（**表 11-2** 参照）（Walrath, Dang, & Nyberg, 2013；Saxton, Hines, & Enriquez, 2009; Reynolds, 2012; Leape et al, 2012a）

## アンプロフェッショナルな行動は，どのくらい一般的なのか？
## （HOW COMMON IS UNPROFESSIONAL BEHAVIOR?）

明らかに常軌を逸していたり，しつこく繰り返されたりするため，上層部からの介入が必要となる行動をする医師の割合は幸いにも小さく，どの施設でも通常 3 ～ 5%程度と推定されている（Hickson et al, 2007; Leape & Fromson, 2006）．しかし，ほとんど全ての医療従事者が，医療倫理に反する行為，時には破壊的である行為を経験したり，目撃したりしている．管理的立場にある医師の 95%以上の人たちが，自分たちの職場に問題のある医師がいると証言している（Weber, 2004）．手術室・救急救命室・分娩室の看護師と医師の多くが，アンプロフェッショナルな行為の問題事例を報告している（Rosenstein & Naylor, 2012; Saxton, 2012）．小児科看護師の 90% 以上が，過去 90 日間に少なくとも 1 回は破壊的な行動を目撃したと報告している（Saxton,2012）．102 施設を調査した報告によると，看護師は，医師よりも，目撃した破壊的行動を報告する傾向がある．看護師の 88% が医師のそのような行動を記載するのに対し，医師は 51% しか他の医師の破壊的行動に言及しない（Rosenstein & O'Daniel, 2008）．このようなデータから，医師と看護師の間で，破壊的な行動とは何かについて合意ができていないのでないかという疑問が浮かんでくる．

　レジデントや医学生も，カンニングをしたり，患者データを偽ったり，相手を尊重しない発言や揶揄に加わったりするなどのアンプロフェッショナルな行動を目撃するし，加担することさえある．1/4 から半数のレジデントが，他のレジデントが患者やレジデント，看護師を侮辱した事例を複数回（4 回以上）目撃していたという研究もある（Billings et al, 2011）．調査に回答した学生のほとんどが，大学や研修先，同僚との間でアンプロフェッショナルな行動を目撃していたと記述している（Wiggleton,2010）．学生自身がアンプロフェッショナルな行動の対象にもなる．米国医科大学協会（AAMC）は，毎年すべての医学生を対象に卒業時の調査（GQ）を行い，学生に対する虐待も一つの項目としてモニターしている．2012 年には，回答者の33%が，医学部在籍中に少なくとも一回は公衆の面前で侮辱された経験を持ち，15%が男女差別的発言の対象にされたことがあると答えている（Mann, 2012）．それぞれの逸話を記述した記事は，実に気がかりな内容である（Brainard&Brislen,2007）．

## アンプロフェッショナルな行動の影響は何か？
## （WHAT IS THE IMPACT OF UNPROFESSIONALISM BEHAVIOR?）

病院薬剤師 Jeanette Smith-Johnson は，とても怒っていた．彼女は抗菌薬の処方を受け取ったが，それは患者の年齢や腎機能を考えると量が多すぎた．彼女は処

方したレジデントである Estania 医師に話すため病棟に出向き，医師や看護師，患者家族に声の届く治療室の真ん中で彼女をこっぴどく叱った．すると Estania 医師は振り向き，彼女の治療チームにこう言った．「薬剤師はすべて医学部を落ちた人なんです．」Jeanette はこの件に関してコメントするのは危険なのでしなかったが，組織内での多職種間のチームワークについてのお話は，単に「リップサービス」に過ぎないと思うようになったと感じた．

尊重的でない発言や脅し，嫌がらせ発言，身体的脅迫や暴力など，破壊的でアンプロフェッショナルな行動をする医師や看護師により，協力的でお互いを尊重する文化は脅かされ，安全で質の高い医療を提供するうえでの致命傷となるほどのものとなる．看護師やレジデント，学生は，言葉によるいじめを受けるのではないかと恐れて，患者の状態が変化したことについて指導医に連絡するのを躊躇する場合がある．手術室や集中治療室のスタッフは，身体的攻撃の標的になるのを恐れ，清潔手技が汚染されたことを指摘するのを渋ることもある．これらの見過ごし難い行為は残念ながら普通に起こっている．100 以上の施設で行われた職員についての研究では，回答者の約4分の3が，これらの破壊的行為によって質の低下や有害事象が生じると感じていた．回答者の18%は，医療の質の低下に直接つながるような破壊的行為に気がついていたと報告している（Roseinstein & O' Daniel, 2008）．看護師や薬剤師に対する威嚇が，病院における医療ミスの原因の7%を占めていた（Smetzer et al, 2005）．今日のダイナミックな医療環境においては些細なことにも注意を払うことがどれほど重要かを理解している私たちとしては，小児・周術期病棟において，看護師の3分の2が言葉によるいじめの対象になり，いじめの結果，一時的に，集中したり批判的思考を継続したりすることができなくなってしまっていることは憂慮すべきである（Saxton,2012）．破壊的またはアンプロフェッショナルな行動をする医師は，経済的にも悪影響を及ぼす．看護師に対する医師または他の看護師からの言葉によるいじめは，看護師離職の重大な原因となっている（Rosenstein, 2011）．書類や診療報酬明細書を適切に記載することを拒む医師は，その施設の経済活力も脅かすことになる．

Stevens 医師は集中治療部に永年在籍する医師で，ICU（集中治療室）のオンコールを担当していた．彼は一般外科の後期レジデントである Hussain 医師から連絡を受け，一般外科からの患者を一人転科させて欲しいと頼まれた．問題の患者は血液透析のシャント修復術目的で今日入院した患者で，入院後，低血圧を来し，症状は遷延し，治療で改善するまで時間がかかった．Hussain 医師は，この患者は集中治療室でのケアが必要だと感じたが，集中治療部の医師はこの患者の受け入れを拒否して，一般病棟で入院させるように指示し，死にかかっている透析患者すべてを受け入れる余地はウチにはないと言い放った．

上記のシナリオでは，Husain 医師は見放されたと感じている．彼は，患者に集中治療室でのモニター管理が必要だと思ったが，上級医師の透析患者に対する偏見のため，快く受け入れてもらえなかったからである．Hussain 医師は難しい立場に立たされ，道徳的苦痛と無力感を感じている．バンダービルト大学医学部で行われた研究によると，自分たちのチームメンバーが他の診療科や目の前にいない患者について失礼なコメントをした場合よりも，患者が適切な医療を受けていないと感じるような状況を目撃した場合のほうが，学生は道徳的苦痛をより強く感じる傾向があった（Wiggleton et al, 2010）．**表 11-3** に，学生が道徳的苦痛を感じる状況を示す．学生は，時に医師や他の職員による無礼な行為を目撃するが，それを特に苦痛と感じず，このような行為を標準として受けとめている可能性がある点は特筆すべきである．

Michael は医学部 3 年生である．健康な高齢者を知るためのプログラムの一環として，学生には高齢者の一人と月一回会うことが課されていた．毎月の訪問の後，簡単な報告書を作成する必要があった．冬学期の終盤，Michael は外科実習中であった．外科の臨床実習の最終週に，担当していた高齢者についての最終報告書を彼は提出した．彼が報告書を提出した翌日，彼が担当していた高齢者が医科大学に問い合わせてきた．その高齢者は，なぜ自分が Michael と 2 か月間会えていないのかと，質問してきた．

アンプロフェッショナルな行動が修正されないと，当人にもよくない結果を及ぼすであろう．もし Michael がフィードバックを受けずに，その行動が修正されなかった場合，彼には，将来，苦境に陥るリスクがあるかもしれない．研究によると，医師のコミュニケーション不足，患者の不満足と医療訴訟の間には，一貫して相関関係が認められる（Hickson el at, 2002）．職業人として（プロフェッショナルとして）無責任であるとの苦情を一回以上受けたことがある学生は，他の学生と比べて 8.5 倍，その後のキャリアにおいて医事委員会からの処分を受けやすい．さらに，自己変革能力が低い学生は 3.1 倍，処罰を受けやすい（Papadakis et al, 2005）．「医学生パフォーマンス評価*」において，何らかの否定的な記載を受けたことと，研修中の成績が悪いこととの間に強い相関が示された（Brenner et al, 2010）．Michael の場合，たとえローテション期間が終了していたとしても，この逸脱は修正される必要がある．

＊訳注：医学生パフォーマンス評価：レジデンシープログラムディレクターに提供される学生の顕著な体験・態度・学業成績を評価した書類

## 表11-3　医学生が道徳的苦痛を感じる状況

| | 解説 |
|---|---|
| **A**<br>医療にかかわる状況 | 医療へのアクセスに障壁があったため，進行した病状で患者が現れたとき |
| | 保険適応の制約で最適な医療が提供できないとき |
| | チーム内でのコミュニケーション不足が医療に悪影響を及ぼしているとき |
| | 有効性がないと分かっているのに，患者や家族の懇願に応じて侵襲的な治療が継続されているとき |
| | 自分のチームの誰かが患者を差別していると感じたとき |
| | 担当の医師やレジデントが，患者の質問に対して不適切な答え方をしたり単に無視したりしたとき |
| | 治療継続可能な患者だと考えられるのに，患者や家族の求めに応じて治療が中断されてしまったとき |
| | 患者や家族に対して乱暴で横柄な態度の職員がいるとき |
| **B**<br>個人に関わる状況 | 上級医の誰かが不適切な行動をしたのに自分の成績への悪影響やスタッフ医師やレジデントからの圧力を感じて報告しなかったとき |
| | チーム内で自分より弱い立場の者に対して横柄な態度をとる職員がいるとき |
| | 能力がないと思われるのが嫌で，習得不十分と自覚している手技を実施したとき |

## 演習 11-1

1. 同僚やレジデントが，患者や患者の病状に関して冗談を言うのを聞いたことがありますか.
2. どのように感じましたか.
3. 一緒になって笑いましたか. 冗談を言った本人に何か言いましたか. そうであれば，何と言いましたか. いつそれを言いましたか.
4. もし言わなければ，なぜ言わなかったのですか. 後で個人的に話そうと思っていましたか. そうであれば，後日，本当に話しましたか.

### なぜアンプロフェッショナルな行動が起こるのか？
（WHY DOES UNPROFESSIONAL BEHAVIOR OCCUR?）

Rafael は落ち着かなかった. Delilah は同僚のレジデントであるが，最も優秀なレジデントの一人で，Rafael は彼女と一緒に郡病院で働くのを楽しみにしていた. 郡病院は重症患者のための巨大な部門があり，全体としてレベルの高い医療を提供していた. しかし，Delilah は，「アル中のどうしようもない奴」，「彼女は客を取る売春婦よ」など，患者を嘲り貶めるような発言をほとんど毎日のように行っていた. 敬意を持って患者の治療に当たるように言う人は誰もおらず，他のスタッフはそのような発言を笑って聞くか，無視するだけであった. Rafael は，自分が一体どうすべきか分からなかった. きっと，彼は感受性が豊かすぎたのだろう. 結局，最も大切なことは，診察室での行動であって，廊下での言動ではないはずだ…

医師は誰でも人を助けようと思って医療の世界に入ってきているのだとすると，医師やレジデントが医師患者関係や質の高い医療の提供を妨げるような行為をなぜ行ってしまうのかは，理解しがたいことである．アンプロフェッショナルな行動をした犯人を見つけ出して医療界から追放してしまえば問題は解決するのだ，という考えに飛びつきたくなる．とてつもなく悪い行為を行った者や，助言したにも関わらず行動が変わらない者に対しては，上記の方法は確かに正しい．しかしながら，他の章で述べた通り，倫理に反する行為を行うのは，目の前にあるプロフェッショナリズムへの挑戦に対処する知識・技術・態度を一時的に欠いた善良な医師やレジデントであることがしばしばである（参照：第2章「プロフェッショナリズムへの挑戦に向き合うレジリエンス」，第4章「患者中心のケアを涵養するには」）．

　また，その行為がアンプロフェッショナルであると理解できていない場合にも，逸脱してしまうことがある．私たちが用いる破壊的医療行動に対する Johns Hopkins モデル（Walrash, Dang, & Nyberg, 2013）の改訂版では，アンプロフェッショナルな行為の誘因には，個人的問題，対人的問題，状況に起因する要素，組織内の方針・手順・文化などがある（**図 11-2**）．

　各項目の詳細は**表 11-4**に示す．どんな医療者も，一つの問題が単独で現れた場合には，アンプロフェッショナルな行為を犯さずに乗り越えられるであろうが，問題が複数生じると，個々の臨床医の対処能力を超えてしまい，プロフェッショナリズムへの責務を維持することが困難となる．特に逸脱しやすいのは，そのような誘因を正しく認識し，いかに未然に防ぐかといった経験が乏しい研修中の医師である．

　担当教官や指導医は，研修中の医師がアンプロフェッショナルな行為をするのを目撃したり，そのような報告を受けたりした場合，何らかの精神疾患や薬物乱用などの問題があるのではないかと思うことがある．認識も管理も治療もされていない疾患がプロフェッショナリズム上の問題をどの程度引き起こすかについては，調査によって大きなばらつきがある．燃え尽き症候群は，アンプロフェッショナルな行為の危険因子の中でも，発見されれば修正可能な因子である（Dyrbye & Shanafelt, 2011; Dyrbye et al, 2010）．公式の評価を必要とするような問題行為を犯した医師には，精神疾患があることが多い（Williams, Williams & Speicher, 2004）．特定された精神疾患には以下のものがある．うつ病，不安障害，双極性障害，薬物乱用，認知症などの

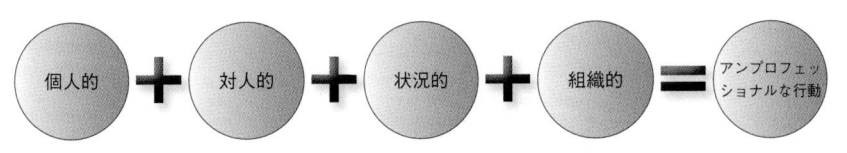

**図 11-2　アンプロフェッショナルな行動の誘因**

Ⅰ軸疾患，人格障害（被害妄想，自己愛性障害，受動的攻撃性人格障害，境界性人格障害）などのⅡ軸疾患である（Reynolds, 2012; Williams & Williams, 2008）．精神疾患はアンプロフェッショナルな行為の言い訳にはならないが，今後の逸脱を防ぐため，医学的な治療，カウンセリング，行動療法を含む包括的な方策を必要とする．

## 表11-4　アンプロフェッショナルな行動の誘因となるストレス要因の例

| ストレスの種類 | 解説 |
| --- | --- |
| 個人的なもの | ・必要不可欠なニーズが満たされていない状態<br>　・疲労，空腹，安全性に対する懸念，孤独，悲しみ，心配事<br>・能力の問題<br>・注意力を散漫にさせる事柄<br>　・家族や人間関係の問題，重要な試験<br>・身体的な疾患<br>・心理的・精神的な問題<br>　・燃え尽き症候群，情動障害，双極性障害，うつ病<br>・薬物乱用<br>・人格障害 |
| 対人関係によるもの | ・以前からの個人間での人間関係のトラブル<br>・メンタルモデルが不適切，または共有されていない<br>・臨床上の意見の不一致<br>・役割，責任，能力に対する理解が乏しい<br>・コミュニケーションの頻度が少ない，遅延している，不正確である<br>・問題を解決する会話でなく，責任を追及する会話の傾向<br>・言語の障壁<br>・パワーバランスが不均等 |
| 状況によるもの | ・仕事量が多い<br>・感情を揺さぶる臨床的な状況<br>　・死亡，外傷，病気の子ども，産科的危機，外科的偶発事故，<br>　・暴力的な患者，怒っている家族，奏功しなかった救命措置<br>・指導環境が不十分<br>・後方支援が得られない |
| 組織的なもの | ・作業手順が非効率<br>・人員不足<br>・職員教育が乏しい<br>・官僚的になりすぎている<br>・方針や手順に矛盾がある<br>・財政的な圧力がかかっている<br>・新しい機器や技術<br>・階層化し，硬直化した文化<br>・悪い行動に対して管理者が意図せず報奨を与えている<br>・悪い行動に報いる文化 |

## プロフェッショナリズムからの逸脱に人々はどう反応するのか？
## ( HOW DO PEOPLE USUALLY RESPOND PROFESSIONALISM LAPSE? )

Sundera 医師は，出身大学とは関連のない病院で働く卒後一年目の外科系レジデントである．彼女は手術室で飛び交う無数の冗談に愕然とした．多くは麻酔で眠っている患者に関してであったが，一部は，医学生に関するものもあった．居合わせた麻酔科指導医やレジデントは，それを聞いた時，ただ笑って過ごすだけであった．研修期間中ずっとこんな風に過ごさなければいけないのだろうか？

　自分を不快にするような行動を同僚やレジデント達がとるのを目撃した時，私たちは，本能的に次の 4 つの行動の内の 1 つを選んで反応する．それは，承認する，無視する，行動を据え置く，介入する，の 4 つである（**図 11-3**）．
　承認的な反応とは，問題となっている行為を，明らかに支持したり，意味を強めたり，増幅させたりする行動である．彼らは笑いに加わったり，同様のエピソードやコメントを披露したり，他人の行動に対する陰口をたたいたり，問題行為を中断しようとする人を注意または無視したりするかもしれない．無視する反応とは，起っている行動に何の発言もしないことである．例えば，問題となっている行動を無視する，または，言及しないで話題を変えることである．行動の据え置き反応とは，目撃者が後で相談できるように計画したり，状況を責任者に報告しようと計画したりすることである．このような受け身の反応を選択しようとする意図自体は良いことなのかも知れない．忙しい勤務帯の真最中には，診療チームのまとまりのほうが重要かもしれない；そのこと以外では善良な医師に不適切な言動や行為について注意を喚起すると気まず

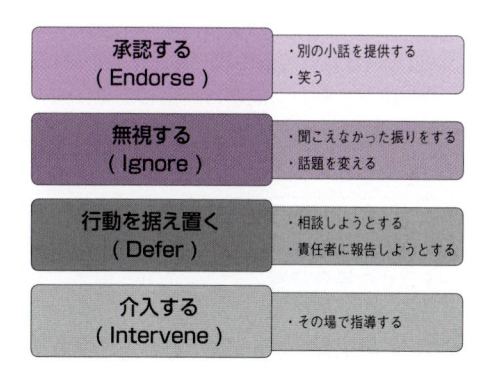

## 図 11-3 目撃したプロフェッショナリズムからの逸脱にすぐに反応する場合の選択肢

くなるのではないか：自分はそこまで介入するだけの立場にない；あるいは単に関わり合いになりたくない，などである．しかし，悪い行為を無視する反応は，特に他の人がいるところでは，そのような行為を安易に受け入れていることを伝えてしまう．後から同僚とこのことについて話し合おうという戦略は，通常失敗する．というのは，「後から」は，決してやってこないからである．このような逸脱を目撃した場合の最善の方法は，私たちには自己管理する責任があることを受け入れ，不適切な言動を止められる瞬間に巧みに割って入ることである．そうすることによって，私たちは，逸脱した違反者だけでなく，逸脱を目撃した傍観者に対しても，プロフェッショナリズムについての重要な教訓を教えることになる．

　このことは，想像よりも難しい．プロフェッショナリズムに適った価値を高めようと割って入るには，問題を誰か他の人の手に委ねたいという人間の本能を克服できる強靭な一連のスキルが必要となる．私たちは，医療の訓練によって，窒息している子供，交通事故で出血している10代の被害者，心臓発作を起こしている中年男性といった生命の危機的状況にどう介入するかを学んでいるのに，プロフェッショナルとしての価値観が危機にさらされている状況にどう介入するのがベストなのか，時間を設けて考えることはほとんどない．

　臨床現場で何か間違っていると気付いた時になぜ私たちがあまり行動をおこさないのかは，以下の3つの社会学理論で説明できる．

1. 無関心な傍観者理論
2. 逸脱の標準化
3. 目に見えない利得の法則

無関心な傍観者理論とは，一連の興味深い実験による．その実験では，他者に対する脅威（襲われる）または自分自身に対する脅威（部屋に煙が流れ込む）に対して，人々がどのように行動するかが観察された．問題に直面した時に個人が行動を起こす可能性は，その場に居合わせた人の人数に逆相関していた（Garcia et al, 2002）．医療に即して考えるなら，チームの他のメンバーが居合わせると，誰かが声を上げる可能性が低下する．この観察結果には多くの解釈が存在するが，責任の分散が関与するようである．声を上げるのは誰か別の人の仕事であると皆が考える．自分よりも権限や経験が多いと思われる人が居合せた場合は特にそうであり，例え，その権限や経験が通例の階層構造で決まっているのではなく，自らが宣言したものであってもでそうである．

　2つ目は，逸脱がいかに標準化されるかに関する社会学理論である．自分がどう反応すべきか迷っている時には，他人の行動をヒントにする．ある初期レジデントが品のない冗談を言ったのを聞いた時，レジデントや他の学生は，このコメントを不愉快に感じていそうな人が他に誰もいないならば，きっとこれは自分が感じているような

問題発言ではないのだと思う．その無礼な発言を，例え冗談であっても居合わせた誰もが普通だと承認してしまうと，その問題を孕む発言は新しい標準になる．研修中の医師達は，これぐらいの冗談は大丈夫なのだ，というように学んでしまうのである（これを「隠れたカリキュラム」という）．

　最後の理論は，目に見えない利得の法則である．誰かが良くない冗談や無礼な発言をしたのを聞き，もし私がそれに介入しようとしたら，介入したことに対する私への潜在的な結果は明確で，即時的で，かつ否定的であろう．（例えば，友人を失うかもしれない，自分自身がチームから問題人物として見られるかもしれない）．逆に，介入することの潜在的な利益は，すぐには分からないし，直接的でないだろう（私が意見したおかげで，Susan の患者に対する態度が改善し，そのおかげで彼女が幸せになったことなど，一体どうすれば私は知ることができるだろうか？）．誰にでも当てはまるこれらの社会学理論に加えて，学生や若いレジデント達は，彼らに影響力を持つ誰かのアンプロフェッショナルな行動を目撃した場合，気懸りなことに対して声を上げることで悪い評価を受けるという形での報復措置を恐れている．（Brainard and Brislen, 2007）．

## プロフェッショナリズムからの逸脱にうまく対処するための方法とは何か？
( WHAT ARE STRATEGIES FOR GOOD RESPONSES TO PROFESSIONALISM LAPSES? )

破壊的行為が職場の文化，医療供給システムの安全性，レジデントや同僚たちの心の平穏に与える影響を考慮すれば，全職種の人間にとって，自己管理という責任を身に付けるための態度とスキルが必要となるのは明白である（Papadakis et al, 2012）．プロフェッショナルとしての自己管理の責任に応える生き方というのは，どんな程度の逸脱であれ，プロフェッショナリズムに反する逸脱が起こったときには，それに対処する準備がなければならいという意味である．同僚やレジデント達のアンプロフェッショナルな行為についての取り組みは，医師やレジデント達のプロフェッショナリズムに関する以下の一連の前提を受け入れることから始まる．

1. 私たちは皆，プロフェッショナリズムの最高水準を目指しているが，時々，標準に達しないことがある．
2. 私たちは皆，自分の行動が標準的なプロフェッショナリズムから外れていないか，不適応行動の繰り返しにより臨床医としての評判を損ねてないか，優れたプロフェッショナリズム以外のロールモデルとなっていないか，を知りたいと思っているに違いない．
3. 私たちは皆，同僚たちの助けを借りて，自らの行動や態度を改善する能力を持っている．

これらの仮説を念頭に置くと，アンプロフェッショナルな行為に対処するための技術，方法に取り掛かることができる．Hickson の破壊的行為のピラミッドを応用して，私たちは，幅広く見られるプロフェッショナリズムからの逸脱に対処するための段階的アプローチを作成した．そこでは，観察されたアンプロフェッショナルな行動の深刻さと根深さに応じて，介入の強さと報いが割り当てられている（**図11-4**）（Hickson et al, 2007）．

　深刻さがもっとも少なく，単発の問題と考えられるアンプロフェッショナルな行動であれば，即時指導（レベル1）が正しい解決方法である．より深刻であるが，単発の事例に関しては，事後のカウンセリング（レベル2）が妥当である．継続する問題に関しては，矯正と処罰処置についての話し合い（レベル3）が行われるべきである．最後に，プロフェッショナリズムから逸脱する甚だしい間違いを犯した医師や，指導やカウンセリング，矯正にもかかわらず破壊的な行為を繰り返す者には，免職まで含む制裁措置が値する（レベル4）．

### 第1レベルの介入：即時指導（ LEVEL 1 INTERVENTON: COACHING IN THE MOMENT ）

後期レジデントである Anderson 医師は，指導中のレジデント Marta が点滴ラインを取るのを助けていた．その患者は長年のドラッグ使用のため，末梢血管がボロボロであった．点滴ラインを取るのを繰り返し試みなければならなかっただけでなく，患者が針の痛みのため大声で泣いているため，Marta の不満は明らかに増えていった．彼らが部屋を出て上級医，担当の創傷ナース，学生と合流した後に，Marta は

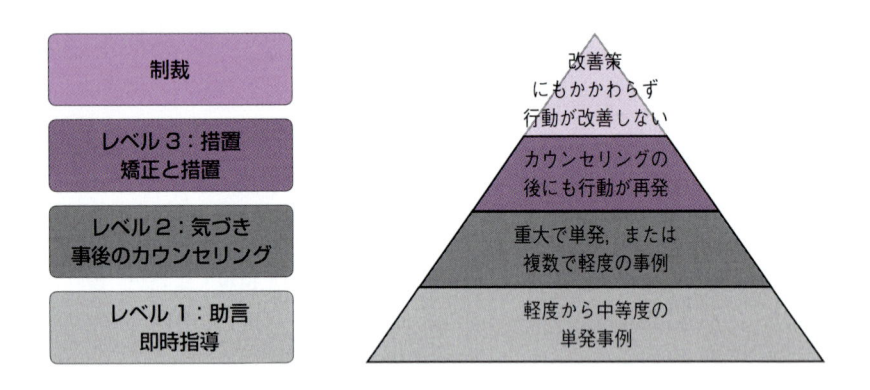

## 図11-4　介入の段階的アプローチ

こう言い放った.「ああいうメソメソした薬物中毒患者には本当にムカつく.麻薬が入っている時には注射針も大好きなのに,抗生物質が入っているとそうじゃなくなるんだから.そもそも,一体彼らはどうして病院に来るのよ.」

これは良くある状況で,Anderson 医師は,他の医師が発したアンプロフェッショナルな発言をたまたま耳にしたところでもあったので,それにどう反応するのかの判断を迫られていた.Marta が良い医師であることを Anderson 医師は知っていた.結局,Marta は他の患者の時と同じように,この患者に対しても一晩中付きっ切りでケアに当たっていたのである.Anderson 医師は,血管が見えない患者の点滴ラインを取るのがどんなにイライラすることかも理解していた.このような心境に深く共感する人の多くは,笑ったり,自分が経験したエピソードを紹介して話の輪に入ったりすることによって,意図しているかどうかに関わらず,彼女のコメントを支持する選択をするかもしれない.その結果,望ましくない行動の共謀者になってしまうこともある.あるいは,Anderson 医師は,Marta に今何か言葉をかけることで,学生の前で彼女に恥をかかせ,今後の仕事上の人間関係を損なうことを心配するかもしれない.自分の発言が冷酷なものであったことに彼女はすでに気がついており,反省して改善するだろうと,彼は想像するかもしれない.もし Anderson 医師がこのように考える傾向が強いなら,彼は何も言わない集団に属し,傍観者になってしまうだろう.しかし,増強されたり,矯正されなかったりした不適切な言動は,通常繰り返される.Anderson 医師が,状況に即し,かつ,事例の重大性に見合った方法で介入すべきなのは明らかである.このような状況では,Anderson 医師は即時指導に乗り出すことができる.

　**即時指導**(coaching in the moment:CIM)の戦略は,矯正のためでなく,改善のための指導と考えるべきである.即時指導による介入の目的は,逸脱を止めることと,関わった全員に望ましい行動を知らせることである.この介入は,目撃者の前で実施されることが必須である.なぜなら,それによって,私たちは逸脱した本人に対しはっきりと指摘することができる一方,目撃者もアンプロフェッショナルな行為が破壊的パターンに至る前に食い止めなければならないことを理解できるからである.即時指導の介入が上手くいくと,次のことが可能になる.つまり,逸脱を耳にした者(指導者)は,逸脱の原因を認識し,逸脱を犯した者(違反者)に共感を示し,プロフェッショナリズムの新たな規範を構築し,そして適切な患者ケアに向けて会話を方向転換することができる.即時指導の4ステップは下記に示す通りで,文字通り 90 秒で終了できる(**表 11-5**).

　即時指導の方法に関わる際,違反者と観察者に対して,指導者は不適切な状況を是認しないことを明確にする.それによって,彼らのグループが似たような行動をするのを抑制する.それは,違反者と破壊的コメントを受ける者の両者に対して,同時に共感を示す機会となる.

即時指導に対する反応は様々であるが，前向きなものが多い．自分の間違いが明らかになるのを好む者はいない．しかし，穏やかに，かつ「これはひどくアンプロフェッショナルだ」と言ったような決めつけなしに行われるなら，このような矯正は受け入れられ，時にはとても歓迎される．理想的な反応においては，違反者は逸脱を認め，それを詫び，次に逸脱が起こるような場合にはグループ内で中断するように求める．

　面白いことに，プロフェッショナリズムからの逸脱を早く改善すると，逸脱に関する意地悪なうわさ話が流れにくくなる．違反者が認めない場合には，即時指導は理想的ではないが，それでも部分的には効果を発揮する．なぜなら，破壊的またはアンプロフェッショナルな行動に関与する状況に誰かが介入するのを周囲の者が見ることになるからである．幸いとても少ないのだが，より困難な反応としては，指摘を全く受け入れなかったり（「そんなにカリカリしないでください．彼には聞こえないんだから良いでしょう！」），指摘する人を攻撃したりする（「自分を誰だと思ってるの？ William Osler ですか？」）．このような場合には，単純に同意できないことを伝えるのが一番で（「あなたの発言には同意できません」），もし必要であれば，ほとぼりを冷ますための小休止を置く．

## 表 11-5　即時指導：90 秒でできる 4 つのステップ法

| ステップ | 例 | コメント |
|---|---|---|
| 潜在している感情を認める | 「私は，あなたがどれだけこの患者（あの看護師，あの部署）にイライラしているか，よくわかります」 | 「私」から始まる言葉には対立しにくい． |
| 違反者に共感する | 「私も患者にイライラすることはあります」または「あなたがイライラするのは良くわかります」 | 理解や共感を示すことにより，違反者が保身に走り，苦言が説教くさくなる危険性を最小限にできる． |
| 新たな規範を打ち立てる | 「おそらく患者もイライラしていて，自分のこの習慣のせいでちゃんと診てもらえないかもしれないと恐れていることを，私たちは念頭に置かなければいけません．」 | 「私たち」という言葉を使うと，私たち皆が，こういう問題を念頭に置き，取り組む必要があると示唆できる．可能なら，その行為と患者や不適切なコメントの対象となっていた人物を結びつけて，人間らしさを示す瞬間を醸し出す． |
| 会話を方向転換する | 「この患者に対して，私（たち）が何か協力できることはありますか？」 | 気持ちを切り替えて，この会話における指導の意味合いを強める |

## 演習 11-2

「悪いニュースの伝え方」やプロフェッショナリズムからの逸脱を通した同僚への指導，といった新しいコミニュケーション・スキルの修得には，練習が必要である．どんな語句がより自然に感じられるのか，試してみる必要がある．即時指導の 4 ステップに合ったフレーズを以下のそれぞれの場面設定で確認してみよう．

1. 医学生が CT 検査の結果を確認するのを忘れていたと，初期レジデントが回診中に繰り返しいびっている．学生は今にも泣きそうである．

2. カンファレンスが始まるのを待つ間に，外科研修中の同級の医学生が，彼の担当する太った患者についてくだらない冗談を言っている．

3. 他のチームの人達が，交通事故にあった患者について食堂で冗談を言って笑っているのを耳にした．

4. レジデントが，新しい初期レジデント達に 4D 病棟の看護師たちの悪口を言っている，彼女らの言うことはいつも間違っているので，気にしないように，と言うのだ．

## ▌第 2 レベルの介入：事後カウンセリング
## (LEVEL Ⅱ INTEVENTION：CORRECTION AFTER THE MOMENT (CAM))

Fahrabi 医師は救急医療部のインシデント・レポートを調査する責任者であった．彼女は，新任の救急医である Rolando 医師が，過去 2 か月で看護師から 6 件の苦情を受けていることに気づいた．看護師は，彼が看護師を見下しており，せっかちで，その上うえ，彼女らの質問に答えてくれないこともあると訴えている．

Fahrabi 医師は，今までの例に比べ，やや質の異なる困難に直面している．Rolando 医師がアンプロフェッショナルな行動をしているのを実際に目撃していないにもかかわらず，彼が看護師に対する関わり方を改善するためのカウンセリングをすることを彼女は求められているからである．もしこれが，Fahrabi 医師が Rolando 医師について初めて受け取った否定的な報告だとしても，この状況では，事後カウンセリング (correction after the moment：CAM) として知られている第二レベルの介入が相応しい．全ての医師は，プロフェッショナルにふるまうことを目指し，プロフェッショナルでないと見られていないかどうかを知りたいと思っており，そして問題行動の改善に前向きであるという仮定に基づき，事後カウンセリングにおける話し合いの目的は，当事者についての否定的な報告により問題が明らかになったことを気づかせ，行動変容の手助けをすることである．Hickson と同僚達は，このような導入的な話し合いを「コーヒーを飲みながらの」対話と呼んだ (2007)．この呼び方は，信頼できる同僚や権限を持った人物によりなされる対等な会話であるという考えを反映しており，自分の行為がどのように受け止められたかを当事者自身に気づかせ，得られた客観データを共有し，省察を促し，支援することにより，違反行為とみなされた行動パ

ターンが継続することを防ぐ意図がある．これは真の形成的な評価であるので，当事者は懲罰されるべきでなく，問題行動の再発がなければ，これらの話し合い自体も機密事項とされることを，担当者は違反者に保証すべきである．

　事後協議の話し合いを冷静かつ脅威的でなくしようとしても，アンプロフェッショナルな行動に関する報告について話し合うことは，多くの場合，困難を伴う．看護師たちからの不満について Fahrabi 医師が Rolando 医師と話し合うときに起こりうる反応を，いくつか想像できる．Roland 医師が Fahrabi 医師に感謝して，「看護についての気懸りなことにうまく対処できないんです．私が気づいた看護の問題にどうしたらうまく対処できるか，相談に乗っていただけますか？」というような発言をするなら理想的である．このような反応なら，臨床的な不一致や診療行為実施時の心配事にどう対処するのがベストかという本来の話し合いが容易になる．残念ながら，Rolando 医師は，以下のように話し合いを拒否するような返答をすることもありうる．

- ■ 「看護師が何を言ってるのか，全く心当たりがありません．」
- ■ 「私はそのような記憶がありません．誰か目撃者でもいるんでしょうか？」
- ■ 「私は患者のケアが危険な場合にしか怒っていません．誰かが看護師を監督すべきだという意見にはみんな賛成ですよね．」
- ■ 「なぜ Federico さんを呼ばないんですか？私よりも彼に対する苦情の方が多いでしょう？」

これらの反応にはイライラさせられるが，理解可能なものでもある．自分の満足のいく状態や評判が脅かされていると感じるとき，人は本能的に逃避か攻撃に向かう．逃避反応は黙認のように見えることもある．「このようなことは二度と起こりませんから，これ以上何もしなくて結構です．」表面上，これは良い反応のように見えるが，逃避反応は，たいていカウンセリングのための話し合いの早期閉鎖につながる．これでは，違反者が将来同じ行動を繰り返すことの防止に真に役立つはずの問題の在り処を探るという行為を妨害してしまうことになる．攻撃的な医師は，苦情の妥当性や信頼性に異議を唱え，より多くの証拠を要求し，質の高い医療のためという理由で自分の行動を正当化する．この種の反応に対して準備ができていないコーチ役は，ここで，話し合いをやめてしまうかもしれない．

　報告されたアンプロフェッショナルな行為について話し合いを行うに当たって必要とされる証拠の重みは，その話し合いでもたらされうる結果と比例している（**図 11-5**）．もし医師が資格や地位を失う危険があるのなら，当然，苦情の正確さがしっかりと調査されているべきである．しかしながら，事後カウンセリングにおける話し合いの目的は，懲罰や制裁よりは，気づきと学びであるから，むしろ，「事の真実」を証明するということに力を注ぎすぎなくてよい．このような話し合いにおける助言者の

| カウンセラーが用いる方法 | コーチングまたは<br>カウンセリング | 懲罰* |
|---|---|---|
| 話し合い前の準備 | どう認識されたのかを理解する:<br>当人のどのような行動が,アンプロフェッショナルと認識されたのか,確認する | 事実を調査する:<br>指摘された行動は報告された通りなのか,そして,情状酌量の事由があるのかを確認する |
| 話し合いの目標 | 形成的:<br>違反者がより良い行動するように助言する | 総括的:<br>違反者の行動において改善が乏しい場合は,制裁を与える |
| 話し合いに必要な証明の重み | 軽い | 重い |
| ＊評判への影響や,特権,利益,地位,資格の喪失 | | |

## 図 11-5　話し合いのタイプによって求められる証明の重みの対比

役割は,詳細に調査をすることではなく,当事者が意図した発言と,それが周囲にどのように受け止められたかの間にあるギャップを当事者に理解させることである.これを効果的に行うには,事前の準備と方略が必要となる.

事後カウンセリングにおけるカウンセラーは,苦情の分析と対話内容の準備に時間をかけなければいけない.このような困難な対話の責任者になる機会が多い人にとって,コミュニケーションスキルのワークショップは大変役立つ（Saxton, 2012; Patterson et al, 2012; Sehgal et al, 2008）.事後カウンセリングの話し合いには3つの目標がある:

1) 当事者となった医師の意図にかかわらず,彼らの行動が他者には不適切に感じられたことを,当事者が理解し,受け入れられるように手助けする（他者に対する共感）.
2) 行動の根本的原因を明らかにするための構造化された訓練を実施する（個別学習と省察）.
3) 今後同様な苦情が出てくることに対する防止策を作ること（代替戦略の同定）と,新たな技術を身に付ける必要があるかどうかを同定すること（個人的スキルの評価）

もし,組織に基準となる職員のデータがあれば,組織内の他の人達に対する苦情と比較した場合の,当事者への苦情の頻度について理解してもらうことも,目標として追加する（Pichert, Hickson & Moore, 2008）.

事後カウンセリングは,典型的には,枠組み設定,省察,計画の3段階に分けて実

施される．事後カウンセリングの枠組み設定の段階（**表 11-6**）では，カウンセラーは，深刻な問題を議論するために話し合いが安全な場となるようにし，苦情を詳述し，状況を洞察する時間を当事者である医師に与え，よくある防御的反応を予期して対処し，話し合いの目標を立て，優れたプロフェッショナルになるための個々人の能力に関する確信を強化しなければならない．

　事後カウンセリングの省察の段階では（**表 11-7**），カウンセラーは一連の質問を用いて，何が問題行動の誘因になり，なぜ周囲がそれをアンプロフェッショナルと捉えたのか，今後似たような状況が訪れた場合どう対処すべきか，を一緒に検討していく．以下の質問リストは，感情知性（emotional intelligence）に関する文献より引用したものである．どんな状況にも当てはまるわけではないし，順番通りに行う必要もない．

　これらの質問に対する医師の答えによって，その医師自身の自己認識や社会人としての気づき，自己抑制について知ることができる．その出来事の直前には診療に疲れ果てていたと述べることができる医師，人数不足のため看護師がイライラしている忙しい夜だったことを理解する医師，自分には不確実なことに対処する際に皮肉を言う癖があると自覚する医師，互いに親しくない間柄では皮肉は誤解されうることを理解する医師は，この会話を通して，今後，同じ過失を繰り返さないように学べる可能性

## 表 11-6　事後カウンセリング段階における枠組み設定

| 目的 | 例示 |
|---|---|
| (当事者の) 安全に配慮する | 「素晴らしい医師はみなプロフェッショナルであろうとしており，あなたが素晴らしい医師になろうとしていることも知っています．」 |
| 問題となった行動を詳述する | 「あなたの出した指示の内容について看護師があなたに確認したとき，あなたは，馬鹿にしたり，見下した調子で話したと，3人の看護師が苦情を言っています．」 |
| 反応を求める | 「このような苦情を以前に聞いたことがありますか？どんな対応をしましたか？」 |
| 反応を予測して対処する | 「このやり取りについて，看護師がそのように感じたことにあなたは賛成できないかもしれないし，あなたが本当は見下す意図はかったのだと私は思っています．しかし，私たちは臨床現場で皆がどう感じているのかを理解し管理する責任があります．否定的な反応を恐れる看護師が重要な質問するのを恐れるようになると，患者の安全が危機に晒されることになります．」「あなたはもう二度とこのようなことはしないと思っているかもしれません．けれども，私たちはこの件についてもう少し詳しく話し合い，そして今後あなたの評判が傷つくのを防げるように万全を期したいのです」 |
| 目標を決める | 「今日の目標は，この例を通して学び，次の機会にはあなたがよりうまく対処できるようになることです．」 |
| 当事者に対するあなたの信頼を強化する | 「気懸りなことについて相談できる人物であると周囲から評価されたい，とあなたも願っている，と私は思っています．」 |

## 表 11-7　事後カウンセリングの話し合いにおける省察の段階

**質問例：**
1) この出来事があったとき，何が起こったのですか？
　その時，あなたは他に何か仕事をしていましたか？
2) この出来事について，あなたはどう感じていましたか？
3) あなたは，その時（相手が）どう感じていたと思いますか？
4) 彼らはあなたの行動を，どうしてこのように否定的に解釈したと思いますか？
　あなたの言動や行動の何が，彼女らのこういう結論に導く原因となったのでしょうか？
5) もう一度やり直すとしたら，あなたは自分の対応をどう変えますか？

が高い．一方，他者にどう認識されているのかについての管理責任は自分にあるという考えを受け入れられない人は，その後も苦労が続く可能性が高い．

　事後カウンセリングの最終段階は，計画の段階である．計画の段階では（**表 11-8**），医師は，今後の類似するやり取りに際して，対人関係における新たな方法を試すという課題の実践を求められる．カウンセラーは，もし新しいスキルが必要な場合，どのようにそれを学び，誰の助けを借り，上手くいったと判断するにはどうしたらよいのか，と質問を投げかけることを通じて支援ができる．

　Pithert らの研究によると（2008），患者からの苦情が多くコーヒーを飲みながらの対話に招かれた医師の58％で，患者からの苦情の頻度が少なくとも40％は減っており，観察期間を通じての改善の中央値は79％であった．10年間の追跡調査では，累犯率は3％以下であった．興味深いことに，苦情が多い医師でコーヒーを飲みながらの対話を受けたうちの1/5は退職していたが，おそらく自分のスタイルは組織に合わないと考えたからであろう．このような医師には申し訳ないが，それによって施設の文化が望ましい状態に保たれたことになる．

## 表 11-8　事後カウンセリングの話し合いにおける計画の段階

**質問例：**
1) 今後，同様の状況が生じたら，あなたはどのように対処しますか？
2) 精神的に疲れる状況では，誰になら安心して助けを求められますか？
3) もしアドバイスが必要な時は，誰に頼りますか？
4) あなたにとって，行うことが最も難しいのは何ですか？
5) うまくいくためには，どんな支援やスキルが必要ですか？
6) うまくいったかどうかは，どうやったら分かりますか？
7) 何か私が支援できることはありますか？

## 第３レベルの介入：矯正と措置
（ LEVEL Ⅲ　INTERVENTION: CORRECTION AND CONSEQUENCES ）

産婦人科の部長である Nanette Oscher 医師は，ある手紙を受け取って動揺した．彼女は２年前に Jason Latcher 医師を婦人科腫瘍部の主任として競合相手から引き抜くことに成功し大喜びした．それから手術件数は増え，Latcher 医師の臨床的成績は素晴らしかったが，彼女はこの選択は間違いだったと後悔し始めた．患者は Latcher 医師を好み，彼の思いやりをべた褒めした．しかし，患者以外のほとんど誰もが彼に手を焼いていた．看護師は患者の前で罵倒されたと苦情を申し立てた．レジデントは間違いを叱りつけられ，術衣を脱いで涙しながら手術室を後にするのは日常茶飯事であった．医学部は，彼の下で学生を実習させることを許可しないことにした．Oscher 医師はベテランの上級外科医に Latcher 医師を指導するように頼んだが，コーヒーを飲みながらの対話ではどうにもならなかった．彼は話し合い中はたいへん感じが良く，私はただ患者に最高水準の医療を提供する責任があると彼らに言っているだけなのです，と言い，自分の行動を強く弁護した．そして，対人関係において，これからはもっと敬意をもって接するようにする，と毎回約束した．しかし，今，Oscher 医師は，全初期レジデントによる署名付きの手紙を手にすることになってしまった．それは，Latcher 医師の手術室でのふるまいのため，彼と一緒に働くことはできないというものであった．

ほとんどの医師は，２回以上のカウンセリングを必要としないが，中には，気づきを促す介入（第二レベルの介入）の後にもアンプロフェッショナルな行動をとり続ける医師がいる．Pichert らのデータ（2008）によると，21％の医師が最初の介入で改善するには至らなかった．Latcher 医師の事例が珍しいわけではない．彼は患者には親切丁寧で，臨床的成果も素晴らしいが，看護師・レジデント・学生に対しては無礼な態度をとる．このような破壊的な行動をすることで，Latcher 医師のような医師達は，周囲に恐怖と嫌悪感をもたらす．それによって，彼らは，安全で質の高い医療を提供するのに必要な，敬意を持って協力するという文化に反する文化を作ってしまっているのである．

　なぜ，Latcher 医師のような一人前の医師がこのようなやり方を繰り返すのだろうか？このようなことが一度や二度であれば，たまたまその日は機嫌が悪かっただけだと言い逃れできるかもしれない．もしそういうケースであれば，即時指導が有効だったに違いない．もし，Latcher 医師が新しい職場の文化に真剣に適応しようとしていたならば，事後カウンセリングの場で，他のどの部署の医師と比べても４倍のクレームがあると明示するデータを提供することで，行動変容に導くことができたかもしれない．助言や指導などの介入にもかかわらず，医師が破壊的行動を続けるには，いく

つかの理由がある．即ち，周囲にとっては不快に感じるその行為によって，問題視されている医師が何らかの利益を得ているのである（Williams & Williams, 2008）．産婦人科は，彼の外科的技術や患者を引き付ける能力を評価しているため，Latcher 医師に有利な回避策を作ってしまい，その結果，知らず知らずのうちに破壊的行為を増強してしまっている．Latcher 医師は，もはや実習学生を担当する必要はない．レジデントは彼の行為に苦情を申し立てたため，別の専属のフィジシアン・アシスタントが割り当てられた．看護師は彼に連絡するのを恐れるため，時間外や週末の患者管理を他の医師が行っている．一方で，破壊的行動をする医師の中には，周囲と協調して働くのに必要なスキルを身に付けていない場合がある．これはプロフェッショナルの能力の問題であり，協力的態度で働く潜在能力があっても，そのスキルについて熟達者の域には達していないことを意味している．身体的・精神的疾患，燃え尽き症候群，薬物依存が存在することもある．

　Latcher 医師には，第 3 レベルの介入が相応しい．これは行動の矯正の必要性とそれが実行されなかった場合の措置に関する話し合いである．事後カウンセリングと比較すると，これは，何らかの権力を持った人物により公的に行われる必要があり，記録を残すべきである．この話し合いを計画するにあたり，Oscher 医師は人事部や医事課の専門家に協力を仰ぎ，効果的で合法的な解決策を立てることも有効であろう．この話し合いの代償は大きいので，Oscher 医師は自分が受け取る報告書が正しいことを担保しておくべきである．

　矯正と措置に関する話し合いの目的は，問題視されている医師が以下のことをはっきりと理解することである．それは，どんな行為が不愉快と感じられ，どんな行為が望ましいか，また，不快な行為が続けられた場合，どのような措置が待ち受けているか，ということである．また，Latcher 医師が破壊的な行動を行うことで見返りが得られている状況を，不注意にも産婦人科や病院全体が作っていたと，Oscher 医師が認めることも決定的に大切なことである．彼女は，良い行為が報われ，悪い行為が利益を得ない新しい戦略を立てるべきである．

　**矯正と措置**の会話には，重要な一連のステップがある．まず冒頭で，権限を持つ人物が，これは深刻な話し合いだと伝えなければならない．この時，その対象者にポジティブな評価を与えてはいけない．なぜなら，その後に続く，矯正に関するメッセージのインパクトを小さくしてしまうからである．それから，破壊的行動や，それが周囲に与えている影響を詳しく説明すべきである．続いて，期待される行動を明確に伝えなければいけない．次に，期待されているように行動がとれなかった場合の措置や，行動がどのように観察されるかの流れを説明しなければならない．最後に，その対象者をサポートすることを伝え，当人が行動することを促して話し合いを終えるべきである．**表 11-9** に会話例を示す．

## 表11-9　矯正と措置の話し合いにおけるステップ

| | |
|---|---|
| 深刻な話し合いであ<br>ることを伝える | 「私たちはあなたの行動について真剣に話し合う必要があります．この話は聞き<br>入れにくいとはわかっていますが，私があなたに促すまでは，中断しないで私<br>が話すことを聞いてください．」 |
| 破壊的行動の詳細を<br>伝える | 「この件で何度も協議したにも関わらず，あなたが手術室で罵詈雑言を口にし，看護師に<br>声を荒げ，レジデントを見下し，馬鹿にした対応をするとの苦情を引き続き受けていま<br>す．」 |
| 破壊的行動がもたらし<br>ている影響を述べる | 「あなたのとっている対人関係の方法では，周囲の人は一緒に働くことを拒否し，患者の<br>ことで電話することを恐れてしまいします．これでは，医療面で危険な文化ができてし<br>まい，好ましくない学習環境になっています．今週も2人の経験豊富な手術室専属看護<br>師が辞め，あなたが欲しがっていた婦人科腫瘍科の専門レジデントも雇うことができま<br>せんでした．」 |
| 望ましい行動を明確<br>にする | 「私は今ここで，非常にはっきりしておきたいのですが，今後あなたの行動に関する苦情<br>はすべてなくすべきです．臨床の場，教育の場，すべてにおいて，罵詈雑言や怒鳴るな<br>どの報告が一切来ないようにしてほしいと思います．看護師やレジデントに敬意をもっ<br>て接してください．手術室で彼らが間違いを指摘し，患者のことで電話をかけてきた場<br>合，心配してくれたことについて，あなたが彼らに感謝することを期待します．もしも，<br>あなたが彼らの意見と一致しない場合は，私の耳に入っても問題ないような言葉や語調<br>でもって，礼儀正しく，賛成できないということを伝えるべきです．」 |
| 基準に達しない場合<br>の措置を定める | 「もしもこの一か月で行動の改善が見られなかった場合，矯正措置を取らなければなりま<br>せん．第一に，上級外科医をあなたの手術室に配置して監督することになります．手<br>術室のスタッフと肯定的なやり取りをするように，監督者があなたを指導するでしょう．<br>レジデントとの間に問題が続くのであれば，あなたが指導するフェローシップのプログ<br>ラムを中止することになります．なぜなら，私は，自分の良心に基づいて，悪意に満ち<br>た労働環境にレジデントを招くことができないからです．」 |
| 観察方法を概説する | 「私は毎月多職種評価法を用いて，毎月，あなたの行動を観察します．あなたの行動が改<br>善しているのが明らかになったら，観察は3か月に1回に減らします．○○医師がこの<br>報告を受け取り，あなたと毎月この報告を振り返るために話し合います．」 |
| 支援し返事を求める | 「注意深く聞いてくれてありがたく思います．あなたは素晴らしい医師であり，患者を<br>熱心に診ていることは分かっています．私たちがここで大事だと思っている敬意のある<br>文化を作るために，あなたは職場での行動をどのように変えるつもりか教えてください．<br>あなたが実行するのであれば，私も協力します．」 |

　もし，Latcher医師がこの最初の段階を遮ろうとするなら，Oscher医師は，彼に
自分の話をしっかり聞くよう丁重に求め，自分の話が終わった後で彼の意見を聞く機
会があると安心させるべきである．彼女は，よくある不適応的な反応を予期し，どう
対応するかを計画しておくことができる（**表11-10**）．それらは，Mizrahiらにより，
否認，すりかえ，逃避として記載されている（1984）．

　Oscher医師は，望ましい行動を鼓舞し，破壊的行動を挫くために，一連のレバレッ
ジポイント*を利用することができる．給与やボーナスの査定方法を変更するなどの
経済的なテコの使用を選択することもできる．Latcher医師の手術室への立ち入りや
手術時間帯の優先枠を変更することもできる．

（　＊訳注：レバレッジポイント：テコの作用点のように小さな力で大きく動かせるポイント　　　）

| 表 11-10 | 矯正と措置の話し合いでよくある不適応な反応の予測とその対応 | |
|---|---|---|
| 反応 | 例 | 対処 |
| 否認 | 「私が問題なのではありません．ここで勤務するレジデントの出来が悪いのです．彼らの模擬試験の結果を知っていますか？」 | 「ここは，レジデントの模擬試験の結果を話す場ではなく，あなたの彼らに対するコミュニケーションについて話す場です．仮に彼らがあなたの水準に達していなくても，あなたは彼らに丁寧に話すべきです．問題があるなら，プログラム責任者にいつでも相談してください．」 |
| すりかえ | 「私の最新の診療報酬請求書額を知っていますか？直近の研究補助金を知っていますか？」 | 「あなたの臨床上，研究上のスキルは認めますが，あなたの行動のせいで，あなたの評判は損なわれ，効果が上がらなくなっています．」 |
| 逃避 | 「先週のパーティは素晴らしかったですね．あなたは実に素晴らしい部門を作り上げましたね．」 | 「お褒めの言葉をありがとうございます．しかし，私があなたの行動をひどく心配しているということについて，よく聞いて欲しいのです．」 |
| 会話を方向転換する | 「了解しました．私が付き合いやすい人間ではないことは認めます．謝りに行って，今後改善することを約束します．」 | 「進んで謝罪してくれることに感謝します．しかし，これは，前回私たちが協議した時の返事と同じです．どうしたら今後あなたがこのような苦情を受けないようになるかについて，はっきりさせる必要があります．」 |

　フィジシアン・アシスタントやレジデントの利用といった診療サポート体制の変更を考慮することもできる．手術室に監督者を強制的に置いて，Latcher 医師の自由を制限することもできる．どのようなテコでも有効であろうが，破壊的行動や Latcher 医師が最重要視する特権と関係するものが最も良いであろう．

## 第 4 レベルの介入：制裁と懲戒処分
### （ LEVEL Ⅳ　INTERVENTIONS: SANCTIONS AND DISCIPLINARY ACTIONS ）

　第 4 レベルの介入は，手強い違反者のために残してあり，通常は施設（医療センターや大学 ）の規則に従って執り行われる．放校，レジデント契約の非更新，入院特権の喪失，終身在職権の剥奪，免許喪失といった永久的制裁の可能性がある場合，権限ある立場の者は，施設弁護人に連絡し，破壊的行為が悪辣または厳罰に値するほど執拗なので適正な手続きを取っても大丈夫か確認すべきである．重要なことではあるが，これらの状況は頻度が少ないため，この章では割愛する．

## アンプロフェッショナルな行動への対処におけるシステムの役割
（ THE ROLE OF THE SYSTEMS IN DEALING WITH UNPROFESSIONAL BEHAVIOR ）

### 医療機関（ HEALTHCARE INSTITUTIONS ）

別の章でも取り扱ったが，私たちが働く環境は，アンプロフェッショナルな行為の危険性を無意識に高めることもあり，プロフェッショナリズムに則した文化を明らかに高めるように働くこともある．Swiggart ら（2009）は，アンプロフェッショナルな行為に対し，前向きで建設的な反応を促す鍵となる施設内の組織や方針，手順をまとめた．安全で患者中心の文化を目指す賢明な医療チームのリーダーは，多角的なアプローチが必要なことと，どのようなプロフェッショナリズム改善プログラムの立案・推進にも医師が関わるべきであることを理解している．(Humphrey et al, 2007; Leape et al, 2012b; Viggiano et al, 2007; Kitch et al, 2013; Smith et al, 2007)．以下のようなアプローチを粘り強く続ければ，プロフェッショナリズムを支援するための文化や環境を最適な状態で保ち，教育プログラムを提供することができる．それは，プロフェッショナリズムに適った態度や行動を教え，継続するための教育プログラムや人材を提供すること，プロフェッショナリズムから逸脱する行為に対処する方針や手順を策定し，継続的に実施すること，組織全体としてプロフェッショナリズムを評価し賞賛することである（**図 11-6**）．

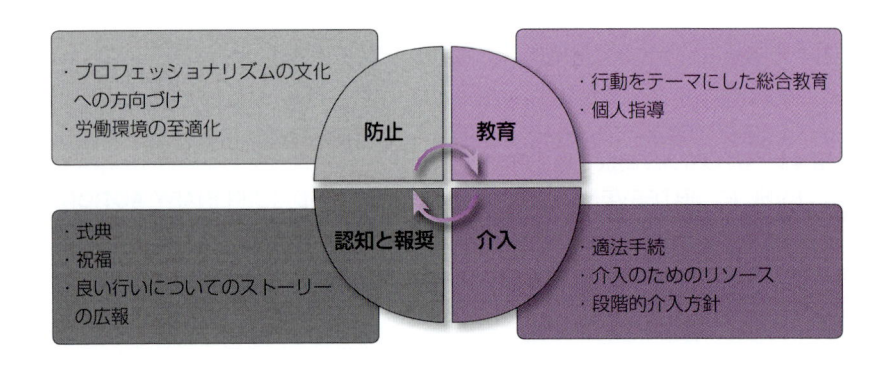

## 図 11-6　医療機関のプロフェッショナリズムの構成要素

　医療の労働環境は，全スタッフが，休息，内省，気分転換できるように設計されるべきである．職員配置，勤務時間，望ましいワークフロー（作業手順の流れ）に注目することで，病人や死にゆく人のケアに特有のストレスの一部を軽減できる．内省や少し休憩するための静かな部屋も一助となる．望ましい敬意のある文化についての説明会があると，何を求められているのかを新規職員すべてが確認するのに役立つ．アンプロフェッショナルな行為の特徴，破壊的行為が医療や医療者の心の健康に与える影響，即時指導の話し合いの際必要となる技術は，医学生から全職種の医療スタッフに至るすべての人に提供されるべきである．臨床，教育，研究にかかわるすべてのスタッフは，事後カウンセリングや「矯正と措置」の介入について訓練されるべきである．専門的なコーチングや教育評価戦略に投資して，それを必要とする専門家のために役立てるべきである．

　より深刻な介入や措置を解説する方針や手順は，顧問弁護士により作成・承認されるべきである．そして，資格登録局や全米医師データバンクへいつ報告するかに関するガイドラインも含まれるべきである．多くの施設において，行動に関する契約や誓約が結ばれており，任命時にサインする．そこには，患者・学生・レジデント・他職種と接する場合の望ましい態度に関する記載も盛り込まれている（Joint commission, 2009）．深刻な違反を告発されている職員に対しては，誤って告発されることから守るための適法手続が確立されるべきである．しかしながら，適法手続は，施設や専門家としての価値観を遵守しない専門職がいる場合に，責任者が矯止行為を実施するのを阻む重荷になってはならない．アンプロフェッショナルな行為の被害者やその行為を報告し報復の標的になっている人には，謝罪と必要な支援を得ることができるよう業務の回復戦略が策定されるべきである．理想的には，患者アドボカシー・レポート・システム（PARS）のようなデータ監視プログラムを作るべきである．（Pitchert, Hickson & Moore, 2008）．プロフェッショナリズムを尊重した文化を維持するためには，同じ医療環境下にいるすべての人が，常に，継続して注意深く観察し，補強する必要があることを，皆が理解していることが最も重要である．

　最後に，プロフェッショナリズムを認知し，褒賞する儀式は，プロフェッショナルなパフォーマンスを組織が評価していることを実感できる証拠となる．

## 認証評価組織とプロフェッショナル組織
### （ACCREDITING AND PROFESSIONAL ORGANAIZATIONS）

全米のプロフェッショナル組織やその認定機関は，個人や施設がプロフェッショナリズムに則った文化を構築し持続するよう大切な動機付けを行っている．医療施設認定合同機構（Joint Commission）は，組織が方針と手順をもとに，破壊的の行為に対処す

ることを求めている．米国卒後医学教育認定評議会（ACGME）と医学教育連絡委員会（LCME）のどちらも，学習者の健全性や学習環境に注意を払い，適切な状態を保つよう命じている．特に米国内科専門医機構，米国整形外科学会，米国外科学会は，会員のアンプロフェッショナルな行動を認知し対処するのに役立つ教育素材を提供している（American College of Physicians, 2009, Porucznik, 2013; Halverson, Neumayer, & Forcht Dagi, 2012）．

## 結論（CONCLUSIONS）

医療過誤の文献から私たちが学んできたように，人が完璧に振舞うことを前提としている限り，どんな努力もいつかは失敗に終わる．どれほど献身的な医師であっても，最善を尽くせない日があり，個人的・職業的なレベルを満たす行動ができないことがあり得る．このような状況における最善の予防策は，自己規制を行えるという特権と責任を果たすことに高い意識を持ち，もし私たちに助けが必要となったとき，最も頼りになる熱心な同僚達の存在である．

### 学習のキーポイント

1. アンプロフェッショナルな行動には幅があり，労働・学習環境の破壊（怒鳴ること，患者に関する冗談など）から犯罪（詐欺）まである．破壊的行動の頻度は高いため，ほとんどの医者や学生が目撃している（甚だしい逸脱に対する介入が必要となった医師の数は，1施設あたり3〜5％であった）．

2. アンプロフェッショナルな行動は，医療の質におけるギャップを是正しようと声を上げることをスタッフが怖がる環境を作ってしまうため，患者ケアを損ねる．アンプロフェッショナルな行動が横行する環境では，学生や他の医療者は道徳的苦悩を経験し，その結果，意欲低下や早期離職を招く．

3. アンプロフェッショナルな行動を引き起こす誘因は数多く，個人的，対人的，状況的，組織的なものが挙げられる．

4. アンプロフェッショナルな行動を目撃した人の反応には，承認，無視，行動の据え置き，介入がある．

5. 逸脱を目撃した場合の介入方法には段階的なアプローチがあり，即時指導，事後カウンセリング，再発時の矯正と措置，制裁の順である．それぞれに特有の戦略を用いると，より効果的に介入することができる．

# 文献（REFERENCES）

1) Adams KE, Emmons S, Romm J. How resident unprofessional behavior is identified and managed: a program director survey. Am J Obstet Gynecol. 2008 Jun; 198 (6) : 692. e1—4 ; discussion 692. e4-5.

2) American College of Physicians. Dealing with the Disruptive Physician Colleague. ACP Ethics Case Studies. 2009. Available at http://www.medscape.org/viewarticle/590319_2

3) Arnold L. Responding to the professionalism of learners and faculty in orthopaedic surgery. Clin Orthop Relat Res. 2006 Aug ; 44- : 205-213.

4) Billings ME, Lazarus ME, Wenrich M, Curtis JR, Engelberg RA. The effect of the hidden curriculum on resident burnout and cynicism. J Grad Med Educ. 2011 Dec ; 3 (4) : 503-510.

5) Brainard AH, Brislen HC. Viewpoint: learning professionalism: a view from the trenches Acad Med. 2007 Nov ; 82 (11) : 1010-1014.

6) Brater DC. Viewpoint: infusing professionalism into a school of medicine: perspectives from the dean. Acad Med. 2007 Nov ; 82 (11) : 1094-1097.

7) Brenner AM, Mathai S, Jain S, Mohl PC. Can we predict "problem residents" Acad Med. 2010 Jul ; 85 (7) : 1147-1151.

8) Brownlee S. Overtreated: Why Too Much Medicine Is Making Us Sicker and poorer 1st edition. New York (NY): Bloomsbury; 2008.

9) Buchanan AO, Stallworth J, Christy C, Garfunkel LC, Hanson JL. Professionalism in practice: strategies for assessment, remediation, and promotion. Pediatrics. 2012 Mar; 129 (3) : 407-409.

10) Campbell EG, Regan S, Gruen RL, Ferris TG, Rao SR, Cleary PD, Blumenthal D. Professionalism in medicine: results of a national survey of physicians. Ann Intern Med. 2007 Dec 4 ; 147 (11) : 795-802.

11) Dupras DM, Edson RS, Halvorsen AJ, Hopkins RH Jr, McDonald FS. "Problem residents" : prevalence, problems and remediation in the era of core competencies. Am J Med. 2012 Apr ; 125 (4) : 421-425.

12) Dyrbye LN, Massie FS Jr, Eacker A, Harper W, Power D, Durning SJ, Thomas MR, Moutier C, Satele D, Sloan J, Shanafelt TD. Relationship between burnout and professional conduct and attitudes among US medical students. JAMA. 2010 Sep 15 ; 304 (11) : 1173-1180.

13) Dyrbye LN, Shanafelt TD. Physician burnout: a potential threat to successful health care reform. JAMA. 2011 May 18 ; 305 (19) : 2009-2010.

14) Federation of State Medical Boards (FSMB). Policy on Physician Impairment. 2011. Available at: http://www.fsmb.org/pdf/grpol_policy-on-physician-impairment.pdf

15) Garcia SM, Weaver K, Moskowitz GB, Darley JM. Crowded minds: the implicit bystander effect. J Pers soc Psychol. 2002 Oct ; 83 (4) : 843-853.

16) Hafferty FW. Beyond curriculum reform : confronting medicine's hidden curriculum. Acad Med. 1998 Apr ; 73 (4) : 403-407.

17) Halverson AL, Neumayer L, Forcht Dagi, T. Leadership Skills in the OR. Part II : Recognizing disruptive behavior. Bulletin of the American College of Surgeons. 2012 Jun ; 97 (6) : 17-23.

18) Hickson GB, Federspiel CF, Pichert JW, Miller CS, Gauld-Jaeger J, Bost P. Patient complaints and malpractice risk. JAMA. 2002 Jun 12 ; 287 (22) : 2951-2957.

19) Hickson GB, Pichert JW, Webb LE, Gabbe SG. A complementary approach to promoting professionalism: identifying, measuring, and addressing unprofessional behaviors. Acad Med. 2007 Nov ; 82 (11) : 1040-1048.

20) Humphrey HJ, Smith K, Reddy S, Scott D, Madara JL, Arora VM. Promoting an environment of professionalism: the University of Chicago "Roadmap." Acad Med. 2007 ; 82 (11) :1098-1107.

21) Joint Commission. Managing Disruptive Behavior. The Joint Commission Perspectives on Patient Safety. 2009 Jan ; 29 (1) : 8-10.

22) Kitch BT, Desroches C, Lesser C, Cunningham A, Campbell EG. Systems model of physician professionalism in practice. J Eval Clin Pract. 2013 Feb ; 19 (1) : 1-10.

23) Leape LL, Fromson JA. Problem doctors: is there a system—level solution? Ann Intern Med. 2006 Jan 17 ; 144 (2) : 107-115.

24) Leape LL, Shore MF, Dienstag JL, Mayer RJ, Edgman-Levitan S, Meyer GS, Healy GB. Perspective: a culture of respect, part 1: the nature and causes of disrespectful behavior by physicians. Acad Med. 2012a Jul ; 87 (7) : 845-852.

25) Leape LL, Shore MF, Dienstag JL, Mayer RJ, Edgman-Levitan S, Meyer GS, Healy GB. Perspective: a culture of respect, part 2: creating a culture of respect. Acad Med. 2012b Jul ; 87 (7) : 853-858.

26) Mann S. Efforts Increase to Eradicate Student Mistreatment, Improve Culture at Medical Schools. AAMC Reporter; September 2012. Available at: https://www.aamc.org/newsroom/reporter/sept2012/303666/student-mistreatment.html

27) McLaren K, Lord J, Murray S. Perspective: delivering effective and engaging continuing medical education on physicians' disruptive behavior. Acad Med. 2011 May ; 86 (5) :612-617.

28) Mizrahi T. Managing medical mistakes: ideology, insularity and accountability among internists-in-training. Soc Sci Med. 1984 ; 19 (2) : 135-146.

29) Papadakis MA, Paauw DS, Hafferty FW, Shapiro J, Byyny RL; Alpha Omega Alpha Honor Medical Society Think Tank. Perspective: the education community must develop best practices informed by evidence-based research to remediate lapses of professionalism. Acad Med. 2012 Dec ; 87 (12) : 1694-1698.

30) Papadakis MA, Teherani A, Banach MA, Knettler TR. Rattner SL, Stern DT, Veloski JJ, Hodgson CS. Disciplinary action by medical boards and prior behavior in medical school. N Engl J Med. 2005 Dec 22 ; 353 (25) : 2673-2682.

31) Patterson K, Grenny J, McMillan R, Switzler A, Crucial Conversations: Tools for Talking When Stakes Are High. 1st edition. New York, NY: McGraw-Hill; 2012.

32) Pichert JW, Hickson G, Moore I. Using Patient Complaints to Promote Patient Safety. In: Henriksen K, Battles JB, Keyes MA, Grady ML, eds. Advances in Patient Safety: New Directions and Alternative Approaches (Vol. 2: Culture and Redesign). Rockville, MD: Agency for Healthcare Research and Quality; 2008. Available at: http://www.ncbi.nlm.nih.gov/books/NBK43703/

33) Porucznik MA. How to Deal with the "Problem Physician." AAOS Now. January, 2013. Available at http://www.aaos.org/news/aaosnow/jan13/managing3.asp

34) Pronovost PJ, Weast B, Holzmueller CG, Rosenstein BJ, Kidwell RP, Haller KB, Feroli ER, Sexton JB, Rubin HR. Evaluation of the culture of safety: survey of clinicians and managers in an academic medical center. Qual Saf Health Care. 2003 Dec ; 12 (6) : 405-410.

35) Reynolds N. Disruptive physician behavior: use and misuse of the label. Journal of Medical Regulation. 2012 ; 98 (1) : 8-19.

36) Rosenstein AH. The quality and economic impact of disruptive behaviors on clinical outcomes of patient care. Am J Med Qual. 2011 Sep-Oct ; 26 (5) : 372-379.

37) Rosenstein AH, Naylor B. Incidence and impact of physician and nurse disruptive behaviors in the emergency department. J Emerg Med. 2012 Jul ; 43 (1) : 139-148.

38) Rosenstein AH, O'Daniel M. A survey of the impact of disruptive and communication defects on patient safety. Jt Comm J Qual Patient Saf. 2008 Aug ; 34 (8) : 464-471.

39) Samenow CP, Worley LL, Neufeld R, Fishel T, Swiggart WH. Transformative learning in a professional development course aimed at addressing disruptive physician behavior: a composite case study. Acad Med. 2013 Jan ; 88 (1) : 117-123.

40) Sanfey H, Darosa DA, Hickson GB, Williams B, Sudan R, Boehler ML, Klingensmith ME, Klamen D, Mellinger JD, Hebert JC, Richard KM, Roberts NK, Schwind CJ. Williams RG, Sachdeva AK, Dunnington GL. Pursuing professional accountability: an evidence-based approach to addressing residents with behavioral problems. Arch surg. 2012 Jul ; 147 (7) : 642-647.

41) Saxton R. Communication skills training to address disruptive physician behavior. AORN J. 2012 May ; 95 (5) : 602-611.

42) Saxton R, Hines T, Enriquez M. The negative impact of nurse-physician disruptive behavior on patient safety: a review of the literature. J Patient Saf. 2009 Sep ; 5 (3) : 180-183.

43) Sehgal NL, Fox M, Vidyarthi AR, Sharpe BA, Gearhart S, Bookwalter T, Barker J, Alldredge BK, Blegen MA, Wachter RM; Triad for Optimal Patient Safety Project. A multidisciplinary teamwork training program: the Triad for Optimal Patient Safety (TOPS) experience. J Gen Intern Med. 2008 Dec ; 23 (12) : 2053-2057.

44) Silverman BC, Stern TW, Gross AF, Rosenstein DL, Stern TA. Lewd. crude. and rude behavior: the impact of manners and etiquette in the general hospital. Psychosomatics. 2012 Jan-Feb ; 53 (1) :13-20.

45) Smetzer JL, Cohen MR. Intimidation: practitioners speak up about this unresolved problem. Jt Comm J Qual Patient saf. 2005 Oct ; 31 (10) : 594-599.

46) Smith KL, Saavedra R, Raeke JL, O'Donell AA. The journey to creating a campuswide culture of professionalism. Acad Med. 2007 Nov ; 82 (11) : 1015-1021.

47) Stewart JB. Blind Eye: The Terrifying Story OfA Doctor Who Got Away With Murder. 1st edition. New York, NY: Simon & Schuster ; 2000.

48) Swiggart WH, Dewey CM, Hickson GB, Finlayson AJ, Spickard WA Jr. A plan for identification, treatment, and remediation of disruptive behaviors in physicians. Front Health Serv Manage. 2009 Summer ; 25 (4) : 3-11.

49) Teherani A, Hodgson CS, Banach M, Papadakis MA. Domains of unprofessional behavior during medical school associated with future disciplinary action by a state medical board. Acad Med. 2005 Oct ; 80 (10 Suppl) : S17-S20.

50) Testerman JK, Morton KR, Loo LK, Worthley JS, Lamberton HH. The natural history of cynicism in physicians. Acad Med. 1996 Oct ; 71 (10 Suppl) : S43-S45.

51) Viggiano TR, Pawlina W, Lindor KD, Olsen KD, Cortese DA. Putting the needs of the patient first: Mayo Clinic's core value, institutional culture, and professionalism covenant. Acad Med. 2007 Nov ; 82 (11) : 1089-1093.

52) Walrath JM, Dang D, Nyberg D. An organizational assessment of disruptive clinician behavior: findings and implications. J Nurs Care Qual. 2013 Apr-Jun : 28 (2) : 110-121.

53) Wasserstein AG, Brennan PJ, Rubenstein AH. Institutional leadership and faculty response: fostering professionalism at the University of Pennsylvania School of Medicine. Acad Med. 2007 Nov ; 82 (11) : 1049-1056.

54) Wear D, Aultman JM, Zarconi J, Varley JD. Derogatory and cynicaj humour directed towards patients: views of residents and attending doctors. Med Educ. 2009 Jan ; 43 (1) : 34-41.

55) Weber DO. Poll results: doctors' disruptive behavior disturbs physician leaders. Physician Exec. 2004 Sep-Oct ; 30 (5) : 6-14.

56) Wiggleton C, Petrusa E, Loomis K, Tarpley J, Tarpley M, O'Gorman ML, Miller B. Medical students' experiences of moral distress: development of a web-based survey. Acad Med. 2010 Jan ; 85 (1) : 111-117.

57) Williams BW, Williams MV. The disruptive physician: a conceptual organization. Journal ofMedical Licensure and Discipline. 2008 ; 94 (3) : 12-20.

58) Williams MV, William BM, Speicher M. A systems approach to disruptive behavior in physicians: a case study. Journal of Medical Licensure and Discipline. 2004 ; 90 (4) : 18-24.

59) Zbieranowski I, Takahashi SG, Verma S, Spadafora SM. Remediation of residents in difficulty: a retrospective 10-year review of the experience of a postgraduate board of examiners. Acad Med. 2013 Jan ; 88 (1) : 111-116.

# 組織のプロフェッショナリズム
## ORGANIZATIONAL PROFESSIONALISM

**12**

**学習目標**

1. 医療組織がプロフェッショナリズムにどのように影響するかを説明できる.
2. 施設のプロフェッショナリズム向上に成功した組織に共通するテーマが何であるかを特定できる.
3. プロフェッショナリズムに影響を与える組織の「テコ（方策，手段）」を特定できる.
4. いくつかの組織がどのようにしてプロフェッショナリズムを向上させたのか，その具体的な例を示すことができる.

本書で描かれているプロフェッショナリズムの枠組みの中には，プロフェッショナリズムの文化をかたち作る際の組織の役割についての考察も含まれている．私たちが前提としているのは，医師が働いているシステムが，良かれ悪しかれ，実践の環境をかたち作ることによって医師の行動に影響を与えているという見解である．患者中心のケア，誠実さと説明責任，卓越性の追求，医療資源の公正かつ倫理的な使用をとりあげたこれまでの章でも，医療システムがこれらのプロフェッショナリズムのコア要素に果たす役割についての項目をそれぞれ設けてきた．本章では，大学病院，診療所，地域の病院，統合型医療システム（integrated delivery system）など，個々の医療システムが果たすべき役割について言及を進める．さらに，プロフェッショナリズムのあり方を組織文化に組み入れることに成功した実例をいくつか紹介する．

　Egener ら（2012）によれば，医療組織（特に非営利的団体）には，プロフェッショナリズムを維持する責任がある．その理由として，このような組織は医療職を代表する"顔"と市民からみなされており，なおかつ利益を最大限市民に還元することを条件に税を控除されていることが挙げられている．医療機関は，善行，尊厳，正義，公正，自律といった倫理的価値を，医療者個人と同じように維持すべきであると私たちは考える．これらの価値に恥じないように，組織はコンピテンシーを高め，プロフェッショナリズムに則った行動の数々を示す必要がある．例えば，善行の原則とは，良きことを行い，寛大に振る舞うことである．これを組織に当てはめると，病院を受診した患者に医療サービスを提供するだけでなく，病院には来ないかも知れないが，健康を保つためや医学的問題に対処するための支援を必要とする地域住民に予防的なケアを提供することを意味する．あるいは，保険に加入していない地域住民への医療の提供や，地域の健康リスク（例：環境汚染，銃暴力，肥満）を除去する働きかけも，組織としてこのような価値観を体現していることを示す行動の例として挙げられる．言い換えれば，医療機関は一連の倫理的価値観を大切にし，それらを実現するよう行動

することで，プロフェッショナリズムを体現することができる．組織のプロフェッショナリズムを示す一連の倫理的価値，コンピテンシー，行動を**表 12-1** にまとめた．組織は，また，医師，看護師その他の医療チームメンバーの業務を規定する内部文化を形づくる．医療組織は，公式の声明や手続き，インセンティブ，組織管理職が範を示している非公式かつしばしば暗黙のルールを通して，「ここではどのように物事が行われているのか」についての強力なメッセージを発信している．

> 複数科を擁する，ある大規模診療所は，「患者中心のケア」の向上を手助けするために患者を組織に参加させることを公約した．さらに，その診療所では，患者 - 医療スタッフ間や医療スタッフ間の関係性が最も重要であるというメッセージを推進したいと思った．診療所内の新たなスペースの活用計画を立案する際には患者にも参画してもらったり，患者と医師が隣同士に座って電子カルテを一緒に閲覧できるように診察室を設計したりした．また，業務用スペースの設計にあたっては，医師と他のスタッフが交流し，協同して診療に当たれるよう工夫した．患者からのフィードバックを取り入れるために，定期アンケートやフォーカスグループを実施したり，諮問機関を設立したりした．患者からのフィードバックを定期的に分析し，継続的な質向上に用いた．スタッフ内の良い関係を促進するために，全ての医師と全職種の主要管理職は 360 度評価を受けるようにした．

例示したこの大規模診療所では，「患者中心のケア」を提供し，かつスタッフ間の「関係性を重視した環境」を構築しようとしている．患者中心のケアはプロフェッショナリズムの一つであるが，意思決定に患者を関与させたり，関係性を促進する物理的スペースやプロセスを取り入れたりするこの診療所の文化が，それを支えている．この診療所で何が期待されているのかを患者や医師が理解するのに明文化したルールは必ずしも必要でない．時間とともに，また，そのメッセージを強化する持続的なリーダーシップによって，暗黙のルールがケアの過程に埋め込まれ，全てのスタッフの規範となる．この診療所で勤務をするかどうかを考えている医師は，施設の文化が自身の価値観に合うかどうかで就職するか否かを決めるであろう．患者中心のケアを志向する文化に変革しようとする一つ一つのステップが成功すれば，管理職やスタッフから賞賛され，このことが変革を後押しする力になる．

　ほとんどの組織において，促進しようとする行動を記すのに「プロフェッショナリズム」という言葉を使わないことを知っておくのは重要である．全ての専門職スタッフがそれら一連の原則や行動を十分に受け入れて，実行に移してもらうことを目指し

## 表 12-1 組織の価値観，プロフェッショナリズムのコンピテンシー，行動

| 価値観 | コンピテンシー | 行動 |
|---|---|---|
| 善行<br>（良いことをする，寛大さと親切心を持って行動する） | ・ 医療サービス（患者，地域，専門職への） | ・ 住民の健康を促進する.<br>・ 害を減らす.<br>・ 福祉を促進する.<br>・ 組織とプロフェッショナル集団の向上を求める. |
| 尊厳<br>（自分自身を尊重し，敬意を払う） | ・ 尊敬（自分自身，患者，職員への） | ・ 患者や職員からの定期的な評価に応える.<br>・ ケアへのアクセスを提供する.<br>・ チームワークを支援する.<br>・ 文化的感受性を高める.<br>・ 成果に対して報償する. |
| 正義<br>（平等である，法を遵守する） | ・ 公平さ | ・ 資源の適正管理を実践，促進する.<br>・ 地域の声を取り入れる.<br>・ 平等な費用負担原則を擁護する.<br>・ 不均衡を削減する. |
| 公正<br>（道徳に従う，誠実である，率直である） | ・ 誠実さ<br>・ 説明責任 | ・ 透明性を保って実践を行う.<br>・ 有意義な診療情報開示を行う.<br>・ 利益相反を排除する. |
| 自律 | ・ マインドフルネス（留意）<br>・ 自己動機づけ | ・ 共同の自己省察を行う.<br>・ 理想の診療機能と現実とのギャップを埋める.<br>・ 業務支援部署を活用する.<br>　例：倫理委員会，医療の質向上委員会 |

出典：Egener B, McDonald W, Rosef B, Gullen D. Perspective: organizational professionalism: relevant competencies and behaviors. Acad Med. 20-12 May; 87(5):668-674.

ているのだから，もっともであろう．「プロフェッショナリズム」という言葉は多様に解釈されてしまうため，その言葉を用いる代わりに，一連の観察可能な行動を記述することでプロフェッショナリズムを説明する方がより容易である．組織からみれば，これらの行動を向上させる努力がプロフェッショナリズムに基づいているとは考えてすらいないかもしれない．組織の管理職が掲げるのは，「さらに上を目指して」「患者第一主義」といった標語かもしれない．標語は様々でも，医師憲章の理念を支持し（第1章参照），各原則を実践するための個々の行動を促進するためのものであれば，それらはみなプロフェッショナリズムの向上を目指したものと見なせる．

## プロフェッショナリズムの原則に上手く取り組んでいる組織は，目的を達成するために何をしているか？
## ( WHAT DO SUCCESSFUL ORGANIZATIONS COMMITTED TO VALUES OF PROFESSIONALISM DO TO ACHIEVE THEIR GOALS? )

Cunningham ら（2011）は，医療機関の管理職にインタビューを行い，医師憲章の理念をどのように推進しているかを尋ねた．プロフェッショナリズムの構成要素を支える文化を醸成することに成功したと同業者からみなされている医療機関を選択したところ，共通のテーマとして以下の項目が明らかとなった．

1.　組織の価値原則を明瞭に表現すること．
2.　望ましい行動を支援するために，組織のシステムと構造を調整すること．
3.　組織内での強固な対人関係を涵養すること．

これらの管理職には，主要な共通点がいくつか認められた．第一に，彼らは極めて明瞭に目標を示しており，なおかつその目標は組織内に広く伝達されていた．第二に，それらの理念を明文化して伝達するだけでなく，より重要なこととして，雇用，研修，評価，再教育といった複数の仕組みを通して強化されていた．給与体系，施設の設計，目標達成を支援する技術といった仕組みを構築することについても言及があった．理念を体現する行動を示した職員を表彰することで理念の促進を試みた具体例もしばしば語られた．金銭的なインセンティブも用いられていたものの，ほとんど主な動機付けとはならなかった．第三に，これらの医療機関ではプロフェッショナルな行動を実現する強力な人間関係を涵養することを共通の課題としていた．ある施設は「関係性中心のケア」（インディアナ大学，後述）といった枠組みを用いることで，これらの関係性を促進した．あるいは，医療専門職やスタッフといつでも連絡できること，組織内の全てのステークホルダーとの会話を続けること，組織改善のために職員からのフィードバックを募集して実行すること，「優秀スタッフ」にロールモデルとして望ましい行動をとり続けてもらうことを強調する施設もあった．表12-2に組織が採用できる指針の概要をまとめた．

　要約すると，プロフェッショナリズムの価値や行動を促進するために，組織は様々な手段を取ることができる．例えば，施設設計上の配慮，雇用手続きや給与体系の工夫，業務内容へのフィードバック，アンプロフェッショナルな行動への対応指針，医療職・一般職へのリーダーとしての関与，これらはいずれも組織の価値原則が支援され維持されていることを確かにするのに役立っている．いずれの例でも，管理職と医

療職や，チームメンバーが，強固な人間関係で結ばれていることが極めて重要な要素となっているようである．次に，プロフェッショナリズムの構成要素とそれらを具現化した行動を，組織がいかに促進したかの具体例をいくつか挙げる．それぞれの例で，アプローチを選んだ理論的背景，取組の要点概要，成果，教訓に分けて解説する．

## 表 12-2　組織がプロフェッショナリズムを推進する際の共通の指針

| 指針 | 例 |
| --- | --- |
| 価値観を明らかにし，わかりやすく表現する． | ・ 入念に立案された組織としての使命と目標．<br>・ 使命と目標を立案するに当たって，組織のステークホルダーの意見を取り入れる．<br>・ 組織のシステムや体制を，価値観に基づいてかたち作る． |
| 望ましい行動をとりやすくなるよう，システムや体制を調整する． | ・ 雇用やオリエンテーションにおいて，望ましい行動を強調する．<br>・ 質向上のための活動に時間を割けるようにする．<br>・ アンプロフェッショナルな行動に対して厳しく対処する．<br>・ 患者中心性，チーム医療，その他の価値観を支持するような物理的なデザインをする．<br>・ 成果に対して定期的なフィードバックを行う．<br>・ 望ましい行動に金銭的インセンティブを提供する． |
| 強固な関係性を構築する． | ・ 関係性中心のケアのモデルを取り入れる．<br>・ リーダには面会しやすく，リーダーは医療従事者やスタッフと定期的に対話を行う．<br>・ リーダーは組織としての取り組みにおいて透明性を担保する．<br>・ 組織の価値観を備えたロールモデルや優秀スタッフを育成するような同僚間の関係性を築く． |

出　典：Cunningham AT. Bernabeo EC. Wolfson DB, Lesser CS. Organizational strategies to cultivate professional values and behaviors. BMJ Qual Saf. 2011 Apr;20(4):351-358.

## 演習 12-1

1. あなたが勤務している，もしくは学んでいる組織について考えてみましょう．
2. 明文化された価値観にはどのようなものがありますか？
3. 組織は価値観をどのように尊重していますか？
4. 組織の「不文律」にはどのようなものがありますか？それは組織の明言された価値観をどのように尊重，もしくは阻害していますか？
5. 価値観を反映した行動にはどのようなものがありますか？

## インディアナ大学医学部：関係性中心の文化というプロフェッショナリズムの価値観を追求 (INDIANA UNIVERSITY SCHOOL OF MEDICINE STRIVES FOR THE PROFESSIONALISM VALUE OF RELATIONSHIP-CENTERED CULTURE )

### 理論的背景（Rationale）

インディアナ大学医学部は，米国で二番目に大きな医学部であり，医学部カリキュラムの自己点検と改革に8年を費やし，1999年に完了させた．その結果，同大学の公式および非公式のカリキュラムに変更が加えられ，新たな公式カリキュラムでは，学生に9つのコアコンピテンシーについて熟達することを要求するに至った．加えて，同大学の学風を変革し，ケア，敬意，協調を促進する方向に変化させることを目指した．このカリキュラム改革は，学生へのアンケート結果を発端としている．これまでに公式にプロフェッショナリズムを謳ったカリキュラムはあったにもかかわらず，非公式なカリキュラムや隠れたカリキュラムにおいては，プロフェッショナリズムの価値観が共有されていなかったことが明らかになったからである（Cottingham, et al. 2008）．

### どのように行われたのか―要点（How They Did It － Key Elements）

公式カリキュラムの中に，全学生に求められるコアコンピテンシーとしてプロフェッショナリズムが掲げられた．その主目的は，ときに抽象的となりがちなプロフェッショナリズムの諸原則を，学生が日々の実践に移すことにあった．学生は日々の学習環境で遭遇したプロフェッショナリズムに関する問題について省察レポートを書き，小グループ討議に参加した．また，2，3，4年次の各年度末までに，プロフェッショナリズムに関する特定のコンピテンシーを修得すべきことを定めた．まず，2年次には，プロフェッショナリズムの基本的な原則を理解し，他学生，および教員を互いに尊重できることをコアコンピテンシーとした．3年次では，患者とその家族，医療チームとプロフェッショナルな関係を構築すること，そして4年次では医師が医療現場で直面する挑戦と対立をより深く理解することが求められた．加えて，3，4年次では，プロフェッショナリズムの相互評価がなされた（Litzelman & Cottingham, 2007）．

　隠れたカリキュラムに関しては，同大学は関係性中心のケアの枠組みを用いることにした．これは患者と臨床医，多職種チーム内，医療システムと地域が互いを尊重した協調的関係を構築することで特徴づけられる．加えて，関係性中心のケアには自己省察と自身のケアも含まれる．この取り組みの責任者は，問題点を探すよりもうまくいっていることに着目するアプリシアティブ・インクアイアリー（appreciative inquiry）を推進した．ついで学生と教員に関する専門委員会を立ち上げて，学生，レジデント，教員，職員を対象に，大学の非公式なカリキュラムについて 80 回に及ぶアプリシアティブ・インクアイアリーを行った．このアプリシアティブ・インクアイアリーで得られたテーマは，全学的会議の場で報告された．

　第二に，この取り組みの責任者は，創発デザイン（emergent design）の枠組みを用いた．すなわち，プロジェクトの多くを地域住民との対話を通して立ち上げた．一例として，アプリシアティブ・インクアイアリー・インタビューの初回ラウンドで得られたテーマの発表に触発された医学生のグループが，独自にアプリシアティブ・インクアイアリー・インタビューを実施した．学生インタビューで得られた結果は，編集の上，次年度の白衣授与式で発表された．

　第三に，責任者は，わずかで局所的な行動変容が，より広範な組織的変容をもたらすという信念に基づいて仕事をした．それゆえ，施設内の「局所的な」活動のいくつかにまず着手した．例えば，入試選抜で学生を「対人関係指向」に基づいて選ぶように改革したり，関係性中心のアプローチに関する管理職研修を教員評価などの管理運営活動に導入したり，変革推進者プログラム（Change Agent Program）を立ち上げて関心のある地域住民に関係性中心のケアについて情報提供した（Cottingham, et al, 2008）．

### 成果の測定　（ Outcomes They Measured ）

公式のカリキュラムについては，授業と臨床実習の統括者が，学生の省察レポート，態度などに基づいてプロフェッショナリズムに関わるコンピテンシーを評価した．また，全学生の到達度や成績を電子データで追跡した．学生のフォーカスグループでは，コンピテンシー基盤型カリキュラムがインディアナ大学医学部を選択する有意な因子であったことが明らかになった（Litzelman & Cottingham, 2007）．非公式なカリキュラムについては，この大学の非公式カリキュラムについての学生アンケート結果の変化と本プロジェクトに参加した関係者の数と種類（例えば，学生，教員）を量的に評価した．加えて，外部コンサルタントが観察と主要な人物へのインタビューを行い，定性的データを収集した．並行して，この取り組みの責任者は，関連する事例を追跡し，会議での振り返りを共有し，出来事とそれらについての考察をプロジェクトの報告に記録した．大学についての学生アンケートによる評価は有意に改善し，関係性中心のケアに関与する人数は 3 年間で 6 人から 900 人へ増加した．インタビュー，観察記録，プロジェクトの報告書からは，会議形式とその実践，入試，およびコミュニケーションにおいて組織文化の変革が継続していることが読み取れた（Cottingham et al, 2008）．

### 鍵となる教訓（Key Lessons ）

インディアナ大学医学部の経験は，公式カリキュラムだけでなく非公式カリキュラムを扱う重要性を示している．大学としてコンピテンシー基盤型カリキュラムを導入することは容易ではなかったものの，結果として「学生と教員が，本学の一員としての態度と組織の理念に継続的な整合性を持たせるために，目標に新たな意味付けを行い，活力源を新たに提供した」とある上層部は記している（Litzelman & Cottingham, 2007）．非公式カリキュラムの改革の試みからは，アプリシアティブ・インクアイアリーが組織変革のために強力なツールであることが明らかになった．加えて，創発デザインの形式を採用することによって種々の活動が自然に現れるようになるとともに，活動に前向きでない人々に活動を強いるのではなく，活動の後押しを必要としていた人々を後押しした．複雑系理論（complexity theory）もまた有用であった．会議の手法などの小さな変革を組織全体に広めることで，変革を継続的なものにした（Cottingham et al, 2008）．

## アラスカ先住民医療センター：患者中心のケアをプロフェッショナリズムの価値観として推進（ALASKA NATIVE MEDICAL CENTER ADVANCES THE PROFESSIONALISM VALUE OF PATIENT-CENTERED CARE ）

### 理論的背景（ Rationale）

アンカレッジにあるアラスカ先住民医療センターは，外来診療と 170 床の入院診療を担っており，1999 年にアラスカ先住民団体の管理下におかれた．この新たな管理者は，患者中心のケアを組織全体に，特に外来診療において浸透させることを目指した．取り組みを始めてみると，同センターでは再診予約待ち期間の長さと再診キャンセル率の高さが問題となっていた．地域住民は救急外来を主なケアの場として利用していた．そこで同センターでは，患者の受療体験改善に取り組もうと考えた（Gottlieb, Sylverster, & Eby, 2008）．

### どのように行われたのか一要点（ How They Did It － Key Elements ）

新たな上層部は，経営理念と使命を確立するとともに，運営指針を打ち立て，それを実践するための戦略計画と年次計画を策定した．新たな経営理念の一つとして，「関係性の創出が私たちの核心である」ことを宣言し，患者を「顧客であると同時に，病

院のオーナー」とみなすこととした．彼らの業務は"RELATIONSHIPS"の語呂合わせで表されている．

- ■　**R** 顧客/オーナー，家族，医療従事者の間の関係性（Relationships）を促進し，支援せねばならない．
- ■　**E** 全ての人々・家族・地域の，身体的・精神的・感情的・霊的なことを含めたウエルネス（健康）を重視（Emphasis）する．
- ■　**L** 顧客/オーナーにとって便利であり，取り上げられたニーズのすべてを達成するために障害を最小限にする場所（Locations）となる．
- ■　**A** アクセス（Access）を最適化し，待ち時間を短縮する．
- ■　**T** 顧客/オーナーを共に（Together）歩む積極的パートナーとする．
- ■　**I** 南中部財団（South central Foundation; アラスカ原住民を対象にした医療機関）の医療サービス全体を統合（Integration）する．医療の離れ小島は作らない．
- ■　**O** 医療システムは単一の（One）シームレスなものとする．
- ■　**N** 医療サービスや役割，職責に重複を作らない（No duplication）．
- ■　**S** 医療システムやサービスは簡便（Simple）に利用できるようにする．
- ■　**H** 医療システムの中心（Hub）を家族に置く．
- ■　**I** 顧客/オーナーの利益（Interest）を最優先する．施設のシステムは，彼らにとって最適になるように作る．
- ■　**P** 住民基盤の（Population-Based）医療システムとサービスを提供する．
- ■　**S** 医療サービスとシステム（Services and systems）はアラスカ原住民の文化に沿わせ，彼らの信念に基づいたものにする．

新たな使命と行動計画を策定し，実践するために，上層部は地域住民と継続的に対話し，医療の質向上のトレーニングに参加した（Gottlieb, Sylverster, & Eby, 2008）．

　患者中心の外来を実現するための要点としては，当日予約を導入したり，"談話室"を設けたりしたことが挙げられる．この部屋は患者と医師が隣り合わせに座り，コンピュータや資料を見ながら互いに話し合えるようになっており，診療よりも主に患者教育で使うのに適していた．加えて，医師，診療助手，コーディネート業務を司る看護師，管理職がプライマリ・ケアのためのチームを組んでケアに当たった．ソーシャルワーカー，栄養士，代替・補完医療の専門家もプライマリ・ケアに加わった．患者とチームが信頼できる関係性を構築できるようにするため，各患者の担当チームを決め，受診の度に同じチームが対応した（Cunningham et al, 2011）．従業員の多くはアラスカ原住民であり，同医療センターはこれらの努力を通して文化を尊重したケアを実践しようと努めた．例えば，大家族の役割やケアにおけるスピリチュアルな要素を強調したりといった努力が挙げられる（Institute for Healthcare Improvement, 2011）．

　職員の雇用と就労計画もまた，同センターの取り組みが成功した一因である．雇用を通して組織の価値観を強化するために，採用時に，候補者が患者中心のケアとチームワークにどの程度関与できるかを評価し，雇用後にも継続的な勉強会を実施して組織文化を補強できるようにした．患者ケアについて医師が容易に話し合え，計画できるように定期的な「ハドル*」的打ち合わせや開放的なオフィス設計をしてスタッフの協働を促した．上層部はまた，各チームの診療と患者体験に関するパフォーマンスについて定期的にフィードバックを行った（Gottlieb, Sylvester & Eby, 2008）.

*訳注：ハドル；円陣を組んで行う作戦会議

## 成果の測定（ Outcomes They Measured ）

この組織では，運営，質保証，質向上，プロセス改善に関連した各種の指標が測定された．1999 年以降，緊急受診と救急外来の利用は 40% 減少し，行動医学部門の受診待機リストに載る患者数は 1300 人から 0 になった（Gottlieb, Sylvester & Eby, 2008）.

　患者中心のアウトカムとしては，再来予約待ち期間と非受診率を測定した．患者体験については，話を聞いてもらえたか，質問や懸念に応えてもらえたか，ケアを有効に調整してもらえたか，目標や理念がケアを向上させていたかを質問した．また，患者体験に関してフォーカスグループ，「覆面調査」，患者諮問委員会を通して定性的データも収集した．定量的および定性的調査からは，質が高く維持され，患者満足度も良好であることが示された（Cunningham et al, 2011）.

## 鍵となる教訓 （ Key Lessons ）

アラスカ先住民医療センターの事例は，患者中心のケアの価値観を推進することでプロフェッショナリズムに取り組んだ好例である．同院は，この目標を実践するために，プロフェッショナリズムが活性化し，患者中心のケアを司る行動が常態化するような組織改革を行った．具体的には，診察室や業務エリアのデザイン，雇用と就労のプロセス，地域住民からのフィードバックの収集とそれに基づく行動が変革の対象となった．患者中心のケアを提供するためには，施設内の医療従事者とあらゆる職種の職員が集約的な努力を費やす必要があるが，その分，良質なケアと優れた患者体験を生み出すことができる．

## カリフォルニア大学サンフランシスコ校医学部：プロフェッショナリズムを医学教育の全段階に組み込み
（ UNIVERSITY OF CALIFORNIA SAN FRANCISCO (UCSF) SVHOOL OF MEDICINE UNDERTAKE PROFESSIONALISM WITHIN ALL LEVELS OF MEDICAL EDUCATION ）

### 理論的背景（ Rationale ）

約 20 年前，カリフォルニア大学サンフランシスコ校（University of California, San Francisco; UCSF）医学部では，プロフェッショナリズムを教育カリキュラムとその評価の主要素に組み入れる作業に着手した．当時の目的は，臨床実習中の学生の問題行動を早期に認識して，適切な修正を加えるためであった．時を経て，プロフェッショナリズムの評価は実習前の学生や，最終的には教員にも拡げられた．

### どのように行われたか―要点（ How They Did It―Key Elements ）

1990 年代中盤に，同校は臨床実習および実習前年次における「physicianship」の評価表を策定した．重要なのは，これらがそれぞれ独立していたのではなく，主要目的を（医学生の）矯正に置いて，連続的な評価過程の中で開発されたということである．手順としては，プロフェッショナリズムの観点から不十分な行動が見られた学生がいた場合，コース責任者が「physicianship 評価表」（**図 12-1**）を提出する．学生担当の副学部長が提出された評価表を確認し，学生とともに改善目標を立てる．もし各診療科のローテーション中に評価表が複数提出された学生がいれば，学部長の推薦状に記載される場合があり，学生を観察下におくことになる．最終的には，他の学業成績のいかんにかかわらず，退学処分が下されることすらある．このプロフェッショナリズム評価システムに組み込まれているのは，プロフェッショナリズムを教え，評価することを向上させる教員研修の推進，事実の記録と異議申し立ての透明化，（医学生の）矯正を支援することである．このシステムが導入されてからかなりの年数が経過したところでその成果の一部が報告された．それによると，意図した通りの目標が達成された．論文の著者によると，「教員はこの評価体制を受け入れ，1 年もせずに UCSF 医学部の文化の一部となった」のである．（Papadakis, Loeser, & Healy , 2001）．

この学生は，望ましい physicianship の基準を満たすために改善を要する以下の行動を1つ以上示した．この学生には，以下について，さらなる学習や支援が必要である：

　　1．信頼性と責任
　　　a. 信頼に足る態度で責任を果たす．
　　　b. 割り当てられた課題を達成する方法を修得する．

　　2．自己向上力と適応性
　　　a. 建設的なフィードバックを受け入れる．
　　　b. 自分の限界を知り，助けを求める．
　　　c. 同僚や患者に敬意を払う．
　　　d. フィードバックを取り入れる．

## 図12-1　1，2年次生向けの「physicianship 評価表」の例

出　典：University of California, San Fransisco. Undergraduate Medical Education: Physicianship Evaluation Forms and Policies; 2013. WEB　アドレス：http://www.meded.ucsf.edu/ume/physicianship-evaluation-forms-and-policies.

　この評価体制が確立されていくにつれて明らかになったのは，プロフェッショナリズムが問題になるのは学生だけではないということであった．米国医科大学協会（AAMC）の卒業時アンケートの結果によれば，驚くべき数の学生（2004年のデータで34%）が，医師やレジデントによる「不適切な扱い」を報告していた．そこで，この問題に取り組むために，教員のプロフェッショナリズムをモニターする制度を立ち上げるなど，様々な努力が協調して行われた．この施策の一つとして，教員評価用アンケートに以下の2つの項目が新たに加わった．いずれも学生への配慮に関するものである．

1.　私はこの指導医から敬意をもって扱われた．
2.　私は指導医が他者（学生，レジデント，スタッフ，患者）を，敬意をもって扱っているのを見た．

この評価尺度は，1（あらゆる機会で無配慮な扱いを受け，概してアンプロフェッショナルで攻撃的な態度を示された）から5（一貫して配慮を持って接してもらえた）の5段階で評定するものである．無配慮であると学生が評価した場合，その具体的な内容を**図12-2**に示す項目から選択するよう求められた．

　全教員は事前にこの新たな評価項目についての説明と期待される行動について注意喚起を受けた．回答内容は集約され，モニターされた．

| |
|---|
| 軽視された，あるいは恥辱的に扱われた． |
| 嫌味や侮辱的な発言を受けた． |
| 意図的に無視されたり，コミュニケーションから外されたりした． |
| 男女差別的な発言や蔑称にさらされた． |
| 人種差別や倫理的に問題のある発言や蔑称にさらされた． |
| 不快なジョークを聞かされた． |
| 性差を理由にトレーニングの機会を与えてもらえなかった． |
| 指導医の私事（育児，買い物など）に駆り出された． |
| 器具，包帯，物品等を投げつけられた． |
| 物理的に脅威を与えられた（殴る，たたく，蹴るなど）． |
| 学習に適さない環境に置かれた． |
| その他 |

## 図12-2 卒業時アンケートの項目例

### 成果の測定 （Outcomes They Measured）

新しい評価表の導入後，UCSF本部が学生のプロフェッショナリズムを追跡している．各学生について，報告された不適切な態度の数と種類，そしてアウトカムについて記録が残された．さらにPapadakisら（2004）は重要な長期継続調査を行い，学生時代のアンプロフェッショナルな行動が医師として実臨床で働き出してから受けた懲戒的措置と関連していると報告した．無責任さや自己向上能力に著しい問題があると言及された学生は，実臨床で懲戒を受ける可能性が最も高い傾向が見られた（Papadakis et al, 2005）．これらの報告は，卒前の段階でアンプロフェッショナルな行動を同定することの重要性を示している．一方で著者らは，このような問題を抱えている医学生であっても，多くの場合，卒業後に何の問題も起こさなかったことも指摘している．

　教員に関しては，より速やかな変化がみられた．新たな評価項目を導入した翌年，学生からのクレームは半減し，約16%（Maxine Papadakisからの私信，2013年4月）となった．しかし，評価項目の改訂が原因であると断定はできず，しかも残念ながら，AAMCが質問項目を変更したため，調査のさらなる継続が困難となっている．とはいえ興味深い結果であり，組織レベルでの変革が有意義な結果を生むエビデンスの一つといえよう．

### 鍵となる教訓（Key Lessons）

プロフェッショナリズムを評価し，追跡していく明示的なシステムは実施可能である
だけでなく，医学部の組織文化の変革に寄与する．UCSF の成功例では，教育，資源，
そしてファカルティデベロップメントが重要な役割を果たした．評価プログラムを（学
習者だけでなく）教員に拡げることで，プロフェッショナリズムは全てのレベルの医
師に求められるコアコンピテンシーであるというメッセージを強調することができ
る．

> ## ブロンソン・メソジスト病院：質の高いケアをプロフェッショナリズムの価値観とし
> て追求
> （ BRONSON METHODIST HOSPITAL PURSUES THE PROFESSIONALISM
> VALUE OF HIGH-QUALITY CARE ）

### 理論的背景（ Rationale ）

ブロンソン・メソジスト病院は，ミシガン州カラマズーにある 404 床の病院である．
1999 年に移転した際に，上層部はこれを好機と捉え，同院の文化をデザインし直し，
上層部，臨床医，現場のスタッフ，患者，家族，そして地域住民を啓発し，病院のパー
トナーとしての結びつきを強められるようなミッションを打ち立てることとした．こ
の取組みにあたっては，様々な利害関係者との対話，良質な医療を提供する地域のリー
ダーとしての同院の沿革，マルコム・ボルドリッジ国家品質賞（2013 受賞）や「医
療の質における国のリーダーを目指す」と宣言した同院のビジョン（Harrelson, et
al, 2007）といった医療の質向上に向けた全国レベルに向けた取組みが上層部に影響
を与えた．

### どのように行われたか―要点（ How They Did It—Key Elements ）

新病院は，スタッフと地域住民が協調し，エビデンスに基づいた医療デザインの原則
を用いて設計された．一例として，院内感染を最小限にするために個室に洗面台を設
置した（Van Enk, 2006）．1999 年の移転にあわせて，同院は新たな理念の策定にと
りかかった．そのために，数多くの利害関係者の意見を取り入れ，マルコム・ボルド
リッジ国家品質賞（医療やその他の領域における質の卓越性に対する大統領表彰）の
基準（アメリカ国立標準技術研究所，2013），米国医学研究所が提唱した医療の質に
関する 6 つの目標（2001）を用いた「卓越へのプラン」立案などを活用した．このプ

ランでは，組織の目標を「3つのC」で表した．すなわち，臨床（Clinical）に関する卓越性，利用者とサービス（Customer and service）に関する卓越性，組織に関する（Corporate）卓越性である．これに看護哲学に関する卓越性が加えられた．策定されたプランは全ての従業員に配布され，その後も定期的に繰り返し配布された．組織のビジョンをさらに追求するために，同院の上層部は2010年までにマルコム・ボルドリッジ国家品質賞を受賞することを目指した（Harrelson et al, 2007）．

現在，同院の医療の質に関する年次計画と継続的な財政・資産・人的資源の計画は，このプランに基づいて定められている．また，医療の質の目標に基づいてスコアカードが定められており，これには上述の3つのCに関する指標が含まれている（Knapp, 2006）．多くの多職種病院機能向上委員会が戦略目標を立て，その進捗について主導的に継続追跡している（Harrelson et al, 2007）．

同院では，質の測定と向上に対する組織としての責務を強調する雇用を行うことで，質を重視する姿勢を堅持している．（Cunningham, 2011）．患者満足度とケアの質を担保するために，職員にコミュニケーション技能についての講習を受けさせ，患者対応法も標準化した．（Harrelson et al,2007）また，医師や他のスタッフが質向上のための活動に充てる時間を確保できるようにし，さらなる研修に関心のあるスタッフがリーダーシップ研修を受けられるようにした．スタッフ教育のために，教育上のインセンティブ，表彰，報奨プログラムが導入された．さらに，病院上層部は，組織の雰囲気や質向上への努力についてスタッフの定期的な調査を行い，ケアの質向上に注力していることを示した．調査結果は全職員に共有され，改善を要する分野への働きかけを強めるきっかけとなっている．また，この調査では，職員に，上層部全体及び個々人の「能力，倫理，ケア，公正さ，親近感，誠実さ，開放性」についても評価することを求めている．上層部全体及び個々人の調査結果は運営能力向上計画に役立てている（Harrelson et al, 2007）．また，上層部は患者諮問委員会やフォーカスグループインタビューを通して，定期的に患者や家族からフィードバックを受けている（Cunningham, 2011）．

### 成果の測定（ Outcomes They Measured ）

新たなデザインの成果は，院内感染発症率を含む様々な指標によって検証された．管理部門で洗面台を備え付けた個室を半個室と比較したところ，個室での院内感染発症率は有意に減少していた（Van Enk, 2006）．加えて，継続的なケアの質改善の一環として全ての質改善委員会ではスコアカードが用いられ，心不全，肺炎，急性心筋梗塞のケア手順と予後，皮膚損傷発生率，患者転落発生率，患者満足度といったケアの質に関する指標が評価された．最近の報告では，手指衛生の遵守率は83％（米国全体では40％），メディケア対象患者の肺炎生存率は91.4％（全米平均を上回る）と良

好であった（ブロンソン・メソジスト病院, 2009）．病院はマルコム・ボルドリッジ国家品質賞（ヘルスケア等における質の卓越性に対する大統領表彰）に5年連続して申請したが，申請手続きは多岐にわたり，立ち入り調査も受ける必要があった．その結果，2005年，同院は医療機関として初めて同賞を受賞した（マルコム・ボルドリッジ国家品質賞, 2005）．

　スタッフの満足度は高く，離職率も全米平均を下回っていた．例えば，看護職の年間離職率は5％で，全米でも最低ランクに位置している（Harrelson et al, 2007）．

### 鍵となる教訓（Key Lessons）

戦略を明確に打ち立て，強固なリーダーシップがそれを支え，全てのステークホルダーに関与させ，そして継続的に評価していくことによって，組織は積極的な質の目標を達成することができる．さらに，理想を高く持ち，スタッフや患者からのフィードバックに高い関心を示すことで，スタッフや患者の満足度を高く維持し，離職率を低減することができる．

## テュレーン大学医学部：ケアの格差を減らすことでプロフェッショナリズムを推進（TULANE UNIVERSITY SCHOOL OF MEDICINE ADVANCES PROFESSIONALISM BY REDUCING DISPARITIES IN CARE）

### 理論的背景（Rationale）

テュレーン大学医学部はニューオーリンズに所在し，2005年のハリケーン・カトリーナで深刻な被害を受けた．上層部の多くがニューオーリンズに留まり，緊急治療拠点を立ち上げた．ニューオーリンズがハリケーンの被害から立ち直るにつれ，同市に以前からあった医療格差が悪化していることが認められた．上層部は，医師の活動家に導かれて，この格差に取り組む責務があると考えるに至った．災害発生直後から，電力，飲用水，下水処理システムがほとんど機能していない中で，同大学の上層部は市内各所に仮設診療所を立ち上げた．地域基盤型ケアを継続する必要性に鑑みて，テュレーン大学医学部の上層部は，大学のミッションを作り替える好機と考えた（Niyogi et al., 2006）．

## どのように行われたか―要点（How They Did It―Key Elements）

テュレーン大学医学部は，大学のミッションを「教育，研究，患者ケア：地域を癒す」に変更した．また，地域・健康政策部門（Office of Community Affairs and Health Policy: OCAHP）を立ち上げ，「革新的で地域に根ざした医療ケア，教育，研究，政策推進を通して，公衆衛生の促進と設備拡張のリーダーとなる」というビジョンをOCAHPには持たせた．（テュレーン大学医学部，2013）．このことと並行して，保健福祉省（Health and Human Services: HHS）は，患者中心のメディカルホーム（patient-centered medical home）の原則に基づいて作られた診療所ネットワークを資金調達面で支援した．この取組は，プライマリ・ケアへのアクセスと安定化のための補助金（Primary Care Access and Stabilization Grant：PCASG）として実施され，同大学附属地域診療所とニューオーリンズ地域の90カ所近いプライマリ・ケア診療所に資金を提供した．また，テュレーン大学は，保健福祉省の資金によるルイジアナ医療再デザイン計画共同企画に参画したが，これはルイジアナ州においてエビデンスに基づいた質の高い医療を支援するための複数の利害関係者からなる組織である．2006年にこの共同体は，ハリケーン・カトリーナ後の再デザイン計画として4項目の提言を打ち出した．

1. 手ごろな値段の医療保険への加入を拡大する．
2. メディカルホームシステムを導入する．
3. 健康情報テクノロジーを用いて患者や医療従事者を支援する．
4. 質の高い標準的診療と情報を共有する体制を確立する（テュレーン大学医学部，2013）．

続いて，医療再計画共同企画の提言を実現するために，OCAHPは，地域指導者と相談しながら数々の施策を導入した．具体的には，地域に根ざした診療所，医療過疎地を訪問する移動可能な小児ケアユニット，信仰や音楽療法を取り入れた抑うつ治療プログラムなどが挙げられる．加えて，同大学はREACH NOLA＊メンタルヘルス社会基盤研修プロジェクトの地域コミュニティグループと協働して，必要性の高い健康行動サービスを地域診療所に導入した（全米医科大学協会，2010）．

＊訳注：REACH NOLA：ハリケーン・カトリーナの被害後にニューオリンズで地域と大学が協働して組織した非営利団体．

テュレーン大学の地域基盤型ケアへの取組みは，医学教育と研修プログラムにも拡げられた．同大医学部は，地域医療ローテーションを導入し，その場でケアの質向上，リーダーシップ，社会公正性，健康の社会的決定要因，患者の権利擁護に関する研修を実施した（Cunningham et al, 2011）．また，地域基盤型医療に関する看護フェローシッププログラムを開始するとともに，地域の医療従事者が地域住民に出張健康教育講座を行えるようにするための研修機関を立ち上げた．さらに，同大学の内科研修プログラムにおけるプライマリ・ケアを強化し，レジデントは地域健康センターで継続的に外来診療を行うようになった（テュレーン大学医学部, 2013）．

### 成果の測定 （ Outcome They Measured ）

同大学の診療所を経済支援していた PCASG の評価によれば，補助金を受けた診療所によってニューオーリンズ地域におけるプライマリ・ケアへの不可欠なアクセスが担保されていた．また，PCASG に経済支援を受けていた診療所では，期間中に有意に良質かつ安全な診療がなされていた．その上，「マイノリティへのケアが長年立ち後れていた地域において，プライマリ・ケアと予防医療を受けられるアフリカ系住民の数が他の人種の倍になった」と報告されている（Louisiana Department of Health and Hospitals, 2010）．また，PCASG に経済支援を受けていた診療所では，期間中に医療の質・安全指標の有意な向上が見られた．（Rittenhouse et al, 2012）．

同大学の外来では様々な質評価も行われ，全外来で，全米品質保証委員会（National Committee for Quality Assurance）の定める患者中心のメディカルホームについて一定の認証を得ることができた．地域の診療所の評価には，地域住民にケアへのアクセス，ケアの質と安全性についての信頼感，ケアの調整力についての意見を求めた．これらの項目で診療所は高評価を得た．加えて医学部では，ミッションの再定義後に志望者の数と質が有意に向上した（Cunningham et al, 2011）．これらの功績が全米医学部協会から認められ，2010 年にテュレーン大学医学部はスペンサー・フォアマン地域医療賞を受賞した（全米医科大学協会, 2010）．

### 鍵となる教訓（ Key Lessons ）

テュレーン大学にとって，ハリケーン・カトリーナという悲劇は，組織のミッションを再定義する好機となった．ハリケーン後の彼らの活動はまた，大学病院が良質の地域基盤型プライマリ・ケアを提供することで，地域の医療格差対策における重要な役割を果たした好例でもある．ただし，医療不足地域にケアを提供するための補助金を獲得し続けるのは時に容易ではなく，補助金なしには現状の医療の質を保つことはできないであろう（Rittenhouse et al, 2012）．また，大学としては，地域基盤型ケアと

医療格差対策への取組は医学生にとって非常に魅力的であり，そのことが学生全体の質を向上させうると考えている．

## 結論（Conclusion）

医療機関の運営方針や施策は，公式・非公式を問わず，プロフェッショナリズムに影響を与える．プロフェッショナリズムを推進することに成功した組織は，いずれも理念を形作り，それに沿って組織のシステムと望ましい行動を支援する体制を整え，強固な関係性を構築していた．プロフェッショナリズムを支援するために，組織のリーダーは継続的に取組に関与しなければならない．プロフェッショナリズムを推進しようとする組織のための情報源を**表 12-3** に示す．

### 表 12-3　プロフェッショナリズムを推進する医療機関のための情報源

| 組織 | 概要 |
| --- | --- |
| 米国内科専門医認定機構財団<br>（ABIM Foundation）<br>(http://www.abimfoundation.org) | プロフェッショナリズムを推進して医療を向上させることを目指している．Web サイトには，医師憲章，プロフェッショナリズムの推進に努めている医療機関，医療プロフェッショナリズムに関する書籍や動画等の一覧といった情報が掲載されている． |
| 医療の質改善研究所（Institute for Healthcare Improvement: IHI）<br>(http://www.ihi.org) | ケアの質向上や患者安全に関して，以下のような資材を提供している．<br>・ IHI オープンスクール<br>　医療における変革をもたらすために必要な能力を養成している多職種連携教育集団である．分科会活動，動画，事例集の提供を行っているほか，医療の質向上，患者安全，医療事故開示に関する多くの教育素材を有している．また，医学生，教員，学部長，レジデントが無料で学べるオンラインコースも提供している．<br>・ IHI 三大目標事業（Triple Aim）<br>　地域の健康を向上し，患者の医療経験（質，アクセス，信頼度）を高め，1 人当たりの医療コストを減らすか少なくとも制御することを目指している．医療機関は本事業に参加することができる． |
| 患者・家族中心のケア協会（Institute for Patient and Family-Centered Care: IPFCC）<br>(http://www.ipfcc.org/advance/index.html) | 患者・家族中心のケアを導入している医療機関の情報を web サイトに掲載している．また，患者・家族からの助言を受けて協働するためのツールや，患者・家族中心のケアに関心のある病院や診療所の診療を評価するための評価票を無料でダウンロードできる． |

▶ 次ページに続く

| 組織 | 概要 |
|---|---|
| プロフェッショナル集団としての医療協会（Institute on Medicine As a Profession: IMAP）(http://www.imapny.org/) | メディアライブラリーでプレゼンテーション，動画，文書，文献，IMAP の活動に関連した資料を提供しており，これらの情報を検索，ダウンロードできる．<br>・e ラーニングカリキュラム「アカデミック・メディカルセンター等の医療機関で変革をもたらすために」は，利益相反，医療プロフェッショナリズム，医師と企業の関係に関する至適な方法について包括的な指針を提供している．<br>・利益相反を制御するための革新的で有効な指針を打ち出した医療機関の事例集を含む「利益相反への対処セット」を本組織の研究チームが編集している．医療における利益相反を理解し，教育することに関心のある幅広い層に有益である． |
| マルコム・ボルドリッジ国家品質賞(http://www.nist.gov/baldridge) | 医療を含む複数の領域における卓越した業績に与えられる国家プログラムである．各機関の管理職が業績や改善実績について自己点検する．また，本プログラムを新たに受ける組織を支援する州や地域単位でのネットワークを後援している． |
| 関係性中心のヘルスケア(http://www.relationshipcenteredhc.com) | 関係性中心のケアを促進しようとしている組織の管理職に，運営上の指導と研修を提供している．web サイトの資料ページから，関係性中心のケアに関する文献や関連する諸機関のリンクを入手できる． |

## 学習のキーポイント

1. 大学病院，診療所，地域の病院，統合型医療システムなどの医療機関は，医師のプロフェッショナリズムに多大な影響を与える．

2. 医療機関は，規則（明文律，不文律に関わらず）や規範によって医師の言動を方向づけることができる．

3. プロフェッショナリズムを推進することに成功した組織はいずれも，理念を形作り，それに沿って組織のシステムと望ましい行動を支援する体制を整えていた．さらに，強固で互いに尊敬しあえる関係性を組織内のあらゆるレベルの対人関係で構築できていた．

4. プロフェッショナリズムを推進するためには，継続的にリーダーシップを発揮し，雇用方針に組織の理念を反映させ，研修を定期的に行い，スタッフ，患者，その他のステークホルダーからのフィードバックを求め，取組に反映させていかねばならない．

# 文献（REFERENCES）

1) Association of American Medical Colleges. Spencer Foreman Award for Outstanding Community Service: Tulane University School of Medicine; 2010. Available at: https://www.aamc.org/initiatives/awards/2010/155710/2010_ocsa_recipient_tulane.html

2) Bronson Methodist Hospital. Malcolm Baldrige National Quality Award Application Summary; 2005. Available at: http://www.baldrige.nist.gov/PDF_files/Bronson_Methodist_Hospital_Application_Summary.pdf

3) Bronson Methodist Hospital. Report on Quality, Safety & Innovation; 2009. Available at: http://www.bronsonhealth.com/system/media/steep-final/index.html

4) Cottingham AH, Suchman AL, Litzelman DK, Frankel RM, Mossbarger DL, Williamson PR, Baldwin DC Jr, Inui TS. Enhancing the informal curriculum of a medical school: a case study in organizational culture change. J Gen Intern Med. 2008 Jun ; 23 (6) : 715-722.

5) Cunningham AT, Bernabeo EC, Wolfson DB, Lesser CS. Organisational strategies to cultivate professional values and behaviours. BMJ Qual Saf. 2011 Apr ; 20 (4) : 351-358.

6) Egener B, McDonald W, Rosof B, Gullen D. Perspective: Organizational professionalism: relevant competencies and behaviors. Acad Med. 2012 May ; 87 (5) : 668-674.

7) Gottlieb K, Sylvester I, Eby D. Transforming your practice: what matters most. Fam Pract Manag. 2008 Jan ; 15 (1) 32-38.

8) Harrelson K, McClurkan M, Reinoehl S, Sardone FJ, Serbenski M, Ulshafer SM. Bronson Methodist Hospital, 2005. Malcolm Baldrige National Quality Award Winner (Case Study). J Innov Manage. 2007 ; 12 (4) : 6-33.

9) Institute for Healthcare Improvement. Alaska Native Medical Center: ValuesDriven System Design. 2011. Available at: http://www.ihi.org/knowledge/Pages/ImprovementStories/AlaskaNativeMedicalCenterValuesDrivenSystemDesign.aspx

10) Institute of Medicine. Crossing the Quality Chasm: A New Health System for the 21st Century. Washington, DC: National Academies Press; 2001.

11) Knapp C. Bronson Methodist Hospital: journey to excellence in quality and safety. Jt Comm J Qual Patient saf. 2006 Oct ; 32 (10) : 556-563.

12) Litzelman DK, Cottingham AH. The new formal competency-based curriculum and informal curriculum at Indiana University School of Medicine: overview and fiveyear analysis. Acad Med. 2007 Apr ; 82 (4) : 410-421.

13) Louisiana Department of Health and Hospitals. Louisiana's Vision for Access to Primary Care in the New Orleans Region. 2010. Available at: http://new.dhh. louisiana.gov/assets/oph/pcrh/pcrh/LaVisionNORegionEmail.pdf

14) National Institute of Standards and Technology. Baldrige Performance Excellence Program; 2013. Available at: http://www.nist.gov/baldrige/

15) Niyogi A, Price E, Springgate B, Joplin C, Desalvo KB. Restoring and reforming ambulatory services and internal medicine training in the aftermath of hurricane Katrina. Am J Med Sci. 2006 Nov ; 332 (5) : 289-291.

16) Papadakis MA, Hodgson CS, Teherani A, Kohatsu ND. Unprofessional behavior in medical school is associated with subsequent disciplinary action by a state medical board. Acad Med. 2004 Mar ; 79 (3) : 244-249.

17) Papadakis MA, Loeser H, Healy K. Early detection and evaluation of professionalism deficiencies in medical students: one school's approach. Acad Med. 2001 Nov ; 76 (11) : 1100-1106.

18) Papadakis MA, TeheraniA, Banach MA, KnettlerTR, Rattner SL, Stern DT, Veloski JJ, Hodgson CS. Disciplinary action by medical boards and prior behavior in medical school. N Engl J Med. 2005 Dec 22 ; 353 (25) : 2673-2682.

19) Rittenhouse DR, Schmidt LA, Wu KJ, Wiley J. The post-Katrina conversion of clinics in New Orleans to medical homes shows change is possible, but hard to sustain. Health Aff (Millwood). 2012 Aug ; 31 (8) : 1729-1738.

20) Tulane University School of Medicine. The Tulane Internal Medicine Primcuy Care Track; 2010. Available at: http://www.tulanemedicine.com/primary_care_career. html

21) Tulane University School of Medicine. Office of Community Affairs and Health Policy; 2013. Available at: http://tulane.edu/som/cahp/

22) Van Enk RA. Modern hospital design for infection control. Health Des. 2006 ; 6 (5) : 10-14. Available at: http://www.healthcaredesignmagazine.com/article/modern-hospital-design-infection-control

# INDEX

## 日常診療の中で学ぶプロフェッショナリズム

2018 年 7 月 1 日　第 1 版第 1 刷 ©

監　　訳　宮田　靖志
　　　　　小泉　俊三
発 行 人　尾島　茂
発 行 所　株式会社　カイ書林
　　　　　〒 330-0802　埼玉県さいたま市大宮区宮町 2-144
　　　　　電話　048-778-8714　FAX　048-778-8716
　　　　　E メール　generalist@kai-shorin.co.jp
　　　　　HP アドレス　http://kai-shorin.co.jp
　　　　　**ISBN　978-4-904865-36-1　C3047**
　　　　　**定価は裏表紙に表示**
印 刷 製 本　モリモト印刷株式会社
　　　　　© Shunzo Koizumi